ナーシング・ポケットマニュアル

精神看護学

第3版

田中 美惠子・濱田 由紀 編著

PSYCHIATRIC
NURSING

JN021416

医歯薬出版株式会社

This book is originally published in Japanese
under the title of :

Nāshingu Poketto Manyuaru Seishinkangogaku

(Nursing Pocket Manual Psychiatric Nursing)

Editors :

TANAKA, Mieko
    Professor, Division of Psychiatric & Mental Health Nursing
    Kameda University of Health Sciences, School of Nursing
HAMADA, Yuki
    Professor, Division of Psychiatric & Mental Health Nursing
    Tokyo Women's Medical University, School of Nursing

© 2007   1st ed.
© 2023   3rd ed.

ISHIYAKU PUBLISHERS, INC.
    7-10, Honkomagome 1 chome, Bunkyo-ku,
    Tokyo 113-8612, Japan

第3版 はじめに

2007年に刊行した本書も16年が経過し、この間精神看護学を学ぶ学生の方々、臨床や地域で精神看護の実践に携わる方々など、多くの方にご活用いただくことができました。

振り返れば、本書が発刊された2007年は、わが国が国連の「障害者権利条約」に署名した記念すべき年にあたり、2014年2月の条約発効に至るまでには、障害者基本法の改正（2011年）、障害者虐待防止法の制定（2011年）、障害者総合支援法の制定（2012年）、障害者差別解消法の制定（2013年）など多くの法整備が行われました。

さらにこれらの動きと歩を同じくするように、DSM（精神障害/疾患の診断・統計マニュアル）も、2013年に米国精神医学会より第5版が刊行され、また昨年（2022年）には、その本文改訂版であるDSM-5-TRが刊行され、本書もそれに準拠しました。

本書第2版が2017年に刊行された後にも、精神保健医療を巡る状況の変化は著しく、同年厚生労働省から示された「精神障害にも対応した地域包括ケアシステム」の理念を基軸に、精神保健医療施策は地域化へ向けて大きく舵取りをしています。

本書はこのような時代の変化を見据えて、「リカバリー/ストレングス」「ピアサポート/ピアカウンセリング」「地域移行/地域定着支援」など、新たな項目を加え全面的に見直しを行ったものです。

しかしながら、精神看護の実践に必要とされる知識を厳選し、ポイントを絞ったコンパクトな内容で、実践の場で使いやすい「ポケットマニュアル」にしようとする趣旨は変わりありません。

本書がこれまで同様、多くの皆様に活用され、精神看護の実践の質の向上に役立ち、ひいては精神障害者の方々の権利擁護とリカバリーに貢献できることを執筆者一同切に願うものです。

2023年8月　編者ら

■ はじめに

　昨今の精神保健医療福祉を巡る状況の変化は，これまでになくめまぐるしいものとなっています．2005年の障害者自立支援法の成立を1つの転換点として，日本の精神保健医療福祉は，障害の種別を越えたサービスのもと，地域中心のケアへと大きく動きだしました．こうしたなか一方で，病床削減と精神病床の機能分化が推し進められ，入院医療の役割もまた問われることとなっています．

　他方，うつ病や自殺の増加，パーソナリティ障害や高齢精神障害の増加，子どもの精神保健問題の顕在化など，国民の精神保健問題も多様化・複雑化してきています．

　こうした状況を受けて，精神看護の実践にもこれまで以上に多様な知識や技術が求められるようになってきています．

　本書は，このような昨今の精神保健医療福祉の動向を押さえつつ，精神看護の実践に必要と思われる知識項目を厳選し，それぞれの項目についてポイントを絞ったコンパクトな内容でまとめたものです．「ポケットマニュアル」という名が示すとおり，ポケットに入れて携帯し，必要な知識を確認しながら実習を進めることができるよう，実習の補助を意図した本です．

　本書は，看護師国家試験の出題基準も考慮して内容が構成されていますが，単に国家試験の出題基準に準拠することを越えて，精神看護ケアにかかわる新しい概念も押さえるようにしました．さらに，精神看護においても心身の両側面から看護ができるよう，特に心身のかかわりに力を入れて内容を構成しました．

　このような趣旨でつくられた本書が，看護学生，新人看護師，実習指導者，看護教員などの皆様のお役に立つことを，執筆者一同心より願っております．

　なお，本書をまとめるにあたっては，医歯薬出版編集部担当者の皆様に，いつもながらきめ細やかなご助力をいただきました．この場をお借りして厚くお礼申し上げます．

2007年2月　編者ら

■ 7 治療と看護

■ 8 法制度と社会資源

＜執筆者一覧＞

●編　集━━━━━━━━━━━━━━━━━━━━━━━━━

田中美惠子（たなかみえこ）　亀田医療大学 副学長・東京女子医科大学名誉教授

濱田　由紀（はまだゆき）　東京女子医科大学看護学部 教授

●執　筆（五十音順）━━━━━━━━━━━━━━━

嵐　弘美（あらしひろみ）　川崎市立看護大学

異儀田はづき（いぎた）　東京女子医科大学看護学部

石川　博康（いしかわひろやす）　東京都立広尾病院

小林みゆき（こばやし）　学而会木村病院

小山　達也（こやまたつや）　聖路加国際大学大学院博士後期課程

田嶋佐知子（たじまさちこ）　訪問看護リハビリステーション ホウカンTOKYO
教育研究企画部

田中美惠子（たなかみえこ）　編集に同じ

辻脇　邦彦（つじわきくにひこ）　東都大学ヒューマンケア学部看護学科

畠山　卓也（はたけやまたくや）　駒沢女子大学看護学部

濱田　由紀（はまだゆき）　編集に同じ

福岡　弥生（ふくおかやよい）　一般財団法人精神医学研究所附属東京武蔵野病院
看護部

福間　幸夫（ふくまゆきお）　東京都中部総合精神保健センター

松丸　直美（まつまるなおみ）　亀田医療大学看護学部

宮城　純子（みやぎじゅんこ）　帝京科学大学医療科学部看護学科

山内　典子（やまうちのりこ）　東京女子医科大学附属八千代医療センター

横山　惠子（よこやまけいこ）　横浜創英大学看護学部

1 精神看護学とは

■精神看護学の定義と範囲

　精神看護学とは，個人および集団の精神保健の維持・向上へ向けて行われる看護援助方法の知識体系と定義できる．その範囲は，精神保健の維持・向上ならびに精神障害の予防（第1次予防）から，精神障害をきたした場合の看護援助（第2次予防），精神障害のリハビリテーション過程への援助（第3次予防）までを含む（図1）．

■精神看護学の目的

　精神看護学の目的は，「対象の QOL（Quality of Life）*1の向上へ向けて，対象が人間的尊厳をもって，その人が望む生活をその人らしく生き生きと送れるよう援助すること」といえる．言い換えれば，精神看護の実践の目的は，精神看護学の知識と技術を

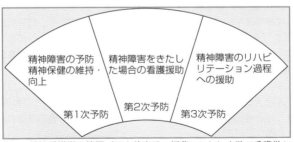

図1　**精神看護学の範囲**（田中美恵子　編著：やさしく学ぶ看護学シリーズ　精神看護学. p 10, 日総研出版, 2001）

---

*1QOL（Quality of Life）：QOLとは，「生活の質」「生命の質」などと訳される．第三者が外側から客観的に評価するものではなく，その人自身の主観的な幸福感，生活の満足感などを表している．

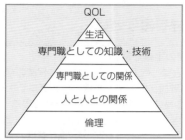

図2 精神看護学の構造（田中美恵子 編著：やさしく学ぶ
看護学シリーズ 精神看護学. p 11, 日総研出版, 2001）

用いて，人々の精神的健康の維持・向上のために貢献すること，ま
たいったん精神障害をきたした人々に対しては，精神的健康を可
能なかぎり回復し，人間的尊厳をもってその人が望む生活をその
人らしく生き生きと送れるよう援助することということができる.

●**精神看護学の構造**

　精神看護学の構造は図2のように表すことができる. 精神看護
学は，「倫理」*2 と「人と人との関係」を基盤とし，「専門職とし
ての関係」「専門職としての知識・技術」*3 を方法として，対象の
「生活」*4 にアプローチし，対象のQOLの向上を目的とする.「人
と人との関係」とは，専門職として援助関係形成以前の当たり前
の人と人との関係のことを指しており，「専門職としての関係」
は，社会契約に基づく看護サービスの提供者と利用者の関係のこ
とを指している.

---

*2 「倫理」に関しては，「1-2 精神看護における倫理」参照.
*3 「専門職としての知識・技術」に関しては，「1-3 精神看護に必要な知
識と技術」参照.
*4 「生活」に関しては，「2-5 精神状態とセルフケア」，「5 生活と看護」
参照.

2 精神看護における倫理

●看護倫理とは

看護倫理とは,「看護実践において正しいことは何か,どうすることが良いことなのか,看護者として何をなすべきかを問い,それに答える営み」[1)]である.

「実践」とは,それぞれの職種のなかで目的性をもち,倫理的に良しとされている社会的活動を指す[2)].したがって,看護実践も本来倫理的な活動であるべきはずのものである.看護は専門的な知識と技術に支えられた実践の科学であると同時に,その基盤に倫理を有する専門職の活動といえる.

専門職を意味する「プロフェッション」という言葉は,もともとは「公言」「誓い」などの意味をもつ.専門職は,専門的な知識や技術を用いて職務を遂行することを人々に公言するとともに,職務の実施に伴って与えられる特権の見返りとして,自らを律する行動の規律を示す[3,4)].したがって,倫理綱領を示すことは専門職としての証となる.

●看護者の倫理綱領

看護者の倫理綱領は,国際看護師協会(ICN, 2021)[5)],日本看護協会(2021)[6)],日本精神科看護協会(2021)[7)]など,各職能団体から発表されている.なお,医療における倫理原則として一般的に知られるものを表1に示す[8)].

●精神科医療の倫理的指針

精神科医療の倫理的指針となるものは,1991年に国連総会で採択された「精神疾患を有する者の保護およびメンタルヘルスケアの改善のための諸原則」である.これは25原則から成り,第1原則において,患者の基本的自由と権利について詳細に規定している.さらに,地域社会における生活の権利(原則3)や,自己の居住する地域で治療やケアを受ける権利(原則7),適正な医

表1　医療における倫理原則

善行の原則：良いことを行う義務
無害の原則：害を回避する義務
正義の原則：公正さ，ニーズに応じた適切な資源の配分
自律の原則：自らの行動を決定する自由（自己決定）
誠実の原則：真実を告げる，嘘を言わない，正直であること
忠誠の原則：誠実であり続ける義務，守秘義務

（文献8より）

療およびケアを受ける権利および虐待や精神的苦悩・身体的不快からの保護（原則8），自己の治療計画への参加（原則9），治療におけるインフォームドコンセント（原則11），権利の告知（原則12），精神保健施設における権利と条件（原則13），入院の原則（原則15），情報へのアクセス（原則19）などを明示している．

●倫理的ジレンマと倫理的感受性

　実践の場は複雑であり，原理原則で解決できない問題が多い．2つ以上の倫理的原則が対立する**倫理的ジレンマ**を体験することもある．さらに医療チーム内で倫理観や価値観の対立が起こることもある．看護者は，倫理原則を学び，倫理的な問題に気づくための**倫理的感受性**を高めるとともに，状況に含まれる多様な価値観や背景にある事情を考慮して倫理的意思決定を行っていく必要がある．看護者には，患者の権利擁護や代弁者としての役割，医療チームの協力関係の促進者の役割が期待されている[8]．

　以下に，Fry の「倫理的意思決定モデル」を示す（表2）．

表2　看護実践における倫理的分析と意思決定のためのモデル

①価値の対立の背景にある事情は何か？
②状況に含まれる価値の重要性はどのようなものか？
③関係する人それぞれにとって対立の意味するものは何か？
④何をなすべきか？

（文献8より）

3 精神看護に必要な知識と技術

精神看護を実践していくためには，さまざまな知識と技術が必要である．

●精神看護に必要な知識

以下に精神看護の実践に必要な知識を示す（表1）．

表1 精神看護に必要な知識

精神医学的知識	医学モデルに基づいた精神疾患論や治療方法（薬物療法など）に関する知識
精神分析論的知識	精神力動論に基づいた心の構造や機能に関する知識や，精神療法の治療過程に関する知識など
成長発達論の知識	社会心理学的な成長発達理論に関する知識
リハビリテーションに関する知識	障害概念やリハビリテーション・アプローチに関する知識
行動療法的知識	行動療法や認知行動療法に関する知識
集団精神力動に関する知識	集団力学や集団精神療法に関する知識
精神保健の問題にかかわる歴史・法制度・文化に関する知識	精神保健医療の法制度やその歴史的変遷に関する知識，および偏見やスティグマ（社会的烙印）の問題についての認識

●精神看護に必要な技術

精神看護の基本的技術には，対人関係的技術と精神状態をアセスメントする技術がある．

・**対人関係的技術**：対人関係的技術については「2-3 関係の形成」参照．

・**精神状態のアセスメントの技術**：精神状態のアセスメントは，観察と面接によって行われる．

①**観察**：観察は，日常生活援助を通して，さまざまな角度から行われる．一般的な観察の視点を表2に示す．精神状態の観察ポイ

表2 観察の視点

外見	服装 例：季節感・だらしなさ・清潔感・過度の几帳面さ・はで・奇異 など
行動	姿勢・表情・態度・視線・身体の動き・歩行・日内変動
話し方	言語障害・呂律・まとまり・一方的・寡黙・ゆっくり・早口・不安げ・防衛的・自慢げ・多幸的
話の内容	妄想的・論理的・心気的
自己についての表現	自尊感情の低下・自己の過剰評価・ボディイメージ・性同一性

*補助的データとして，他職種や家族からの情報，生育歴や既往歴，心理テストや身体的検査のデータなどが用いられる．

ントの詳細は，「2-4 精神状態の観察」を参照のこと．

②**面接**：面接には，①系統的質問による面接，②構造化面接，③精神療法面接などがある．系統的質問による面接は，入院時の情報収集などで行われる．構造化面接は，精神機能を簡便にアセスメントするために開発された質問紙による面接である．用途に応じて，PSE（Present State Examination），M. I. N. I.（Mini-International Neuropsychiatric Interview）など，多数の構造化面接法が開発されている．

そのほか，精神症状を評価する尺度として，簡易精神症状評価尺度（BPRS：Brief Psychiatric Rating Scale），ハミルトンうつ尺度（HRS：Hamilton Rating Scale for Depression）などがある（「7-2 心理テスト」参照）．精神療法面接については，「7-5 精神療法」参照のこと．

いずれの面接の場合も，面接者の相手を理解しようとする姿勢，聴く態度，脅かさない距離感などが大切である．

4 精神看護活動の場

精神看護の活動範囲は，第1次予防から第3次予防までを含む
が，具体的な活動の場には，以下のようなものがある.

● 精神科医療施設における看護

精神看護に携わる者の多くが精神科病院で働いている. 精神科
の必要病床数は，医療法において都道府県区域ごとに定められて
いる. わが国の精神科病床の約95％が民間精神科病院のもので
あり，民間依存型の精神医療は，わが国の特徴となっている[1].
精神科病床の看護職員配置基準は医療法において4：1と定めら
れ，一般・療養病床の3：1に比べ低い水準となっている（**精神
科特例**）[2].

入院患者の約6割が統合失調症であり，外来では気分症が3割
弱で一番多い（令和2年厚生労働省「患者調査」）.

精神科病院における看護は，①入院看護，②外来看護，③訪問
看護に大きく分けられる.

①**入院看護**：病棟は一般的に，急性期，慢性期，回復期などに分
けられている. 病棟の開放度からは，開放病棟（8時間以上の開
放時間が確保されている病棟），時間開放病棟（1日のうち常時
0.5時間以上8時間未満の開放時間が確保されている病棟），完全
閉鎖病棟（開放時間が確保されていない病棟）に分けられる. そ
れぞれ，男性だけ（男性病棟）または女性だけ（女性病棟）の病
棟の場合もあるが，最近では急性期，慢性期を問わず，男女混合
病棟が増える傾向にある.

多くの精神科病院では，老人性認知症の治療病棟を有している
ことが多い. さらに，精神障害者の高齢化や薬物治療の副作用な
どに伴い，身体合併症を有する患者も多いことから，精神科身体
合併症の専門病棟（「6-1 精神科身体合併症」参照）を開設して
いる病院もある. さらに，アルコールや薬物依存の専門病棟や，

うつ病の専門病棟，児童・思春期専門病棟などを開設していると
ころもあり，それぞれの病院によって特色ある病棟展開がなされ
ている．また，心神喪失者等医療観察法による指定入院医療機関
の場合には，司法病棟を開設している（「7-19 司法精神看護」
「8-11 心神喪失者等医療観察法」参照）．それぞれに専門的な看
護が展開されている．

②**外来看護**：外来看護は，通院継続の支援を通して，精神障害者
の地域生活の維持に重要な役割を果たしている．また地域の身近
な相談窓口として，患者本人や家族に対して，外来相談や電話相
談などを行っているところも多い[3]．外来治療の一環として位置
づけられるデイケア（「7-11 デイケア」参照）で活躍する看護師
もいる．

③**訪問看護**：病院内に訪問看護部門や付属の訪問看護ステーショ
ンを置き，訪問看護を実施している施設も多い（「7-15 訪問看
護」参照）．

■地域における精神看護

①**保健所・市町村保健センター**：保健所は，地域保健法および精
神保健福祉法のもと，地域における精神保健福祉活動の中心的な
行政機関として活動している．

具体的には，①精神保健福祉相談事業，②訪問指導，③保健所
デイケア，④入院および通院にかかわる事務（措置入院，医療保
護入院，定期病状報告の事務，移送に関する手続きへの参画な
ど），⑤普及啓発活動・健康教育，⑥関係諸機関との連携活動など
を行っている[2]．

1999 年の精神保健福祉法の改正により，2002 年度からは，身
近で利用頻度の高い精神保健福祉相談は，保健所との協力のもと
に市町村で実施されている．

保健所・市町村保健センターでは，予防的な観点から，訪問指
導を通して未治療者・治療中断者へのかかわりが行われている．
また，住民への心の健康の普及啓発・教育活動などが行われてい

るのも特徴的である[4].

②**訪問看護ステーション**：1994 年の健康保険法などの改正により，訪問看護ステーションからの精神障害者への訪問も認可され，訪問看護制度のもとに，現在多くの訪問看護ステーションで精神障害者への訪問が導入されてきている（「7-15 訪問看護」参照）.

③**学校保健**：いじめ，虐待，自殺，不登校，ひきこもりなど，子どもの心の健康問題が，これまで以上に顕在化してきている．学校で子どもたちの健康管理・保健教育を担当する養護教諭の役割のなかで，子どもたちのメンタルヘルス対策は非常に重要なものとなってきている．養護教諭は保健室での子どもの居場所の確保や，児童への相談活動，学級担任や保護者への支援を通して，学校における精神保健の維持・向上に努めている.

●職域における精神看護

仕事や職業生活で強い不安や悩み，ストレスを感じている人の割合は 5 割以上に上るといわれる（2021 年厚生労働省調べ）[5]．働き盛りの中高年の自殺や過労死の問題，アルコール依存の問題など，企業内で働く産業看護師の仕事のなかに，職場の精神保健問題の占める割合は非常に高い．産業看護師は，健康診断を通したスクリーニングや相談，心の健康教育などを通して，メンタルヘルス対策を実施している[6].

●一般医療施設における精神看護：リエゾン精神看護

医療の高度化・複雑化，慢性疾患の増加などにより，身体疾患で治療を受ける人が被るストレスも大きくなり，その心の問題が顕在化してきている．そこで，精神看護の知識や技術を用いて，身体疾患で治療を受ける人々や，そうした人々を看護する看護師のメンタルヘルスを支援するために，リエゾン精神看護という専門領域が開拓されてきた[7]．現在，リエゾン精神専門看護師として活躍する人々が少しずつ増えてきている（「7-21 リエゾン精神看護」「7-22 専門看護師・認定看護師」参照）.

1 精神看護実践の構造とプロセス

●精神看護実践の構造

精神看護実践の構造は、「対象のQOLの向上を目的とし、人の心と行動の理解を基盤に、対象の生活に焦点をあて、対人関係的技術と精神状態をアセスメントする技術を用いて、看護過程を通して展開される一連の看護援助」ととらえることができる.

さらにこのような看護実践は、常に歴史・時代・文化の影響を受けている（図1）.

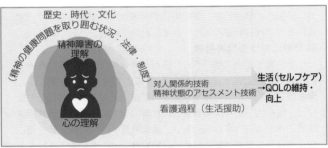

図1 精神看護実践の構造（田中美恵子 編著：精神看護学—学生–患者のストーリーで綴る実習展開．第2版, p6, 医歯薬出版, 2015）

●精神看護のプロセス

精神看護においては、対象との関係を形成する対人関係的技術と精神状態をアセスメントする技術を用いて、観察・査定・実施・評価という一連の看護過程に沿って生活（セルフケア）援助が行われる. またその過程では常に対象との相互作用が展開している（図2）.

つまり、看護師は、生活援助の過程において、患者との関係をつくりながら観察を行い、患者の精神状態に対する仮説を立て

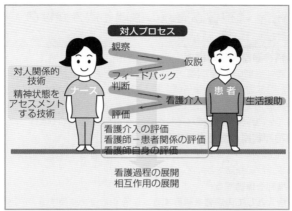

図2 精神看護のプロセス—対人プロセスを通した生活援助
(田中美恵子 編著：精神看護学—学生-患者のストーリーで綴る実習展開. 第2版, p4, 医歯薬出版, 2015)

て，患者の反応やフィードバックをみて仮説を確かめながら判断し，看護介入を行い，次の関係へと進んでいく．

　この過程はすべて相互作用を通して行われているので，看護介入の評価とともに，患者-看護師関係の評価や，関係性のなかでの看護師の評価も同時に行われる．

　以上のことから，精神看護のプロセスでは，看護師自身の自分を見つめる力や，相手を共感的に理解する力が大切となってくる．

2 精神看護実践の機能と働きかけの技法

■精神看護実践の機能

　精神看護の実践では，対人プロセスを通した生活援助によって，対象の生活能力ならびに対人関係能力に働きかけつつ，支持的な環境を整えることで，対象の健康な力を総合的に引き伸ばし，その結果，対象のQOLの向上を目指していく（図1）.

■精神看護の働きかけの技法

　以上のような機能を果たすために，精神看護では，次のような働きかけの技法を用いる（図2）.

①権利を擁護する

・個人としての患者を尊重する：意思や希望を尊重する／好みや趣向を取り入れる／その人らしさを保てるよう援助する.

・権利を擁護する：情報を提供する／諸権利について説明する／意向を汲み取る／意向を代弁する.

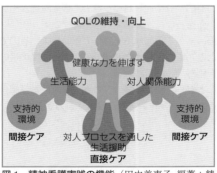

図1　精神看護実践の機能（田中美恵子 編著：精神看護学—学生–患者のストーリーで綴る実習展開. 第2版, p35, 医歯薬出版, 2015）

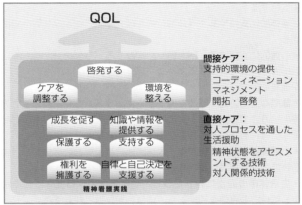

図2 精神看護実践に共通する働きかけの技法（田中美恵子 編著：精神看護学―学生-患者のストーリーで綴る実習展開．第2版，p 35，医歯薬出版，2015）

②**自律と自己決定を支援する**：ニーズを掘り起こす／意思の表明を支持する／気持ちや意思を確認する／動機づけを促進する／選択肢を示す／具体的な提案をする／意思決定や責任を負う機会を提供する／目標を共有する．

③**保護する**

・**心身の安全を確保する**：身体・精神状態を観察する／心身の危機に介入する／休息および栄養を確保する／自他の安全確保のために（精神保健指定医等の指示のもと）必要時外的制限を加える．

・**安心感・安全感を提供する**：安全な環境を提供する／状況を説明する／味方であることを告げる／緩やかに関係をつくる／自我を脅かさない距離を保つ／秘密を守る／約束を守る／一貫した態度で接する．

④支持する

・身体的に支持する：身体的苦痛を軽減する／セルフケアを補助する.

・心理的に支持する：話を聴く／理解する／相談を受ける／そばにいる／行動を共にする／待つ／見守る.

⑤成長を促す

・健康な日常活動の時間を増やす：生活リズムを整える／生活時間の組み立てを支持する／現実的な考えを支持する／現実原則を示す／自信を回復する機会を提供する／肯定的な評価を返す.

・生活体験の場を提供する：人間関係の学習場面を提供する／生活技能の学習場面を提供する.

・生活体験の道程に付き合う：不安や失敗のプロセスに付き合う／気持ちの整理を補助する／体験を振り返り共有する／将来の見通しを共に立てる.

⑥知識や情報を提供する

・患者教育：病感を保護し，病識を育む／薬の作用・副作用についての知識や情報を提供する／症状の自覚を促す／症状への対処技能を育む／社会資源についての情報を提供する.

・家族教育：家族に患者の病気や薬に関する知識や情報を提供する／患者への対応について知識や情報を提供する／家族の困難を受け止める／社会資源についての情報を提供する.

⑦環境を整える：医療環境を改善する／生活の場を整える／仲間づくりを行う／支援体制を整える.

⑧ケアを調整する：看護チーム内で有効なケア体制をつくる／多職種をつなぎ必要なケアを調整する／時間軸に沿って必要なケアを調整する.

⑨啓発する：家族・地域の理解を促す／一般の理解を促す.

③ 関係の形成

■対人関係の技術

　対人関係の技術は，コミュニケーション理論，患者-看護師関係の理論，カウンセリング理論，精神分析理論など，さまざまな理論に裏づけられている．ここでは，こうした理論をもとに，患者との関係を形成するための対人関係の技術についてまとめる．

■人間としての共感

　専門職としての関係の前に，何よりもまず，患者の遭遇している苦境に対して関心を寄せ，当たり前の人と人との関係をつくることが大切である．そのためには，「人間としての共感」「個人としての尊重」が基本となる．これらを基盤に非介入的な信頼関係の構築に努め，患者の自己決定を尊重し，その意思を支持していく．

　具体的な心がけとして以下があげられる[1]．

　①相手を尊重した言葉遣いをすること，②目線を水平にし，アイコンタクトをとること，③相手の言葉によく耳を傾けること（傾聴），④相手のためにちょっとした何かをしてあげること（広義のサポート），⑤相手が誇りに思っていることを聴くこと，⑥相手の努力を認め，ほめること，⑦相手の心のなかに無理に立ち入らないこと，⑧時間を信頼すること．

■正確なメッセージ

　正確なメッセージを伝え，受け取るようにすることは，コミュニケーションの基本である．簡潔さや明瞭さに欠けるメッセージは，正確な意思の伝達を妨げるばかりでなく，時に相手を混乱させたり，相手にストレスを与えたりする．特に精神障害者の場合，一度にたくさんの課題に直面すると混乱しやすい，あいまいな状況に弱いなどの心理的特徴がある．こうした精神障害者の心理的特徴をよく理解したうえで正確なメッセージの伝達を心がける．

そのためには，次のような心得があげられる．

・はっきりと具体的に言い，遠まわしの表現はしない．

・一度にいろいろなことを言わないで，段階を追って説明する．

・言葉だけでなく，一緒に行動しながら行う．

・言葉と表情を一致させる〔そのためには，**自己一致**が必要である（「7-5 精神療法」参照）〕．

・相手の非言語的な情報にも留意する．

・言っていることが常にそのとおり受け取られているとは限らないことを知り，相手の理解を確かめる．

・両者の価値観や文化の開きが理解を妨げている可能性についても考慮する（専門用語は使わない）．

・静かな環境など，メッセージが正確に伝わるよう環境を整える．

■コミュニケーションの技法

コミュニケーションの技法としては，以下のようなものがある．

①**沈黙**：関心と期待が寄せられる沈黙は，相手に進んで話したいという気持ちを起こさせる．

②**open question**：「はい/いいえ」で答えられるような質問（closed question）ではなく，なるべく文章で答えられるような質問を多用し，相手の自由な表現を促す（例：「最近，睡眠の具合はいかがですか？」）．

③**明確化**：意味がはっきりしないことやあいまいなことを明確化する（例：「○○とおっしゃいましたが，それはどういう意味ですか？」）．

④**感情の焦点化**：感情を直接問うこと，隠された感情を言語化すること，感情を解釈すること．また共感や思いやりを表明すること（例：「それはとてもつらかったことでしょうね．」）．

■自己洞察と感受性

関係の形成は，常に相互作用を通して行われるので，看護師自身が自己洞察を深めることや，感受性を高めることが大切となる．

4 精神状態の観察

◀1-意識▶

●意識とは

意識とは，外界刺激を受容し，自己を外界に表出する心的機能のことであり，覚醒し，外界と自己の知覚と認知が正常に保たれていることを意識清明（clear）という[1]．

●意識障害の分類

単純な意識障害と複雑な意識障害に分けられる[1,2]（図1）．

①**単純な意識障害**：意識混濁ともいい，意識の清明度が量的に障害された状態[2]．程度により，明識困難状態，傾眠，嗜眠，昏睡に分類される．

・**明識困難状態**：最も軽度の意識混濁で，ぼんやりした表情，注意の集中・持続の困難などがあるが，見当識障害はみられない．

・**傾眠**：軽度の意識混濁で，うとうとしているが，呼名などの刺激により覚醒する．注意力低下，見当識障害がある．

・**嗜眠**：中等度の意識混濁で，放っておくと眠ってしまう．強い刺激や大声での呼名により覚醒するが，完全には覚醒しない．

・**昏睡**：重度の意識混濁で，意識が完全に消失している．体動もなく，嚥下反射や痛覚反射などの反射機能も消失している．外界からの刺激にも反応しない．

意識混濁のレベルを表すために，わが国ではJCS（Japan Coma Scale），国際的にはGCS（Glasgow Coma Scale）が最も用いられている[3]（表1）．

②**複雑な意識障害**：意識野の狭くなった状態である「意識狭窄」と，軽度の意識混濁に幻覚・不安・興奮などの質的変化が加わった状態である「意識変容」の2つに大別される．意識変容はさらに以下の3つに分けられる．

・**せん妄**：軽度または中等度の意識混濁に，錯覚や幻視を中心とした幻覚，強い不安や恐怖感，興奮など活発な精神運動興奮を伴った状態[1]．回復後もその間の健忘を残す（「4-1 せん妄」参照）．

・**アメンチア**：意識混濁は軽度であるが，思考の混乱がみられ，外界の認識ができないために，困惑に陥った状態．内分泌疾患や代謝異常，中毒性障害などでみられる[2]．

・**もうろう状態**：意識混濁は軽いが，意識野が狭窄している．精

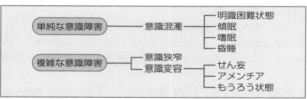

図1　意識障害（太田保之，上野武治 編：学生のための精神医学．第3版，p 9，医歯薬出版，2014）

表1　Japan Coma Scale（JCS，3-3-9度方式）

Ⅰ．覚醒している（1桁で表現）	
1．大体意識清明であるが，今ひとつはっきりしない	
2．見当識障害がある	
3．自分の名前，生年月日が言えない	
Ⅱ．刺激で覚醒する：刺激をやめると眠り込む（2桁で表現）	
10．普通の呼びかけで容易に開眼する	
20．大きな声，または体を揺さぶることにより開眼する	
30．痛み刺激を加えつつ呼びかけを繰り返すとかろうじて開眼する	
Ⅲ．刺激で覚醒しない（3桁で表現）	
100．痛み刺激に対し，はらいのけるような動作をする	
200．痛み刺激で少し手足を動かしたり，顔をしかめる	
300．痛み刺激に反応しない	

*R：restlessness（不穏），I：incontinence（失禁），A：akinetic mutism（無動性無言），apallic state（失外套症候群）　例）100-I，20-RI

神運動興奮の程度は，せん妄に比べると軽い．数分から数時間の時間経過で終わることが多い[1]．その間の記憶はない．急性アルコール中毒，てんかん，解離性障害などでみられる[2]．

◀2-知能▶

■知能とは

知能とは，単に記憶・学習した知識を応用するだけでなく，自分にとっての新しい課題を解決するための合理的思考，効率的な処理能力などの総合的機能のことをいう．近年は「認知機能」をほぼ同義に用いる．

■知能障害

知能障害は，次の2つに大別される[*1]．

①精神遅滞〔知的障害〕[*2]：遺伝的あるいは胎生期・周産期および出生後の原因によって，知能の発達が妨げられ，正常の知能段階まで達しないもの（表2）．

表2　ICD-10の精神遅滞〔知的障害〕の分類[1]

知的障害	IQ範囲
軽度	IQ 50〜69
中等度	IQ 35〜49
重度	IQ 20〜34
最重度	IQ 20未満

[*1]認知症に類似した状態として偽認知症がある．ガンザー症候群が代表的で，解離性障害（ヒステリー性心因反応）による一過性の退行状態で，わざとらしさ，小児症，的外れ応答などを伴う．他に，老年期うつ病などの可逆性の認知症（うつ病性仮性認知症）なども偽認知症に含まれる．
[*2]医学用語上は「精神遅滞」を用い，学校教育法では「知的障害」を用いる．2000年3月からは法律上の表記も「知的障害」に改められた．

②**認知症**：いったん正常に発達した知能が，後天的な脳の器質障害によって不可逆的に低下した状態．外傷や血管障害など広範な脳障害が原因となる．知能の低下とともに記銘，記憶，見当識などの障害や，人格全体の変化を伴う．斑認知症と全般性認知症がある．

・**斑認知症**：血管性認知症にみられる知的機能の部分的低下状態．記銘力の低下が顕著．判断力や対人接触は良好で，人格はおおむね保たれているが，進行とともに，全般性認知症に移行することもある．

・**全般性認知症**：記憶力，計算力，判断力などのすべてが低下し，人格変化も加わる．進行とともに言語も失われ，日常生活にも介助を要するようになる．代表的な疾患としてアルツハイマー病がある．

◀━━ 3-記憶 ━━▶

●記憶とは

記憶とは，過去の経験が意識内に受け入れられ，心的痕跡を残し，時を経て再び，意識内に再生される心的現象である．

①**記憶の機能**：次の3つの機能がある．

・記銘力：新しいことを覚える能力
・記憶の保持力：覚えたことを保持しておく能力
・追想力：覚えたことを引き出す能力

②**記憶の分類**：

持続時間の長さにより，次の3つに分けられる．

・即時記憶：数秒から1分の記憶
・近時記憶：数分から数日の記憶
・遠隔記憶：数週から数十年の記憶

内容により，次の2つに分類される．

・陳述記憶：イメージや言語などとして意識に浮上できる記憶
・非陳述記憶：技能のように意識には浮上しない記憶

●記憶障害

①**記銘力障害**：記憶障害のうち，特に新しいことを覚える能力が障害された状態で，数分前の出来事が記憶されていない．保持・追想の能力は保たれているので，昔の出来事は比較的覚えている．認知症などの脳器質性精神障害，脳動脈硬化，一酸化炭素中毒後遺症などでみられる．意識障害の際にも一過性に認められる．

②**追想障害**

・**健忘**：過去のある特定の期間のことが追想できないことであり，その間のすべての記憶がなくなるのを全健忘，一部が失われるのを部分健忘という．意識障害があった期間だけでなく，それ以前にまでさかのぼって健忘が残ることを**逆向健忘**といい，意識障害から回復した後の期間のことを追想できないものを**前向健忘**という．逆向健忘は頭部外傷などの急性の意識障害などの場合に起こる．前向健忘は，ベンゾジアゼピン系睡眠導入剤の服用後に起こったことが，翌朝追想できないなどの例がある．

・**心因性健忘**：不快な，もしくは思い出したくない体験を追想できない状態で，ヒステリー機制によって起こる．解離性健忘ともいう．

・**健忘症候群**（コルサコフ症候群）：記銘力障害，見当識障害，および作話[*3]を特徴とする．記銘力の低下が著しく，高度の場合には数秒もしくは数分前の経験も思い出せない．ただし，作話は必須ではない．多くはアルコール依存の離脱による振戦せん妄のあとに発症する（アルコールコルサコフ病）が，頭部外傷の後遺症，一酸化炭素中毒後遺症などでもみられる．

[*3]作話：記憶が欠損している部分を穴埋めするために，無意識的にその部分について作り話をすること．

◢◤4-見当識◢◤

●見当識とは

見当識とは，自分のいる位置を，自分が置かれた状況との関連から正しく把握する能力のことで，自分がいる場所，時間，自分の周りにいる人などを正しく把握する能力のことである．その低下している状態を失見当あるいは見当識障害という．

見当識障害は，どの対象が障害されているかによって，①場所的見当識障害，②時間見当識障害，③人物見当識障害に分けられる．意識障害，認知症，健忘症候群（コルサコフ症候群），統合失調症の急性期などでみられる．なお，認知症の場合には，通常，時間，場所，人の順で障害される．

◢◤5-知覚◢◤

●知覚とは

知覚とは，感覚器官を用いて外界にあるものを意識し，その意味を知ることをいう．感覚は色・形などを意識することであり，それが何であるかという意味づけをして初めて知覚となる．

●知覚障害

知覚の異常として，錯覚と幻覚を合わせて妄覚という．

・**錯覚**：感覚する対象が現に存在し，それを誤って知覚すること．よくみられるのは，錯視と錯聴である．柳の木を幽霊と見まちが

表3 幻覚の種類と関連する疾患・病態

幻覚の種類	関連疾患・病態
幻視	症状精神病，夜間せん妄， アルコール離脱における振戦せん妄
幻聴	統合失調症，脳器質性精神障害，物質関連症
幻嗅・幻味	統合失調症
幻触・体感幻覚	統合失調症

うなどが，その例である．眠気や疲労から注意力が低下していたり，不安・恐怖感を抱いているときなどに生じやすい．錯覚は誰でも経験するが，たいていの場合，自分で誤りを自覚できる．

・**幻覚**：感覚する対象がないにもかかわらず，知覚すること．感覚器官に応じて，幻視，幻聴，幻嗅，幻味，幻触，体感幻覚などに分けられる（表3）．

（1）**幻視**：実際には存在しないものが見えるという体験．症状精神病，夜間せん妄，アルコール依存の離脱症状である振戦せん妄など，意識変容の際にみられることが多い．振戦せん妄では，小さな虫がたくさん這っている（小動物幻視），小人が見える（小人幻視）などの幻視が特徴的である．

（2）**幻聴**：音やざわめきが聞こえる要素性幻聴と，自分に対する批判，悪口，命令などの被害的な言葉が聞こえる言語性幻聴とがある．言語性幻聴は，電波やテレビ，無線などを通じて聞こえるといわれる．以下の幻聴は，統合失調症の診断に重要な指標とされていたシュナイダーの一級症状*4 にあげられている．

思考化声：自分の考えていることが声になって聞こえる

会話形式の幻聴：話かけと応答形式の幻聴

注釈幻聴：自分の考えや行動を絶えず批判する幻聴

幻聴は，統合失調症のほか，脳器質性精神障害，アルコールや薬物などの物質関連症，心因反応などでもみられる．

（3）**幻嗅・幻味**：嗅覚に起こる幻覚のことで，「食べ物の臭いが変である」など，被毒妄想と関連して生じることが多い．変な味がするなどの幻味も被毒妄想と関連してみられることが多い．

（4）**幻触・体感幻覚**：幻触とは，「体を触られる」「電気でしびれさせられる」「皮膚の上を虫が這いまわる」などの触覚の幻覚の

---

*4 シュナイダーの一級症状：ほかに身体的被影響体験（「電波を送られて体がしびれる」など），思考奪取，思考吹入，思考伝播，妄想知覚，させられ（作為）体験を含む．

こと．体感幻覚とは，「内臓が腐っている」など臓器感覚に異常な感覚体験が現れること．統合失調症でみられることが多い．

◤◢◤ 6-思考 ◤◢◤

■思考とは

思考とは，言語を媒介として，当面の課題に向けて概念を次々と思い浮かべ，それらを論理的に整理・統合して，事実に即して分析し，問題解決を図る精神活動のことである．目標に向かい，それが達成されるまでの思考の流れを思路と呼ぶ．

■思考障害

思考障害は，大きくは，①思路障害と，②思考内容の障害の2つに分かれる（表4）．

①思路障害

a. 器質性障害でみられるもの

・迂遠：思考目標は失われないが，細部にこだわり要点が不明確になるなど，回りくどい状態．

・保続：同じ観念だけが繰り返し現れ，思考が先に進まない状態．

・思考散乱：意識混濁に伴い，考えがまとまらない状態．アメンチアでみられる．

b. 統合失調症でみられるもの

・思考途絶：考えが突然途切れてしまう状態で，会話が急に止まってしまう．統合失調症に特有である．

表4　各疾患と呈しやすい思考障害

疾患	呈しやすい思考障害
器質性障害	迂遠，保続，思考散乱
統合失調症	思考途絶，連合弛緩，滅裂思考 妄想気分，妄想知覚，妄想着想
気分症	思考制止（うつ状態），思考奔逸（躁状態） 微小妄想（うつ状態），誇大妄想（躁状態）

・連合弛緩：本来あるはずの思考の論理性が崩れ，話にまとまりがなくなる状態．

・滅裂思考：「連合弛緩」がひどくなったもので，言葉の論理性がまったく崩れて，何を言おうとしているのか理解不能となる．高度な場合には，無関係の言葉の羅列だけになる（「言葉のサラダ」）．統合失調症に特有である．

c. 気分症でみられるもの

・思考制止：頭のなかに考えがなかなか出てこないで，ゆっくりとしか考えられない状態．うつ状態のときにみられる．

・思考奔逸：次から次へと考えが湧き出してきて止まらず，早口で話しまくる状態．通常，話題が一定せず，話がとんだり広がったりする．躁状態のときにみられる．

②思考内容の障害

思考内容の障害として，妄想がある．妄想とは，誤った考えや意味づけに異常な確信をもち，それを訂正できないもののことをいう．妄想は，心理や状況からみて他者から理解可能であるかどうかによって，次のように分類される．

<真性妄想と妄想様観念>

・真性妄想（一次妄想）：妄想のなかでも，感情状態や状況から理解されないもの．主に統合失調症にみられる．

・妄想様観念（二次妄想または心因性妄想）：感情状態や状況からみて理解可能なもの．うつ病の貧困妄想や罪業妄想などがそれにあたる．しかし，真性妄想との区別は難しい場合が多い．

真性妄想（一次妄想）は，さらに次の3つに分類される．

（1）**妄想気分**：妄想が起こる前の状態で，「何となく周囲の様子がおかしい」など，外界に不快で不気味な変化を，不安とともに感じる気分のこと．

（2）**妄想知覚**：正常な知覚に，非現実的な意味づけがなされることをいう．関係妄想や被害妄想が代表的である．

（3）**妄想着想**：特定の知覚がなく，突然に非現実的な着想がひ

らめくこと．たとえば，「私は神だ」などと突然思い込むこと．

◤7-感情・気分◥

●感情とは

　感情とは，快，不快，喜怒哀楽などの主観的な体験である．感情のなかには，快・不快などの生理的または身体的感情，飢餓感や性的欲求などの欲求感情，爽快・憂うつなどの気分，怒り・恐れ・不安などの情動など，幅広い種類が含まれている．

●感情・気分症

・**不安**：特定の対象をもたない漠然とした恐れの感情．自律神経症状（動悸，頻脈，呼吸促迫，胸内苦悶など）とともに，苦悶感として現れることが多い．不安症やうつ病の重要な症状．突然発作的に生じるものを不安発作といい，その際，自律神経症状に過呼吸や四肢のしびれとこわばりが伴う過喚起症候群となることがある．再び同じような発作におそわれるのではないかという予感に怯えて，新たな不安を抱くことを**予期不安**という．

　なお，不安は，それと自覚されずに，身体症状に形を変えて出現することがある．

・**抑うつ**：憂うつで，悲しく，気分が沈み，物事への関心や意欲がなくなる状態．思考制止も同時に認められ，自分に自信を失い，自責感，罪業感，劣等感，将来への絶望感などが現れ，しばしば自殺念慮をもつ．抑うつ症でみられる．

・**爽快**：躁状態，特に軽い躁状態においてみられる．気分が晴れ晴れとし，幸福感，充足感にあふれ，希望や自信がわいてくる状態．自信が強まると威圧的，尊大となったり，抑制がとれて多弁，多動となったりする．話の内容は誇大的で，浪費やむちゃな行動がみられることもある．さらに亢進すると興奮しやすくなり，怒りの感情が起こりやすくなる．躁状態の典型的な症状である．

・**多幸症**：状況に関係なく上機嫌の状態で，内容がなく空虚な機嫌の良さ．器質性精神障害や慢性アルコール中毒などでみられる．

・**感情鈍麻・感情の平板化**：生き生きとした感情が失われ，感情表現が乏しくなり，周囲の出来事にも無関心になる状態．統合失調症の慢性期でしばしばみられる．

・**感情の易刺激性**：いらいらして怒りやすい状態．些細なことで不機嫌となり，激怒し，暴言，暴力に至ることもある．過度の疲労や神経衰弱状態，躁状態やてんかんなどでもみられる．

・**感情失禁**：感情の調整がうまくなされず，些細なことで泣いたり，笑ったり，激怒したりする．血管性認知症でしばしばみられる．

◀8-意志・欲動・行動▶

■意志・欲動・行動の関係

意志は，行動の源となる欲動を目的に適うように抑制したり，発動させたりする精神作用である．欲動は，生理的欲求であり，食欲，性欲，睡眠欲，排泄欲，休息欲，自己保存の欲求などがある．意志はこれらの欲動を意識的に統御・選択し，その結果，行動が生じる．行動の障害は，欲動の強弱と意志による統御のあいだの不均衡で生じる．

・**精神運動興奮**：意志の発動性が亢進し，行動過多となる状態．多弁，多動で，ときに暴力的になる．軽度の場合を不穏という．躁状態（躁状態性興奮）や，統合失調症の緊張型（緊張病性興奮）でみられる．精神遅滞，てんかん，慢性アルコール中毒の振戦せん妄，器質性精神障害，心因性精神障害などでもみられる．

・**精神運動抑制**：意志の発動性が制止されて，自発性，活動性が低下した状態．行動は緩慢となり，口数も少なくなる．うつ病性障害の典型的な症状．

・**昏迷**：意志の発動性が高度に障害された状態で，意識は清明だが，意志の表出や行動が認められない．外界を認知しているのに，臥床したままで，食事をとることもせず発語もしない．うつ病性障害，統合失調症の緊張型（緊張病性昏迷），解離障害（解離性昏

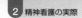

迷）でみられる.

◀9-自我意識▶

●自我意識とは

　自我意識とは，自己自身に対する意識のことである．ここでいう意識とは，意識障害というときの生理的な意味合いの意識ではなく，心理的な意味合いの意識であることに注意が必要である．Jaspersは，自我意識を次の4つに分類している.

（1）能動性の意識：自分が今，行っている意識

（2）単一性の意識：自分は1つであるという意識

（3）同一性の意識：時間経過のなかで，自分が同一であるという意識

（4）境界性の意識：自己と他者・外界は別物であるという意識

　それぞれが障害されることにより，以下のような症状が現れる.

・離人症：能動性，境界性の意識が障害され，自分で考え，感じているという実感が薄れる，または失われる．きれいな花を見てもきれいだという実感がわかないなど，外界に対する疎隔感が体験される．抑うつ症や統合失調症の初期にも認められるが，それだけが単一の症状として現れる場合を，離人神経症という.

・させられ（作為）体験：能動性，境界性の意識が障害され，自分の思考・感情・行動が他人や外部の力によって支配されているという体験．思考奪取（自分の考えが奪い取られる），思考吹入（頭のなかに考えが吹き込まれる），思考伝播（自分の考えが周囲に広まってしまう）などがある．いずれも統合失調症の診断に重要とされるシュナイダーの一級症状に含まれる.

・多重人格：自我の単一性や同一性が障害され，1人の人物のなかに複数の人格が存在し，時間的に入れ替わる．別の人格になったときには，そのほかの人格の言動は一切記憶していない（交代意識）．解離性障害でみられる.

5 精神状態とセルフケア

●セルフケアとは

Orem はセルフケアを以下のように定義している.

セルフケアとは，個人が生命，健康，および安寧を維持するために自分自身で開始し，遂行する諸活動の実践である[1].

精神の健康問題は，生活を送るうえでの困難として表面化することが多く，精神障害に陥ると，セルフケアレベルは低下する. したがって，精神看護においては，セルフケア能力の向上へ向けた援助が重要となる.

●セルフケア行動の観察ポイント

セルフケア行動の観察ポイントを表1に示す.

表1 セルフケア行動の観察ポイント

セルフケア要素	観察ポイント
空気・水・食物	食習慣，食欲，拒食，過食，盗食，異食，やせ，肥満，栄養状態，水分摂取，口渇，飲酒，喫煙
排泄	排泄習慣，便秘，下痢，失禁，頻尿，尿閉，嘔吐，下剤の乱用
個人衛生	発熱，清潔習慣，衣類の調節，更衣，入浴，洗面，洗濯，身辺整理，掃除，不潔恐怖による強迫行為
活動と休息	無為・自閉，過活動，睡眠障害，昼夜逆転，強迫（儀式的）行動，余暇活動，金銭管理，生活の計画（1日，1週間のスケジュール）
孤独とつきあい	対人関係のもち方（被害的・依存的・操作的），友人関係，家族関係，異性関係，プライバシーの保持能力
安全を保つ能力	意識レベル，見当識障害，希死念慮，自殺企図，自傷行為，衝動行為，暴力，注意力，ふらつき，自己評価，性的逸脱行為，火の始末

（文献2より筆者作成）

■セルフケアと精神状態の関連

各セルフケア要素と関連した精神状態を表2に示す.

表2　セルフケアと関連する精神状態

空気・水・食物	うつ状態による食欲低下,被毒妄想や昏迷状態による拒食,幻聴による異食,摂食症群による拒食・過食・嘔吐,水中毒による過飲水,向精神薬の副作用による嚥下障害・過食,意識障害や認知症による見当識障害による食行動の異常,アルコール依存症による飲酒,生活の乱れによる偏食
排泄	退行によるセルフケアの低下,向精神薬の副作用による尿閉・便秘,昏迷によるセルフケアの低下,水中毒による多尿・尿失禁
個人衛生	うつ状態によるセルフケアの低下,退行や陰性症状によるセルフケアの低下,妄想や昏迷による清潔行動の拒否,強迫症による手洗いなどの強迫行為
活動と休息	統合失調症急性期の精神運動興奮,統合失調症慢性期の無為・自閉,うつ状態による睡眠障害,躁状態や摂食症群による過活動,ひきこもりなどによる昼夜逆転,昏迷状態による無動
孤独と付き合い	統合失調症における対人技能の不得手,躁状態の過干渉,うつ状態や統合失調症慢性期などのひきこもり,パーソナリティ症群による攻撃と依存
安全を保つ能力	精神運動興奮による暴力・衝動行為,うつ状態による自殺企図,パーソナリティ症群による自傷行為,依存性薬物離脱期における衝動行為,向精神薬の副作用による起立性低血圧,認知症などによる見当識障害や注意力の低下

(文献2より筆者作成)

　セルフケアは,精神状態や疾患そのものの性質による退行のほか,入院生活によるホスピタリズムなどによっても影響を受ける.また,精神障害を発症する以前の生活史上で,十分なセルフケア行動の学習が行われていない場合もある.

　看護者は,患者のセルフケアに影響している要因を多角的な観点から検討し,それぞれの患者のセルフケアレベルに応じた援助を行っていくことが大切である.

1 統合失調症（急性期・慢性期）

●統合失調症とは

　統合失調症の原因は不明であり，多様な病因に由来するさまざまな障害群から成ると考えられている[1]．統合失調症を診断する臨床検査はなく，症状と経過の検討によって診断がなされる．

　一般人口における生涯有病率は約1％である[1]．

●特徴的な症状

・DSM-5-TRによる診断基準[2]では，妄想，幻覚，まとまりのない発語，ひどくまとまりのない，または緊張病性の行動，陰性症状（感情の平板化，意欲欠如），社会的または職業的機能の低下などが特徴的な症状としてあげられている（表1）．

・一般的な経過として，前駆期，精神病相期（増悪期），寛解期を

表1　DSM-5-TRにおける統合失調症の診断基準

A．以下のうち2つ（またはそれ以上），おのおのが1カ月間ほとんどいつも存在．これらのうち少なくとも1つは①か②か③である． ①妄想 ②幻覚 ③発話の統合不全（例：頻繁な脱線または滅裂） ④行動の著しい統合不全，またはカタトニア性の行動 ⑤陰性症状（すなわち情動表出の減少，意欲低下）
B．仕事，対人関係，自己管理などの面で1つ以上の機能のレベルが病前に獲得していた水準より著しく低下
C．障害の持続的な徴候が少なくとも6カ月間存在する
D．統合失調感情症と「抑うつ症または双極症，精神病性の特徴を伴う」ものの除外
E．物質または他の医学的状態の生理学的作用の除外
F．自閉スペクトラム症や児童期発症のコミュニケーション症の病歴との関係

（日本精神神経学会・日本語版用語監修，髙橋三郎，大野　裕・監訳：DSM-5-TR精神疾患の診断・統計マニュアル．pp110-111，医学書院，2023より作成）

経て回復へと向かう[1].

・急性期（精神病相期）には陽性症状（幻覚・妄想など）が活発となり，入院治療を要することが多い.

・長期予後として，①自立群，②再発と寛解を繰り返す変動経過群，③長期入院群がある[3]. 長期入院患者は，ホスピタリズムの影響などもあり，陰性症状が目立つようになり，幻覚・妄想が慢性的に残存していることが多い.

■治　療

統合失調症の治療は，抗精神病薬を中心とする薬物療法と心理社会療法を併用して行われる. その内容を**表2**に示す.

表2　統合失調症の治療

薬物療法 （抗精神病薬）	①第1世代抗精神病薬/ドパミン受容体拮抗薬 ②第2世代抗精神病薬/セロトニン・ドパミン拮抗薬 精神病症状の発現を抑制するとともに再発率を低下させる. 抗精神病薬を服用した患者の約70%が寛解している. 急性期：最も重篤な精神病症状軽減に重点を置く. 急性期は通常4〜8週継続する. 安定期・維持期：精神病再発を予防し，患者が機能水準を向上できるように支援する.
電気けいれん療法	急性・慢性統合失調症の両方を対象に用いられている.
心理社会的治療	統合失調症患者の社会生活能力，自立，実用的技能，対人コミュニケーションを向上させ，患者が自立した生活を送るために必要な社会技能および職業技能を育成する. ・個人精神療法・個人療法 ・社会生活技能訓練（SST），家族療法，ケースマネジメント，包括型地域生活支援（ACT），集団療法，認知行動療法，弁証法的行動療法，職業療法，芸術療法，認知訓練，セルフヘルプグループなど

（Sadock BJ, et al.著，井上令一監修，四宮滋子，田宮　聡監訳：カプラン臨床精神医学テキスト：DSM-5 診断基準の臨床への展開．pp359-365，メディカル・サイエンス・インターナショナル，2016 を参考に作成）

■看護のポイント

①急性期の看護

・症状による不安への援助：急性期では，被害妄想など症状そのものにより，自分自身の存在が脅かされることがある．看護師との1対1の関係をもとに，患者が安心感をもてるよう支援する．

・治療に伴う苦痛への援助：急性期には抗精神病薬の副作用や行動制限のために，治療に伴う苦痛が生じることがある．また入院生活そのものがさまざまな制約を生じる．十分な説明とともに，できる範囲で患者本人の希望を取り入れ，苦痛を緩和する．

・セルフケアへの援助：急性期では，幻覚・妄想などにより判断力が低下し，セルフケアが全般的にできなくなるため，日常生活の全体がどのように障害されているのかを観察し，アセスメントする．

特に，食事や排泄など生命維持にかかわるセルフケア行動や，身体管理や危険を回避する行動ができなくなるので，全身状態を観察し，安全に生活できるよう必要な援助を行う．

陽性症状が落ち着き，十分な休息をとることができるようになったら，体調に合わせた活動，他者との交流を徐々に取り入れる．回復過程においては，患者が焦りを感じることが多いが，回復の見通しや治療・看護計画を説明しながら，治療や療養が継続されるよう支援する．

退院準備として，外出や外泊を行いながら退院後の生活をイメージし，日常生活の過ごし方，服薬管理，症状悪化時の対処，ストレス管理，外来通院やリハビリテーションなどについて入院中から話し合っておく．家族や関係機関を交えて話し合いを行うことで，退院後の協力体制を整えておく．

・家族への援助：入院までの経過において，症状悪化のために家族も患者と同様に疲労していることが多い．特に発病初期には，精神科への偏見から受診が遅れたり，孤立して苦しんでいる場合が多い．家族が患者の支援者となれるよう，家族を支え，必要な

学習や社会資源の利用ができるように援助する（「5-2 家族支援」参照）．

②慢性期（長期入院患者）の看護[3,4]

・患者の意思・希望を尊重する援助：陰性症状やホスピタリズムの影響により自分の意思を表すことや希望を述べることをあきらめていることがある．患者自身が尊重され，意思や希望を表明できるように援助する．

・セルフケアへの援助：慢性期の患者では，特に清潔や対人関係のセルフケアが低下していることが多い．患者の意思やペースに配慮しながら，必要なセルフケアが維持できるよう支援する．

社会的理由から入院生活を余儀なくされている場合にも，患者の健康的な能力を維持・促進するよう，患者の希望を取り入れた活動ができるよう支援する．

・身体合併症の予防と早期発見：高齢化に伴い，長期の服薬による副作用や生活習慣病による身体症状が生じる．こうした身体合併症を予防し，早期に発見する．

・地域生活に向けた援助：長期入院患者のなかには退院をあきらめていたり，退院して生活することへの不安から病状を悪化させたりする者もいる．援助者自身も退院への希望を維持し，具体的な不安や問題を一緒に解決していくことが重要である．

地域生活を維持するために必要な生活技能を獲得できるよう，また退院後に必要な支援が継続されるよう，入院中から患者本人に教育するとともに，関係機関を交えた調整を行う．

・家族への援助：長期にわたる介護のなかで，家族も回復への希望をもてずに疲れ果てていたり，患者を支える気持ちを維持できずにいたりすることがある．家族の苦労をねぎらうとともに，患者の病気を家族がどのように感じ，どのように対処してきたのかを聞きながら，家族自身の生活と患者ケアのバランスがとれるように援助を行う（「5-2 家族支援」参照）．

2 抑うつ症群

■抑うつ症群とは

　抑うつ症群とは，抑うつ気分または興味・喜びの著しい減退があり，身体的および認知的変化を伴って，その症状が生活上に重大な影響を及ぼす障害である．DSM-5-TR[1]では，重篤気分調節症，うつ病，持続性抑うつ症，月経前不快気分障害などが含まれる．

■うつ病の主な症状

　うつ病は，表1の症状のうち5つ（またはそれ以上）が，同じ2週間のあいだに，ほとんど毎日存在（体重変化と自殺念慮を除く）している．

■治　療

・**薬物療法**：三環系抗うつ薬，四環系抗うつ薬，SSRI（選択的セロトニン再取り込み阻害薬），SNRI（セロトニン・ノルアドレナリン再取り込み阻害薬），NaSSA（ノルアドレナリン作動性・特異的セロトニン作動性抗うつ薬）．

・**認知療法**：患者の認知の歪み（悲観的・否定的な考え）に焦点をあて，肯定的な考え方に変えていく療法．

表1　DSM-5-TR におけるうつ病の症状

・抑うつ気分
・すべての活動における興味または喜びの著しい減退
・有意の体重減少または体重増加
・不眠または過眠
・精神運動興奮または制止
・疲労感または気力の減退
・無価値観または過剰であるか不適切な罪責感
・思考力や集中力の減退
・自殺念慮や自殺企図

（日本精神神経学会・日本語版用語監修，髙橋三郎，大野　裕・監訳：DSM-5-TR 精神疾患の診断・統計マニュアル．p176，医学書院，2023より作成）

・**電気けいれん療法**：手術室で麻酔薬と筋弛緩薬を使用した修正型電気けいれん療法（「7-4 電気けいれん療法」参照）が一般化している．薬物療法で治療抵抗性のある患者，自殺の危険や妄想・焦燥感を伴う重度のうつ病患者に施行される．

・**高照度光療法**：テーブルなどに置かれた高照度光療法装置から，2,500〜10,000 ルクスもしくはそれ以上の高照度の光を患者に照射し，治療を行う．季節型気分障害に有効．

●**看護のポイント**

・**信頼関係の構築と，支持的・受容的・共感的態度での援助**：患者が苦しい状況におかれていることを受け止め，焦らないように伝え，訴えに対しては傾聴し，理解と共感を示す．叱咤激励は最も悪い対応で，「頑張ってください」などの励ましの言葉は，患者を「これ以上どう頑張るのか」という気持ちにさせる．

・**安心して休養できる環境**：ゆっくり静養できる環境を整える．

・**セルフケアの不足に伴う援助**：気力の減退・活動性の低下により不足しているセルフケア（食事，排泄，洗面・入浴など）の援助を行う．患者のペースを尊重し，無理強いはしないことが大切．

・**自殺念慮に対する観察と援助**：「死にたい気持ち」を問うことを躊躇しない．患者の自殺に対する気持ちをきちんと確認し，また「死にたい」と打ち明けられたときには，はぐらかさずに患者の話をゆっくりと聴き，誠実に対応する．

・**身体症状に対する援助**：睡眠障害，頭痛や便秘など身体症状の出現に対して援助を行う．

・**薬物療法への援助**：抗うつ薬の効果が出るまで2週間程度かかることがあるので，患者・家族に適切な情報提供を行う．副作用として，起立性低血圧やふらつき，眠気，抗コリン作用による症状（口渇，排尿困難，便秘など），まれにセロトニン症候群（錯乱，発汗，頻脈，振戦，頭痛などの症状）の出現があり，注意が必要である．

3 双極症

■双極症とは

双極症とは，気分の異常かつ持続的に高揚を認める躁症状（表1）と，抑うつ症状（「3-2 抑うつ症群」参照）を認める症状である．躁症状は，症状の持続期間により，躁エピソードと軽躁エピソードに分類され，躁エピソードのみの双極Ⅰ型，軽躁エピソードと抑うつエピソード（「3-2 抑うつ症群」参照）がある双極Ⅱ型に分類され，他に気分循環症などがある．

気分循環症は，少なくとも2年間（児童の場合は1年間），軽躁と抑うつの時期を認めるが，躁，軽躁または抑うつエピソードの診断基準を満たさない場合に診断される．

■治　療

・**薬物療法**：気分安定薬の炭酸リチウム，バルプロ酸ナトリウム，カルバマゼピン，抗精神病薬のオランザピンなど．

・**その他**：心理教育や認知行動療法などの心理社会的支援．症状が重篤な場合に電気けいれん療法（「7-4 電気けいれん療法」参照）が行われる場合がある．

表1　DSM-5-TRにおける躁エピソード

・自尊心の肥大，または誇大
・睡眠欲求の減少
・普段より多弁であるかしゃべり続けようとする切迫感
・観念奔逸または思考が疾駆しているといった主観的体験
・注意転導性
・目標指向性の活動の増加または精神運動興奮
・困った結果につながる可能性が高い活動への熱中

（日本精神神経学会・日本語版用語監修，髙橋三郎，大野　裕・監訳：DSM-5-TR 精神疾患の診断・統計マニュアル．p136, 医学書院，2023より作成）

■看護のポイント（躁状態を中心に）

①関係づくり

・患者は易刺激的で，易怒的であることが多いので，興奮を誘発したり刺激したりするような言動は避け，落ち着いてゆっくりと話をする．

・患者の挑発に対して議論は避け，丁寧かつ友好的に信頼関係を構築する．

・看護者自身の患者に対する否定的な感情に注意する．

②観　察

・**身体症状の観察**：食欲は亢進するが活動量が多いため，栄養バランスの偏りや，過食による胃腸障害などがないかを観察する．

・**他の患者との交流の観察**：易刺激的であるため，他の患者とトラブルになることもあるので，ほかの患者との交流の状況を観察する．

・**薬物療法の観察**：炭酸リチウム内服中には，中毒への注意が必要で，定期的な血中リチウム濃度の測定が必要である．中毒の初期症状（嘔気，振戦，運動障害，発熱）が出た場合にはすぐに医師へ報告し，薬剤の減量・中止などの処置をする．

③その他の留意点

・**隔離室でのかかわり**：易刺激性が顕著な場合，精神保健指定医の指示により，隔離室を使用し，刺激から患者を保護する場合がある．その場合，少しでも閉鎖的な環境を緩和できるように，食事や書物など，問題のない範囲で，患者の好みや意思を尊重したかかわりを行う．

・**家族へのサポート**：躁状態の場合は，家族が患者の行動や症状に困り果てて，入院する場合も多く，家族に対する支持的なかかわりも重要である．

・**自殺企図への注意**：自殺は，うつ状態だけでなく，躁状態からうつ状態へまたうつ状態から躁状態への病相の移行期に高まる傾向があるので，病相の移行期には特に自殺念慮の出現に注意する．

3

精神疾患と看護

 パニック症

パニック症

●パニック症とは[1]

予期しないパニック発作が繰り返し起こることを特徴とする.パニック発作は,突然,激しい恐怖または強烈な不快感の高まりが数分以内でピークに達し,その時間内に,表1の症状のうち4つ以上が起こる.この発作の症状うち,1つ以上について,以下に示す状態(1つまたは両方)が,1カ月以上続いていることにより診断される.

・さらなるパニック発作またはその結果について持続的な懸念または心配(例:抑制力を失う,心臓発作が起こる,"どうかなってしまう")

・発作に関連した行動の意味のある不適応的変化(例:運動や不慣れな状況を回避するといった,パニック発作を避けるような行動)

また,青年期後期(10歳代後半)から30歳代半ばに発症し,女性に多い傾向がある.

●特徴的な症状

パニック発作(表1)が代表的な症状であるが,そのほかにも非発作性不定愁訴(疲れやすい・頭痛・肩こりなど)がある.

●鑑別診断[1]

パニック発作は,パニック症のみに特有のものではない.ほかの精神疾患(例:抑うつ症群,心的外傷後ストレス症,物質使用症群)や身体疾患(例:心臓,呼吸,前庭,胃腸)に伴ってみられる場合がある.ほかの不安症群と随伴してみられる場合,特定用語として示す(例:パニック発作を伴う心的外傷後ストレス症).

●治 療

・薬物療法:SSRI,ベンゾジアゼピン系抗不安薬,三環系抗うつ薬などが主に用いられる.

表1　パニック発作の症状

（1）動悸，心悸亢進，または心拍数の増加
（2）発汗
（3）身震いまたは震え
（4）息切れ感または息苦しさ
（5）窒息感
（6）胸痛または胸部の不快感
（7）嘔気または腹部の不快感
（8）めまい感，ふらつく感じ，頭が軽くなる感じ，または気が遠くなる感じ
（9）寒気または熱感
（10）異常感覚（感覚麻痺またはうずき感）
（11）現実感消失（現実でない感じ）または離人感（自分自身から離隔している）
（12）抑制力を失うまたは"どうにかなってしまう"ことに対する恐怖
（13）死ぬことに対する恐怖

注：文化特有の症状（例：耳鳴り，首の痛み，頭痛，抑制を失っての叫びまたは号泣）がみられることもある．この症状は必要な4つの症状の1つと数えない．

（文献1を参考に作成）

・**認知療法**：過剰な不安により解釈された認知の歪みを訂正する．

・**行動療法**：筋弛緩法や自律訓練法が用いられる．また広場恐怖に対し，恐怖を抱く状況にあえて曝露させて発作が起きないことを確認し，自信回復を促すなどの曝露療法が用いられる．

・**精神療法**：個人および集団に対し，支持的精神療法が用いられる．

■**看護のポイント**

・**苦痛の受容**：患者は症状に関する訴えが豊かであるが，訴えが受容されないと感じた場合，人知れず悩み，絶望感に苛まれる．共感的なかかわりによって，患者の不安が高じないようにする．

・**セルフケアへの援助**：パニック発作や広場恐怖によって阻害されたセルフケアを補い，患者が自ら行える方法を工夫し，援助する．

・**正しい知識の提供**：パニック症や発作について正しく理解することは，不安の軽減や適切な対処行動につながる．

・**パニック発作や広場恐怖の予防策と対処方法の共有**：

（1）パニック発作のきっかけや，発作時の症状について語る機会を設け，自己への気づきや適切な評価ができるように援助する．

（2）パニック発作時の対処方法（安全な姿勢や，周囲への援助を求める方法）や予防策について個別に考え，段階的に実施する．

（3）リラクセーション方法の指導や気分転換の方法を共に考える．

・**服薬指導**：症状が出現しないよう規則正しい服薬をすることを説明する．

・**周囲への説明と日常生活のサポート体制の構築**：周囲の人々に，パニック症やパニック発作の特徴，および患者の心のもち方が悪いわけではないことや，疲労しやすいことについて説明し，理解と協力を得る．

5 強迫症

■強迫症とは[1]

　強迫症は，DSM-5-TR において，強迫症および関連症群に分類されている．強迫症は，強迫観念，強迫行為，またはその両方が存在する．それらは時間を浪費させ，臨床的に意味のある苦痛，社会的，職業的，またはほかの重要な領域における機能の症状を引き起こすものである．

■特徴的な症状

・**強迫観念**：無意味であることを理解しているにもかかわらず，心のなかに浮かび反復・持続する思考，衝動，心像．それらが著しい不安や苦痛を引き起こすことがある．

・**強迫行為**：自分の不安や苦痛の予防，または軽減のために繰り返し行われる行為．洗浄強迫，確認強迫，反復行為，就眠儀式などがある．例えば，手が汚れているという考えが頭から離れず，手洗いを繰り返す，ドアに鍵をかけなかったのではないかという不安から，何度も戸締りを確認する，などがある．

■治　療

・**薬物療法**：セロトニン神経伝達系に作用する抗うつ薬が有効．
①SSRI：フルボキサミンマレイン酸塩（デプロメール®，ルボックス®），パロキセチン塩酸塩水和物（パキシル®）
②三環系抗うつ薬：クロミプラミン塩酸塩（アナフラニール®）

・**行動療法**：こだわりをもっている対象に患者を曝露させて，それに対して強迫的な対処をするのを防止する曝露-反応妨害法[2,3]や，不安や恐怖を感じる場面に一気に患者を曝露して，不安を体験する時間を徐々に延長していき，不安場面を回避したりそこから逃避したりする条件反射を消去していくフラッディング法[3]などがある．

●看護のポイント[4~6]

①不安の軽減のための援助

・安心できる信頼関係を構築する.

・安全で安心できる環境を提供する.

・患者のもつ不安や強迫行為の意味をよく理解したうえで支持的・共感的・受容的態度で接する.

・不安の軽減やストレス対処行動がとれるように, どうしたらよいのか患者と一緒に考え, 考えた行動や目標に沿って日常生活が送れるよう援助する.

②セルフケアへの援助

・日常生活を観察し, 強迫行為に伴う影響, セルフケアレベルをアセスメントする.

・セルフケアの不足している部分を補助する.

③自己評価を高めるための援助

・健康的な部分に目を向け, できていることを患者にフィードバックし, その行動を強化する.

・患者の興味のある事柄や趣味を通して現実的, 健康的な時間を送れるように働きかける（例えばレクリエーション, 散歩, 音楽など）.

④強迫行為に向けた援助

・強迫行為の内容, 行動, そのために要する時間を観察する.

・患者がとらざるをえない行動について共感的な態度で共に考える.

・強迫行為を無理に止めることはしない.

・強迫行為をある程度は認めつつ, 強迫行為に費やされる時間以外をほかの事柄に関心が向けられるように援助する.

6 心的外傷（心的外傷後ストレス症：PTSD）

■心的外傷後ストレス症（PTSD）とは[1]

トラウマ体験（表1A）があり，侵入症状（表1B），回避症状（表1C），認知と気分の陰性変化（表1D），覚醒度と反応性の著しい変化（表1E）が1カ月以上持続し，その症状のために著しい苦痛や社会的，職業的な機能の障害を引き起こしている状態である．

■経　過

外傷的出来事への曝露の強さ，期間，近接度が，発症への重要な影響因子であり，小児期を含むどの年齢でも発症しうる*．外傷後数年後に発症することもあり，その出来事から少なくとも6カ月間診断基準を完全には満たさない場合もある（遅延顕症型）[1]．

■治　療

・**精神療法/認知行動療法**：トラウマ体験に対する記憶の適切な処理を意図した長時間曝露療法（持続エクスポージャー療法）や，眼球運動による脱感作と再処理法（眼球を左右に動かすことでトラウマ記憶に対する恐怖を減弱させる）などがある．

・**薬物療法**：SSRIを中心とする抗うつ薬が有効とされている．

■看護のポイント

・**心身の安全の保障**：第一に安全を保障し安心感をもてるよう援助する．

・**セルフケアへの援助**：障害による理解力および判断力の低下や，回避行動によって阻害されているセルフケアを援助する．

・**心理教育**：障害の正しい知識を提供すると同時に，患者が自身のストレス反応を理解し，回復の見通しがもてるように援助する．

・**外傷体験の語りに対する援助**：患者が外傷体験を語ることがで

---

*6歳以下の子どもの心的外傷後ストレス症は，6歳以上の心的外傷後ストレス症とは別に診断基準が示されている．

表1　DSM-5-TR における心的外傷後ストレス症の診断基準

A．トラウマ体験　以下のいずれかの1つ以上

- （1）心的外傷的出来事を直接体験する
- （2）他人に起こった出来事を直に目撃する
- （3）近親者または親しい友人に起こった心的外傷的出来事を耳にする
- （4）心的外傷的出来事の強い不快感をいだく細部に，繰り返しまたは極端に曝露される体験をする（例：遺体を収集する緊急対応要員，児童虐待の詳細に繰り返し曝露される警官）

　（4）は，仕事に関連するものでないかぎり，電子媒体，映像，または写真による曝露には適用されない

B．侵入症状　心的外傷的出来事の後に始まる，その心的外傷的出来事に関連した，以下のいずれかの1つ以上

- （1）心的外傷的出来事の反復的，不随意的，および侵入的で苦痛な記憶
- （2）夢の内容と感情またはそのいずれかが心的外傷的出来事に関連している，反復的で苦痛な夢
- （3）心的外傷的出来事が再び起こっているように感じる，またはそのように行動する解離反応（例：フラッシュバック）
- （4）心的外傷的出来事の側面を象徴するまたはそれに類似する，内的または外的なきっかけに曝露された際の強烈または遷延する心理的苦痛
- （5）心的外傷的出来事の側面を象徴するまたはそれに類似する，内的または外的なきっかけに対する顕著な生理学的反応

C．回避症状　心的外傷的出来事の後に始まり，以下のいずれかの1つまたは両方

- （1）心的外傷的出来事についての，または密接に関連する苦痛な記憶，思考，または感情の回避，または回避しようとする努力
- （2）心的外傷的出来事についての，または密接に関連する苦痛な記憶，思考，または感情を呼び起こすことに結びつくもの（人，場所，会話，行動，物，状況）の回避，または回避しようとする努力

D. 認知と気分の陰性の変化

以下のいずれか2つ以上

- (1) 心的外傷的出来事の重要な側面の想起不能
- (2) 自分自身や他者，世界に対する持続的で過剰に否定的な信念や予想（例：「私が悪い」，「誰も信用できない」，「世界は徹底的に危険だ」，「私の全神経系は永久に破壊された」）
- (3) 自分自身や他者への非難につながる，心的外傷的出来事の原因や結果についての持続的でゆがんだ認識
- (4) 持続的な陰性の感情状態（例：恐怖，戦慄，怒り，罪悪感，または恥）
- (5) 重要な活動への関心または参加の著しい減退
- (6) 他者から離隔している，または疎遠になっている感覚
- (7) 陽性の情動を体験することが持続的にできないこと（例：幸福や満足，愛情を感じることができないこと）

E. 覚醒度と反応性の著しい変化

以下のいずれか2つ以上

- (1) 人や物に対する言語的または身体的な攻撃性で通常示される，（ほとんど挑発なしでの）易刺激性と激しい怒り
- (2) 無謀なまたは自己破壊的な行動
- (3) 過度の警戒心
- (4) 過剰な驚愕反応
- (5) 集中困難
- (6) 睡眠障害（例：入眠や睡眠維持の困難，または浅い眠り）

（日本精神神経学会・日本語版用語監修，高橋三郎，大野　裕・監訳：DSM-5-TR精神疾患の診断・統計マニュアル，pp291-292，医学書院，2023より作成）

きるよう，関係を築き，環境を整える．患者によって語られた体験をありのままに受け止め，患者の体験や感情の統合を促す．

・社会的疎外に対する援助：孤立無援感に対し，同じ体験をもつセルフヘルプグループや諸機関を紹介する．

・自己決定への援助：患者の自己コントロールの喪失感に対し，患者の意見を尊重し，患者が自己決定できるよう援助する．

7 身体症状症・病気不安症

DSM-5-TR における「身体症状症および関連症群」[1]には，主な障害として，以下に説明する身体症状症および病気不安症がある．

●身体症状症とは[1]

苦痛を伴う，または日常生活に意味のある混乱を引き起こす身体症状が 1 つ以上存在する．身体症状，またはそれに伴う健康への懸念に関連した過度な思考，感情，または行動で，以下のうち 1 つ以上によって顕在化する．

・自分の症状の深刻さについての不釣り合いかつ持続する思考
・健康または症状についての持続する強い不安
・これらの症状または健康への懸念に費やされる過度の時間と労力

さらに，症状のある状態が持続している（典型的には 6 カ月以上）ことで診断される．

●病気不安症とは[1]

以下の特徴があり，病気についてのとらわれが 6 カ月以上存在していることにより診断される．

・重い病気である，または病気にかかりつつあるというとらわれが存在する
・身体症状は存在しない，または存在してもごく軽度である
・健康に対する強い不安が存在し，かつ健康状態について容易に恐怖を感じる
・過度の健康関連行動を行う（例：病気の徴候が出ていないか繰り返し身体を調べ上げる），または不適切な回避を示す（例：受診予約や病院を避ける）

身体症状症，パニック症，全般不安症，身体醜形症，強迫症などのほかの精神疾患ではうまく説明できないことで鑑別される．

■身体症状症・病気不安症に共通する治療[3)]

・**身体症状に関する説明**：現在の身体医学からみた診断，今後の検査の必要性，考えられる症状の原因や治療などを説明する．

・**身体症状に関する与薬や処置**：実施する場合はその意義を正確に説明し，十分なインフォームドコンセントを得る．

・**環境調整**：生活環境と身体症状とのあいだに関連が見いだされるようであれば，その環境をできるだけ避けるか，または調整するように勧める．

・**薬物療法**：抗不安薬や抗うつ薬を用いる．

・**専門家間の紹介と連携**：専門家間で紹介や連携を行う．

■身体症状症・病気不安症に共通する看護のポイント[3～6)]

・**観察**：未発見の身体疾患の徴候や身体状態を観察する．

・**苦しみの共感**：心気症状形成の悪循環（「4-12 心気症状」参照）により，患者は自分の苦痛が理解されない場合，診療各科を受診し，必要以上の検査や投薬を受ける傾向がある．そのため，患者が現実に苦痛を感じていることを認め，周囲に理解されないつらさを傾聴して共感することが悪循環を断ち切る第一歩である．

・**身体症状への対応の統一**：医療者により異なる説明や，あいまいな身体症状への対応はその後の治療を難しくするため，チームで連携し，統一したかかわりができるよう調整する．

・**感情の言語的な表出を促す**：患者は自身の心理社会的な苦痛を自覚して言語化することができず，身体症状として表現していると考えられるため，感情の言語的な表出を促す．

・**環境調整の援助**：身体的な苦痛との関連が示唆される環境の調整について，実現可能で具体的な方法を共に検討する．

・**休息・気分転換の促進**：身体症状に注意が集中することにより，苦痛が増強されることがあるため，休息や気分転換を促す．

・**心理教育**：障害の理解や，薬剤の作用・副作用について，医師や薬剤師と連携して適切な教育を行う．

8 物質関連症群-1（薬物依存）

■物質関連症群とは

　物質関連症群には，10の異なる薬物（アルコール，カフェイン，大麻，幻覚薬，吸入剤，オピオイド，鎮静薬，睡眠薬，および抗不安薬，精神刺激薬，タバコ，ほかの物質）が含まれる．いずれも共通して脳の報酬系に作用し，過剰な摂取により正常な活動が無視されるかもしれないほど強烈な報酬系の活性化を生み出す．物質関連症群は，物質使用症群と物質誘発性症群（中毒，離脱，他の物質・医薬品誘発性精神疾患）に分類される．

・使用薬物による依存の特徴を**表1**に示す[1]．

■特徴的な症状

　DSM-5-TRにおける物質使用症群の診断基準は**表2**のとおりである[2]．

■治　療

・薬物依存症からの回復とは，「薬物依存症者自身が薬物使用によってもたらされた身体的，精神的，社会的問題に直面し，"底つき体験"により自覚して薬物摂取中心の生活習慣からの脱却を図り，薬物に頼らないでも自己表現ができ人間関係が取りもてるようになるまで人間的成長を遂げ，薬物のない生活習慣を

表1　使用薬物による依存の特徴

薬物	身体依存	精神依存	耐性
アルコール	＋＋	＋＋＋	＋
印度大麻型（マリファナなど）	－	＋＋	－
アンフェタミン型（覚醒剤など）	－	＋＋＋	＋＋(＋)
幻覚薬型（LSDなど）	－	＋	＋＋

（赤崎安昭・榎本貞保：精神作用物質による精神および行動の障害．精神医学，第3版，太田保之，上野武治 編，p61，医歯薬出版，2014より抜粋）

表2　DSM-5-TR における物質使用症群の診断基準のポイント

物質の問題となる使用様式で，臨床的に意味ある障害や苦痛が生じ，以下のうち少なくとも 2 つが 12 カ月以内に起こる
(1) 意図していたよりも大量で長期間の物質の使用
(2) 物質の減量や制限への持続的な欲求または努力の不成功
(3) 物質を得るための活動・使用・作用からの回復に多くの時間が費やされる
(4) 渇望（物質使用への強い欲求または衝動）
(5) 職場・学校・家庭における重要な役割の責任を果たすことができなくなる
(6) 社会的・対人的問題が起こっているにもかかわらず使用を続ける
(7) 重要な社会的・職業的・娯楽的活動を放棄または縮小する
(8) 身体的に危険な状態でも物質の使用を反復する
(9) 身体的・精神的問題が持続しているのに使用を続ける
(10) 耐性

（日本精神神経学会・日本語版用語監修，髙橋三郎，大野　裕・監訳：DSM-5-TR 精神疾患の診断・統計マニュアル．pp535-634，医学書院，2023 より作成）

身につけること」[3]である．

・治療は，薬物を中断し，精神症状が出現した場合には抗精神病薬や抗うつ薬などを用いる．個人精神療法，集団精神療法，作業療法などの心理社会的治療を行う．

■看護のポイント

治療経過に沿った看護のポイントを表3に示す[4]．

表3　治療経過に沿った看護のポイント

経過	看護のポイント
離脱期	・身体症状と精神症状を観察し，身体症状・精神症状・心気症状の鑑別をする． 　観察ポイント：睡眠，栄養状態，感染の有無，幻覚妄想状態の有無，意識状態，離脱症状，向精神薬の副作用など ・安全を確保する（全身状態の管理，自傷他害の防止）． ・治療・看護の枠組みをつくる（治療・看護契約を結ぶ，インフォームドコンセント・病棟オリエンテーションを行う，ミーティングにより治療・看護方針を統一する）．
渇望期	・薬物への渇望に対して関係を通してかかわる（尊重，怒り・威嚇・操作への一貫した対応，問題の共有）． ・断薬と治療継続に向けて教育的にかかわる（ストレス発散，体力づくり，薬物依存症と治療についての教育，断薬に向けた仲間づくり）．
断薬継続期	・退院準備（治療継続できる環境，家族支援）． ・スリップしたときの対処を伝える．
看護の姿勢	動機づけ，限界の見極め，失敗の経験をいかす

（平成11年度〜12年度科学研究費補助金研究成果報告書「薬物依存症患者に対する看護ケアモデルの開発（研究代表者：田中美恵子）」．p13）

9 物質関連症群-2（アルコール使用症）

■アルコール使用症とは

- アルコール使用症は，物質使用症群に分類される.
- 常用飲酒により生じた飲酒欲求を，自らコントロールできなくなることで，精神依存，身体依存，耐性から成り立つ.
- **アディクション**（嗜癖）という概念での物質依存の1つ.
- 患者は否認が強く，治療への抵抗が強い.
- 家族を巻き込み，大きな影響を与え，世代伝播しやすい.
- 女性は男性に比べて依存に至る期間が短く，妊娠中の飲酒により低体重児や胎児性アルコール症候群（FAS：fetal alcohol syndrome）の児の出生率が高くなる.

■特徴的な症状

- 精神依存：強い飲酒欲求があり，多量飲酒を繰り返す.
- 身体依存：アルコール摂取をやめると離脱症状が出現する.
- 耐性：常習飲酒によるアルコール効果が減弱し，飲酒量が増加する.
- アルコールによる身体障害：肝障害（脂肪肝，肝炎，肝硬変），慢性膵炎，多発性神経炎，大腿骨骨頭壊死など，全身に及ぶ.
- アルコール精神病：アルコール性認知症，幻覚症，嫉妬妄想，ウェルニッケ脳症，コルサコフ症候群.

■治 療

- **アルコール離脱症状と身体合併症の治療**：脱水や低栄養状態の改善，離脱症状（p89参照），肝障害などの身体合併症の治療.
- **アルコールリハビリテーションプログラム（ARP）**
- アルコール専門病棟では離脱期が過ぎると，依存症や酒害に関する患者教育集団精神療法，認知行動療法，作業療法を行う.
- 治療の原則は断酒であり，アルコールによる酩酊を必要としない生き方や生活習慣を身につけることが目標である.

・**自助グループへの導入**（セルフヘルプ）：断酒会や AA（p245～246 参照）への参加は断酒継続に有効で，入院中から参加して，退院後の継続的な参加習慣を身につける．

・**心理教育（家族教室）**（「7-9 心理教育」参照）

・家族は飲酒によって患者が引き起こした問題を肩代わりしてしまうことが多い．これを**イネイブリング**（enabling）といい，患者が自分の問題に直面化するのを妨げている．そのため，患者本人および家族の依存症に関する知識を高め，家族の問題を明らかにし，家族関係の回復を図る．

・**薬物療法**

・抗酒薬（シアナミド，ジスルフィラム）と飲酒欲求を減らす薬（アカンプロサート）がある．抗酒薬は体内のアルコール代謝を阻害して飲酒による不快反応を生じさせる薬で，アカンプロサートは脳内に作用して飲酒欲求を減らす薬である．服用は本人に任されるので，あくまで断酒を補助するものである．

・精神症状には抗精神病薬や抗不安薬が用いられる．

■看護のポイント

・**全身状態の観察とアルコール離脱症状への看護**（p89 参照）

・バイタルサイン，意識レベル，精神症状，身体症状，最終の飲酒時期や飲酒量を把握して全身管理を行う．

・患者自身の安全と事故防止に配慮する．

・患者とのかかわりを通して信頼関係をつくり，治療への動機づけを図る．

・**ARP 導入への援助**

・患者は病気に対して否認し，「治療は必要がない」という思いが強い．プログラムには看護師も対等な立場で参加し，断酒への決意を高めていく援助を行う．

・看護師は患者の感情表出を受けて，患者に対し陰性感情を抱きやすいので，逆転移が起きていないかに注意する．

・**家族への援助**（「8-20 精神障害者家族会」参照）

10 摂食症群（神経性やせ症/神経性過食症）

■摂食症群とは

食行動の重篤な障害を特徴とし，主に神経性やせ症および神経性過食症の2疾患がある[1]．

■特徴的な症状

・**神経性やせ症**：体重増加または肥満になることへの強い恐怖または体重増加を疎外する行動が持続すること，持続的にカロリー摂取を制限すること，体重および体形に関する自己認識が障害されることが必須の特徴である[2]．

・**神経性過食症**：反復するむちゃ食いのエピソードと，体重増加を防ぐための不適切な代償行動，自己評価が体形および体重による影響を過度に受けていることが基本的特徴である[3]．

■摂食症群の心理的背景[4]

・精神力動的な観点からは，摂食症群の患者は，対人関係上の葛藤を食べ物に置き換えていると理解される．なかでも，神経性無食欲症は，両親，特に母親の満足を満たそうとし，支配されてきた「よい子」であることが多いといわれる．そのため，自律の感覚を失っている患者は，自己の身体を思いどおりの形にコントロールすることで，自律の欲求を満たそうとしている．

・患者は，自律の感覚をもちえないことからくる低い自尊感情や，親に対する葛藤や怒りの心理を背負っていることが多い．

■治療

・基本的に，身体面，心理面の両面から行う．

・著しい体重減少により生命の危険がある場合には，入院治療が行われる．

・入院治療では，本人による食事・水分摂取が困難な場合，補液，経管栄養など状況に応じて栄養状態改善の治療が行われる．

・心理面では，身体への歪んだ認知や，過度に体重と関連づけら

れた自己評価の修正などを目的に，認知療法などの精神療法が行われる．

・抑うつ気分などに対し，補助的に薬物療法も行われる．

・必要に応じて，家族間関係の調整や家族療法が行われる．

■**看護のポイント**

①身体面のケア

・摂食症群では，栄養障害が最も深刻な問題である．低体重，低栄養状態と，これに伴う循環器，その他内臓機能の低下，また筋骨格系の異常の有無について，全身観察と検査データをもとにアセスメントする．下剤の乱用による副作用と，自己誘発嘔吐の繰り返しによる電解質異常にも注意が必要である．

・低栄養状態における栄養管理では，栄養を急激に摂取することで，水・電解質の分布異常を引き起こし，その結果心停止を含む重篤な合併症を起こすリフィーディング（Refeeding）症候群を起こさないよう，段階的な熱量投与に留意し，血中電解質，低血糖の観察を行うことが重要である．

②心理面のケア

・摂食症群の患者は，心理的な葛藤や不安に陥った場合，過食，嘔吐，むちゃなダイエットや過活動といった，食と体重のコントロールにまつわる不適切な対処行動をとる．看護においては，言語的に表現するなど，適切な形で自己の葛藤に向き合い，それを乗り越えられるような援助が必要である．

・過度に体型に関連づけられた自己評価や歪んだ身体像（ボディイメージ）に対しては，生育歴や両親との関係性を考慮し，ゆっくりと患者自身が適切な身体像を再獲得し，自尊心が向上するように援助する．

・患者の病状に家族内の病理が深く関連している場合には，家族内の葛藤や問題を改善するために，家族療法が行われる．患者が家族療法を受けている場合には，治療経過をよく理解し，患者の家族のなかでの思いに関心を向けつつ支援していくことが大切である．

11 パーソナリティ症群（ボーダーライン パーソナリティ症を中心に）

■パーソナリティ症群とは[1]

パーソナリティ特性とは，長期にわたって比較的一定している思考，知覚，反応，および対人関係のパターンのことである．

パーソナリティ症群は，これらの特性がきわめて顕著で，柔軟性に欠け，不適応的なものになるために，仕事および/または対人関係機能が障害される場合である．そうした社会的不適応は，パーソナリティ症群患者とその周囲の人に著しい苦痛を引き起こす可能性がある．

■パーソナリティ症群の種類

パーソナリティ症群は，DSM-5-TR においては，以下の 12 種類に分類されている[2]．

猜疑性パーソナリティ症	
シゾイドパーソナリティ症	
統合失調型パーソナリティ症	反社会性パーソナリティ症
ボーダーラインパーソナリティ症	演技性パーソナリティ症
自己愛性パーソナリティ症	回避性パーソナリティ症
依存性パーソナリティ症	強迫性パーソナリティ症
他の医学的状態によるパーソナリティ変化	
他の特定されるパーソナリティ症および特定不能のパーソナリティ症	

■ボーダーラインパーソナリティ症とは

対人関係，自己像，感情などの不安定性および著しい衝動性の広範な様式で，成人期早期までに始まり，種々の状況で明らかになる[2]．

●ボーダーラインパーソナリティ症の特徴（DSM-5-TR より抜粋）[3]

境界性パーソナリティ障害の特徴は，以下のうちの5つ（またはそれ以上）によって示される．

①現実に，または想像のなかで見捨てられることを避けようとするなりふりかまわない努力，②理想化とこき下ろしとの両極端を揺れ動くことによって特徴づけられる，不安定で激しい対人関係様式，③同一性の混乱：著明で持続的な自己像または自己意識，④自己を傷つける可能性のある衝動性で，少なくとも2つの領域にわたるもの（例：浪費，性行為，物質乱用，無謀な運転，過食），⑤自殺の行動，そぶり，脅し，または自傷行為の繰り返し，⑥顕著な気分反応性による感情の不安定性（例：通常は2～3時間持続し，2～3日以上持続することはまれな，エピソード的におこる強い不快気分，いらだたしさ，または不安），⑦慢性的な空虚感，⑧不適切で激しい怒り，または怒りの抑制の困難（例：しばしばかんしゃくをおこす，いつも怒っている，取っ組み合いの喧嘩を繰り返す），⑨一過性のストレス関連性の妄想様観念または重篤な解離症状.

●ボーダーラインパーソナリティ症の治療

・ボーダーラインパーソナリティ症の治療は，基本的に外来で行われる．

・治療は主に精神療法的介入であり，効果の認められているものとして，弁証法的行動療法（Dialectical behavioral therapy：DBT）とメンタライゼーションに基づく治療（Mentalization-based therapy：MBT）がある[4].

・DBT は，認知行動療法の原則の一部を，マインドフルネス（瞑想法のひとつ．判断することなく今この瞬間に注意を向け続ける実践技法）[5]および弁証法的思考をもとに構造化された精神療法である．ストレス耐性，感情調節，対人行動，マインドフルネスのスキルの向上に焦点をあてることにより，行動を変

え，ネガティブな感情や苦痛に耐える能力を高める.

・MBTは，個人の内省する能力やメンタライジング（自分と相手の言葉・行動の奥にある心理〈考え・感情・欲求・願望・信念〉を理解すること[6]）能力を高め，他者へ呼び起こす感情や自身が経験する感情を理解・認識できるようにし，対人関係における感情調節能力を高めることを目的とした，精神力動と愛着理論に基づく精神療法である.

■ **看護のポイント**

・ボーダーラインパーソナリティ症の患者は，「見捨てられ不安」によってリストカットなどの自傷行為や自殺企図など，衝動的に行動化*したり，感情のコントロールが苦手なため強い怒りを他者へ向けたりすることがある. また，無意識のうちに自分へ愛情や関心を向けさせようと対人操作を行い，周囲の人間関係を混乱させることもある.

・上記のような特徴をもつボーダーラインパーソナリティ症の患者への看護は，患者を取り巻く医療チームでのカンファレンスを定期的にもつことにより，患者の対人操作に巻き込まれないようにすること，患者が病院など治療の場のルールを逸脱しないよう行動の限界を設定し，それをチーム全員が共通認識したうえで一貫した安定的な姿勢で臨むことが重要である. このようなかかわりは，患者が安定した対人関係のもち方を身につけることを促進していく.

---

*無意識の衝動を言語化できず，行動によって表出してしまうこと.

12 自閉スペクトラム症

■自閉スペクトラム症

　幼児期の早期から，持続的・相互的な社会的コミュニケーションや対人的相互反応の障害，興味，活動の限定された反復的な行動様式が認められ，社会的・職業的機能に障害を引き起こしているものをいう．

　自閉スペクトラム症は，DSM-5-TR では神経発達症群に分類されており，発達障害者支援法（「8-14　発達障害者支援法」参照）における自閉症やアスペルガー症候群を含んでいる．

■特徴的な症状

　主な症状を表1に示す．

　これらの症状は，発達早期に存在していなければならない（しかし社会的要求が能力の限界を超えるまでは，症状が完全に明ら

表1　DSM-5-TR における自閉スペクトラム症

複数の状況で社会的コミュニケーションおよび対人的相互反応における持続的な以下の欠陥がある
・相互の対人的-情緒的関係
・対人的相互作用で非言語的コミュニケーション行動を用いること
・人間関係を発展させ，維持し，それを理解すること

行動，興味，または活動の限定された反復的な様式
・常同的または反復的な身体の運動，物の使用，または会話
・同一性への固執，習慣への頑ななこだわり，または言語的，非言語的な儀式的行動様式
・強度または対象において異常なほど，きわめて限定された執着する興味
・感覚刺激に対する過敏さまたは鈍感さ，または環境の感覚的側面に対する並外れた興味

（日本精神神経学会・日本語版用語監修，髙橋三郎，大野　裕・監訳：DSM-5-TR 精神疾患の診断・統計マニュアル，pp54-55，医学書院，2023 より作成）

かでない場合や隠されている場合もある）．また知的能力障害または全般的発達遅延の診断では説明がつかないという特徴をもつ．ただし，知的障害と自閉スペクトラム症は，しばしば同時に起こる．

■治　療

・自閉スペクトラム症は，ほかの精神障害に比べ，障害による困難がわかりにくい部分があるが，社会生活上の困難は小さくないため，適切な診断を受けることが，医療・保健・福祉サービスにつなげるために重要になる．

・幼児期，児童期では，自閉スペクトラム症の症状が主訴となっている場合が多いが，思春期以降，特に成人期からは，不安や抑うつを主訴に精神科外来を受診することが多く[1]，ほかの精神障害との鑑別が必要である．

・治療目標は，社会的に許容・支持される行動の促進，奇妙な行動の減少と言語的・非言語的コミュニケーションの向上である．

・薬物療法は，あくまで補助的治療であり，異常行動を標的として行われる対症療法である．

■看護のポイント

・患児の精神症状や行動の観察とともに，発達段階，年齢や精神症状を考慮して，食事・睡眠・排泄などセルフケア行動の観察・援助を行う．

・両親は，疾患の原因を自分たちの子育てにあるのではないかと自分たちを責めたり，自信を失っていたりする場合も多いので，家族への支持的なかかわりを行い，児に安心してかかわれるようにする．

・医療，福祉，教育などさまざまな職種が連携をとりながら，患児それぞれの個性を重視した支援を提供できるようにすることが重要である．

13　注意欠如・多動症

■注意欠如・多動症（ADHD：Attention-Deficit/Hyperactivity Disorder）とは

　社会的・学業的・職業的機能または発達を妨げるほどの不注意，多動性および衝動性を症状とする疾患である．

　就学前の主な症状は多動であるが，不注意は学童期でより明らかになる．青年期では，多動はあまりみられないが，そわそわする感じまたはじっとしていられない，我慢できないなどの症状がある場合がある．成人期には，不注意や落ち着きのなさとともに衝動性が問題として残る場合がある．

■症　状

　ADHDの症状を表1に示す．

　不注意，多動性および衝動性の症状のいくつかは，12歳になる前から存在し，2つ以上の状況（例，家庭，学校，職場など）で存在する．またその症状が社会，学業，職業機能を損ねており，ほかの精神障害の経過で生じるものではなく，また説明することができない．

■治　療

①**周囲の人々の理解を促す**：家族に障害の正しい知識を伝え，患児が自尊心を向上させ，自己評価を高められるようにかかわれるように支援する（家族が望ましい行動を増やし，望ましくない行動を減らすペアレントトレーニングなど）．学校の教師などにも，患児の理解や対応について情報提供し，周囲の人々の理解を促す．

②**薬物療法**：ADHDの症状そのものを改善する薬剤はないが，中枢神経刺激薬（メチルフェニデートなど）が，一時的に集中力を改善し，多動を減らすことに効果がある．また衝動性の亢進が著しい場合には，抗精神病薬などの薬剤も併用されるが，薬物療法は患者自身が衝動コントロールできるように手助けするものである．

表1　DSM-5-TR における ADHD の具体的な症状

	具体的な症状
不注意	次の症状のうち6つ以上（17歳以上では5つ以上），6カ月以上持続 ・学業や仕事などの活動中に，しばしば綿密に注意することができない，または不注意な間違いをする ・注意を持続することが困難である ・直接話しかけられても，聞いていないようにみえる ・指示に従えずに，学業や職場での義務をやり遂げられない ・課題や活動を順序立てることが難しい ・精神的努力の持続を必要とする課題（宿題や仕事の報告書）に取り組むことを避ける，嫌う，またはいやいや行う ・課題や活動に必要なものを失くす ・外的な刺激で，すぐ気が散ってしまう ・日々の活動で忘れっぽい
多動性および衝動性	次の症状のうち6つ以上（17歳以上では5つ以上），6カ月以上持続 ・手足をそわそわ動かしたりトントン叩いたりする，またはもじもじする ・着席が必要な場面で，席を離れる ・不適切な状況で，走り回ったり，高いところへ登ったりする ・静かに遊ぶことができない ・じっとしていられない，またはエンジンで動かされているように行動する ・しゃべりすぎる ・質問が終わる前に答え始めてしまう ・自分の順番を待つことが困難である ・会話やゲームなどで他人を妨害し，邪魔する

（日本精神神経学会・日本語版用語監修，髙橋三郎，大野　裕・監訳：DSM-5-TR 精神疾患の診断・統計マニュアル．pp66-67，医学書院，2023 より作成）

●看護のポイント

・患者は，周囲からの叱責や失敗により，自己評価が低下している場合が多いので，短所を修正するよりは，長所を伸ばす方向でかかわり，低下した自己評価が高まるように援助する．

・患児は，落ち着きがなく，看護師の指示に従えないことも多い．しかし安易に注意すると興奮しやすいので，細かな行動にとらわれず，危険な行動をとるときに，きちんと声をかけてやめさせるようにする．

・言葉の理解が不足しているので，注意をする際には，わかりやすく，短く，はっきりと伝える．

・周囲からの肯定的な評価は，衝動性の改善に役立つので，患者ができたことには，肯定的なフィードバックをしてほめる．

・衝動性が高まっている場合には，一度に多くの情報を処理できないので，静かで刺激の少ない所で一緒に過ごせるように環境を調整する．

・患児本人が安定できるように看護師は親への支持的なサポートを行い，障害の正しい理解を促す．

・医療，福祉，教育などさまざまな職種が連携をとりながら，患者への援助を行う．

14 認知症

■認知症 (major neurocognitive disorder) とは

認知症とは，いったん正常に発達した認知機能や精神機能が後天的な脳の障害により低下し，日常生活に支障をきたす状態である.

認知症の原因として多い疾患は，アルツハイマー病，レビー小体型認知症，血管性認知症，前頭側頭葉変性症である. また，医学的には 65 歳未満の認知症発症者を若年性認知症という.

■認知症の診断基準

認知症の DSM-5-TR における診断基準は表 1 のように 4 項目となっている. 従来，記憶障害は必須症状であったが，認知領域の 1 つに位置づけられている. 一方，日常生活に障害がない程度の認知機能低下がある場合は，軽度認知障害 (MCI : mild cognitive impairment) となる.

認知症のスクリーニング検査として，ミニメンタルステート検査 (MMSE : Mini-Mental State Examination)，改訂長谷川式簡易知能評価スケール (HDS-R : Hasegawa Dementia Scale-Revised) が広く知られている. 神経画像検査として，神経構造

表 1　DSM-5-TR における認知症の診断基準

A	1 つ以上の認知領域 (複雑性注意，実行機能，学習および記憶，言語，知覚-運動，社会的認知) において，以前の行為水準から有意な認知の低下がある
B	毎日の活動において，認知欠損が自立を阻害する
C	その認知欠損は，せん妄の状況でのみ起こるものではない
D	その認知欠損は，ほかの精神疾患によってうまく説明されない

＊A～D の 4 つの内容に当てはまる場合，認知症と診断
(日本精神神経学会・日本語版用語監修，髙橋三郎，大野　裕・監訳：DSM-5-TR 精神疾患の診断・統計マニュアル，p.660，医学書院，2023 より作成)

画像である頭部 CT や脳 MRI，および神経機能画像である SPECT，PET が診断に際して有用性が高い．

■特徴的な症状

認知症の症状は，中核症状と行動・心理症状（BPSD：Behavioral Psychological Symptoms of Dementia）の 2 つのグループに分けられる．

中核症状は，全般性注意，遂行機能，記憶，言語，計算，視空間認知，行為，社会的認知などの認知機能の障害である．

BPSD は，周辺症状とも呼ばれ，認知機能障害を基盤に身体的要因，環境的要因，心理的要因などの影響を受けて出現する．行動面の症状として焦燥性興奮，攻撃性，脱抑制などがあり，心理症状として不安，うつ，幻覚，妄想などがある．

■治療

認知症の治療は認知機能の改善と QOL 向上を目的として，薬物療法と非薬物療法を組み合わせて行う．

中核症状に対する薬物療法では，アルツハイマー病型認知症には，コリンエステラーゼ阻害薬，NMDA 受容体拮抗薬が，レビー小体型認知症には，コリンエステラーゼ阻害薬が保険適用となっている．BPSD に対する薬物療法には，認知症治療薬，抗精神病薬，漢方薬，気分安定薬，抗うつ薬，抗不安薬，睡眠薬などが用いられる．原則としては，薬物療法よりも非薬物療法を優先的に行い，原因となる身体状態・服薬・ケア・生活環境を評価し，BPSD を減少させる十分な努力をすることが必要である．抗精神病薬を使用する際は，過鎮静，低血圧，転倒，嚥下障害，便秘，悪性症候群などの有害事象に注意が必要である．

認知症者への非薬物療法には，認知機能訓練，認知刺激，認知リハビリテーション，運動療法，音楽療法，回想法などがある．

■看護のポイント

①健康管理：認知症が進むと，体調を正確に伝えることが難しくなる．バイタルサイン，表情，活気，食欲，水分摂取状況，排泄

状況を注意深く観察し，体調の変化を把握する．

②**保持されている力を活かす看護の工夫**：認知症の症状は接し方や環境により大きく影響を受ける．保持されている力を活かし，日常生活を送れるように支援する．かかわり方によって症状が落ち着くことがあるため，ケアが治療的な効果をもたらすといえる．

③**その人に合わせたケアの探求**：認知症者の行動や状態を，疾患，性格傾向，生活歴，健康状態，心理・社会的背景など多様な面からとらえて，それまでの生き方や生活を理解し，その人に合ったかかわり方を探求する．室内の環境などを整える際は，認知症者の視点で整える．

④**人として尊重する姿勢**：認知機能が低下しても感情やプライドは保たれているので，1人の人として尊重する．本人の体験世界は否定せずに感情を共有し，その人の視点や立場に立って理解し，安心して生活できるようケアする．

⑤**家族への支援**：介護をしている家族は身体的・精神的負担を抱え，認知症者への対応に困難を感じることがある．これらの負担を軽減するには認知症者を理解することが必要であるため，家族心理教育などの支援をする．

　また，デイケア，地域包括支援センター，介護保険制度，家族会などの社会資源を必要に応じて利用できるよう，多職種とも連携して情報提供することも有効である．

15 てんかん

■てんかんとは

てんかんは，てんかん発作を反復して生じる慢性疾患である．大部分のてんかん発作は，大脳皮質を起源としている[1]．

てんかん重積症とは，発作が続いているか，意識が回復することなく発作を繰り返す難治性の状態を指す[2]．

①原　因

・てんかんの発症率，有病率は，ともにほかの年齢層と比較して高齢層が最も高い[1]．

・病因が明らかなものでは，脳血管障害が最も多く，次いで神経変性疾患（アルツハイマー病などを含む），頭部外傷，脳腫瘍が多く，一定の割合で原因が特定できないものもある[1]．

②てんかん発作の国際分類

・てんかん発作は，国際てんかん連盟の 2017 年てんかん発作型分類により，焦点起始発作，全般起始発作，起始不明発作に分類される[1]（図 1）．

■診断と治療

・発作，病因の診断，誘発因子の同定があり，病歴の聴取，身体診察，脳波検査，臨床検査を組み合わせて行う．

・脳波検査では，異常な電気活動の存在から発作焦点の局在を検出する．電極を頭骨の外側に置く頭蓋外記録と，内側に置く頭蓋内記録の記録方法があり，後者は外科治療の適応を決める際に行われる[3]．

・一般脳波検査が最も一般的に行われるが，発作時に脳波を偶然とることは困難であり，現在ではビデオを併用した長時間集中監視法によるテレメトリー脳波検査を実施することもある[2]．

・治療の目的は，発作を抑制し，患者の生活の質を改善することにあり，抗てんかん薬による薬物療法が基本で，これが無効な場

合には，外科治療の対象となる[3]．

・投薬によって発作が抑制されないとき，薬物の血中濃度の測定
が適応となる．

■看護のポイント

・入院時は，既往歴と現病歴，発作パターン，内服薬を聴取する．

・発作時は，いつ，どのような状況で起こったか，発作の始まり
の状態，発作の進行状況，発作後の様子などをとらえ記録する[3]．

・全般発作の場合は，安全な場所に寝かせ，顔を横に向かせて誤
嚥防止を図りながら，下顎挙上し気道確保を行い，頭を床に強打
しないよう保護する．

焦点起始発作 Focal Onset	全般起始発作 Generalized Onset	起始不明発作 Unknown Onset
意識保持焦点発作 Aware / 意識減損焦点発作 Impaired Awareness	全般運動発作 Motor 　全般強直間代発作 　Tonic-clonic 　その他の起始不明運動発作 　Other motor 全般非運動発作（欠神発作） Non-motor（Absence）	起始不明運動発作 Motor 　起始不明強直間代発作 　Tonic-clonic 　その他の起始不明運動発作 　Other motor 起始不明非運動発作 Non-motor
焦点運動起始発作 Motor Onset 焦点非運動起始発作 Non-motor Onset		
焦点起始両側強直間代発作 focal to bilateral tonic-clonic		分類不能発作 Unclassified

図　ILAE2017 年てんかん発作型分類 基本版

（Fisher RS, et al.：Operational classification of seizure types by the International League Against Epilepsy：Position Paper of the ILAE Commission for Classification and Terminology．Epilepsia，58：522-530．より）

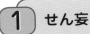

1 せん妄

■せん妄とは

　せん妄とは，急性に発症する一過性の器質性の症候群であり，表1に示すような共通の特徴と，病因による種類がある.

表1　せん妄の特徴と種類

共通の特徴	・環境の認識の減少が伴った注意の障害（注意の方向づけ，集中，維持，転換する能力の低下） ・その障害は短期間のあいだに出現し（通常数時間〜数日），もととなる注意および意識水準からの変化を示し，1日の経過中で重症度が変動する傾向がある ・認知の障害を伴う（記憶欠損・失見当識・言語・視空間認知・知覚）
病因による種類	**①物質中毒せん妄**（以下に関連する物質を示す） ・アルコール・アンフェタミンと関連物質・大麻・コカイン・幻覚剤など **②物質離脱せん妄**（以下に関連する物質を示す） ・アルコール・鎮静薬・催眠薬・抗不安薬・ほかのまたは不明の物質 **③医薬品誘発性せん妄**（医薬品の副作用から起こる） **④他の医学的状態によるせん妄**（以下に関連する疾患を示す） ・中枢神経系疾患（頭部外傷，てんかん発作前後，脳卒中，感染症など） ・代謝性疾患（腎・肝疾患，電解質の不均衡，貧血，低酸素症，低血糖など） ・心肺疾患（心筋梗塞・うっ血性心不全，心不整脈，ショック，呼吸不全など） **⑤複数の病因によるせん妄** ・病歴，身体診察，臨床検査所見から，そのせん妄には2つ以上の病因があるという証拠がある

（日本精神神経学会・日本語版用語監修，髙橋三郎，大野　裕・監訳：DSM-5-TR精神疾患の診断・統計マニュアル．pp653-655，医学書院，2023 より作成）

表2　せん妄と認知症の特徴[3,4]

	せん妄	認知症
発症	急性（数時間〜数日，夜に多い）	緩慢（数カ月〜数年）
症状変動	日内変動がある	起伏は少ない
記憶障害	即時・短期記憶	短期と長期記憶
思考内容	豊かで，まとまりが障害される	貧弱，不毛な思考
脳波	異常（広汎性除波化）	正常，軽度の徐波化

表3　せん妄と抑うつの特徴[2,3]

	せん妄	抑うつ
抑うつ感 気力の低下 希死念慮	なし	あり
障害の程度	注意力障害，記銘力障害，見当識障害あり	軽度

●他の疾患との鑑別

　せん妄は，ほかの神経認知障害や，昏睡のような覚醒水準の著しい低下という状況下で起こるものではなく，表1の病因に示すような生理学的結果により引き起こされたという証拠があることにより診断される．特に認知症や抑うつとの鑑別が困難であるが，治療や看護が異なるため，鑑別のための知識が必要である（表2，3）．

●治　療
・直接原因の診断と治療
・誘発因子への対処
・患者と家族に対する情緒的および認知的な支持療法
・向精神薬による対症療法

●観察ポイントと看護

　せん妄の観察ポイントとそれぞれの観察ポイントに対応した看護を表4に示す．

表4 せん妄の観察ポイントと看護

観察ポイント	看護
(1) 初期症状の観察 落着きのなさ，不安，刺激に過敏，注意力散漫，睡眠障害	**(1) 安全の確保** 精神症状と原因をアセスメントし，行動制限も含めて対応を検討する
(2) 症状の経過の観察 表2，表3のせん妄の特徴	**(2) 経過からアセスメントをする** （認知症，抑うつ状態との鑑別）
(3) 誘発因子の観察 ①器質因（表1，病因による種類） ②素因（高齢，脳の障害，慢性脳疾患） ③促進因 ・心理社会的ストレス ・睡眠障害 ・感覚遮断または感覚過剰 ・強制的な安静臥床（不動化）	**(3) 促進因の改善および軽減** ①適度な刺激の環境を整える （音，明暗，人的環境） ②昼夜のリズムが明瞭な環境を調整 ③不安の傾聴と感情的サポート 認知障害に応じたコミュニケーションをとり，平易な言葉で説明する ④現実への適応の援助 状況認識が再建できるよう，日常生活援助のなかに人物・時間・場所の認識ができるような工夫をする ④低下しているセルフケアの援助
(4) 家族の不安，状況の観察 ①せん妄の理解度 ②不安の度合い，患者へのかかわり方の適否	**(4) 家族への援助** ①家族の不安の傾聴 ②せん妄と患者の状態についてわかりやすく説明する
(5) 薬物療法の副作用と効果の観察：治療後の患者の状態の変化を把握する	

2 不安状態

■不安とは
・**不安（anxiety）**＊：漠然とした未分化な怖れの感情．恐怖（fear）がはっきりした外的対象に対するものであるのに対し，不安は内的矛盾から発するものである[1]．

・不安は誰もが経験する普遍的な体験であり，注意力と能力を増すことで，成長や建設的なエネルギーを生み出すものでもある[2]．

・Peplau による不安の程度の分類を表 1 に示す[3]．

■関連する疾患
・不安症
・統合失調症
・気分症
・脳器質性障害　　など

■観察ポイント
・不安は，生理学的側面と認知・行動面から観察できる[4]．不安

表 1　Peplau による不安の程度の分類

軽度	知覚野が広がり，よく観察し関係をみてとれる．不安を認識し，それがなんであるか容易に言うことができる．
中等度	知覚野が狭まり，選択的不注意が起こる．見る，聞く，把握する能力は低下する．指示されれば気づくことができる．
重度	知覚野は大幅に縮小し，解離の傾向が起こる．見る，聞く，把握する能力がずっと低下し，観察が不十分なため推論にゆがみを生じることもある．
パニック（恐怖，恐慌）	不安の極致である．知覚野は細かいことに限定され，混乱する．自分自身の安全を保つことができなくなる．

（O'Toole AW, Welt SR 著，池田明子・他 訳：ペプロウ看護論—看護実践における対人関係理論．p244，医学書院，2006）

の程度，不安の出現状況，不安に対する患者の対処行動，不安によって生じるセルフケアへの影響などを観察する．

- **生理学的側面**：血圧の上昇，脈拍・呼吸数の増加，発汗，顔面紅潮，口渇，ふるえ，頻尿，めまい，嘔気，下痢，不眠など．
- **認知・行動面**：注意力，落ち着きのなさ，焦燥感，活動性の亢進，知覚の狭窄，行動の一貫性，危険な行為など．

■看護のポイント[2,4)]

・不安は，対人関係を通じて伝わるため，看護師は自分自身の感情を認識し，落ち着いた穏やかな態度で接する．

・患者と一緒に過ごして不安の沈静を図る・安心感を与える，支持的に接するなどの関わりを通じて，患者の問題を一緒に解決するための関係づくりをする．

・治療の場が安全であり，医療者は力になることを伝える．

・極度の不安にある患者を1人にしない．危険な行動をしないよう観察する．

・不安が強いときに患者に選択させたり，問題に直面化させたりすることをしない．伝えることは，短く，簡潔に伝える．

・不合理にみえる不安軽減行動（強迫行為・儀式的行動など）については，安全であれば見守り，保証する．

・不安に対しても薬物療法が有効であることを伝え，不安時の頓用薬の指示があれば，与薬を適切に行う．

・患者が不安や緊張から解放されるケアとして，入浴を促したり，マッサージ，軽い運動，レクリエーション活動などを一緒に行ったり，楽しんだりする時間をつくる．

・不安を静める方法について患者と話し合い，リラクセーション技法を患者が用いることができるよう援助する．

・患者が落ち着いているときに，何が不安を引き起こす要因となっているのかを話し合い，感情を言葉で表現したり，事前に解決策を他者と話し合えたりするよう支援する．

3 興奮状態

■興奮状態とは

・**興奮（excitement）**：急激に気持ちが高ぶり，抑えられなくなることをいう．精神医学では，興奮状態は精神運動興奮とも呼び，激しい統制できない運動が過剰に現れる状態をいう[1]．

■関連する疾患

・**気分症（躁状態性興奮）**：爽快な気分となり，休みなくしゃべり通し（多弁），動き回る（多動）．まとまりに欠け，次々といろいろなことに手を出す．

・**統合失調症（緊張病性興奮）**：興奮と昏迷が交代して現れることもあり，幻覚・妄想体験を伴うことも多く，意味不明，奇異な行動が唐突に出現する．

・**その他**：器質性精神障害，物質関連症群など．

■観察ポイント

・興奮は，生理学的側面と認知・行動面から観察できる．

興奮の程度，興奮状態となる状況，興奮によって生じるセルフケアへの影響，自傷他害の恐れ．

・**生理学的側面**：脈や呼吸の増加，顔面紅潮，発汗，筋緊張の高まりなど．

・**認知・行動面**：落ち着きのなさ，大きな声，いらいら，怒りの表出，手のひらをにぎる，刺激への反応の過敏さ，攻撃性の増加，幻覚や妄想など．

■看護のポイント

・興奮が強い場合には，自傷他害が生じないよう，周囲の安全を図り，個室を利用するなど対人刺激の調整をする．

・看護師は興奮を助長しないように，落ち着いた穏やかな態度で接し，必要なことは簡潔，明瞭に伝える．

・興奮が高じて暴力行為が生じる場合も想定し，患者と一定の距

離を保ち，複数で対応できる環境を整えるなど，安全に配慮する．

・興奮が幻覚・妄想状態，躁状態など精神疾患の症状によって生じている場合には，症状コントロールのための薬物療法が効果的に行われるよう観察・アセスメントをする．興奮時の頓用薬が処方されている場合には適切に与薬する．

・患者にも薬が興奮を抑えるのに役立つことを説明し，患者が自分の感情をコントロールするための方法として用いることができるようにする．

・躁状態の患者では，安全であればある程度エネルギーが発散できるよう見守る．

・興奮は，病気の症状として生じるだけでなく，感情表現の1つとして生じることがある[2]．言語的な表現が苦手であったり，衝動性のコントロールが難しかったりする患者では，不満や怒りなどを興奮として表すことがある．一見突然のように思われる興奮でも患者なりの理由があることが多い．患者が落ち着いてから，興奮した理由や興奮するときにどのようにしたらよいかについて話し合う．

・感情表現の1つとして興奮してしまう場合には，その感情を処理する適切な方法について一緒に考える（歩いて気分転換を図る，紙を破るなど）．また気持ちや感情を言語的に表現することを支持し，具体的に自分自身の怒りや不満をどのように他の人に伝えたらよいかについて学習できるよう支援する．グループでの学習には，SSTが役立つ（「7-10 SST」参照）．

・興奮しやすい状態が続く場合には，心身のエネルギーを消耗するので，水分やエネルギー補給とともに，休息をとることができるよう，環境調整したり，声をかけたりする．

4　幻覚・妄想状態

■幻覚・妄想状態とは

・幻覚（hallucination）：対象なき知覚のことであり，幻視，幻聴，幻嗅，幻味，幻触，体感幻覚など，さまざまな知覚における幻覚がある．

・妄想（delusion）：非現実的な事実を確信することであり，訂正ができない状態をいう．誇大妄想，被害妄想，恋愛妄想，宗教妄想，血統妄想などがある．

■関連する疾患

・統合失調症
・気分症
・器質性精神障害
・物質関連症群（アルコール依存，薬物依存など）

■観察ポイント

　幻覚・妄想の内容，幻覚・妄想についての確信の程度，不安や恐れ，幻覚・妄想に影響されているセルフケア行動，自傷他害行為，服薬状況など

■看護のポイント

・幻覚・妄想の確信の程度は，確信が強くまったく訂正不可能な段階から，幻覚・妄想と現実との違いをある程度理解して幻覚や妄想を他人に隠したりできる段階，幻覚や妄想を病気の症状だと理解したり，それに振り回されずに生活できたりする段階までさまざまである．幻覚・妄想の内容について特に確信が強い場合には，それを否定したり，肯定したりしないことが原則的な対応である．

・患者には誠実，正直に対応し，曖昧な言葉やごまかしを避け，できない約束をしない[1]．

・幻覚・妄想に基づいて行動してしまい，特に自傷他害の恐れが

ある場合には，入院治療や行動制限が行われることがある．

・患者が知覚し体験していることを知ることで，そのことによる辛さや困っていることを理解し，解決する方法をともに模索するような支援をする．不安が強いときには患者が安心できるよう，そばにいる，いつでも相談にのるといった対応をする．

・妄想は心理的防衛の１つと考えられる[1]．妄想自体は訂正できるものではないが，妄想を生み出す要因となっている，患者の不安や心配を理解することはできる．それらを理解することで，患者を安心させ，妄想を悪化させずにすむかかわりが見つかることも多い．

・幻覚や妄想に振り回されて日常生活が送れなくなる，幻覚や妄想の内容によってある日常生活行動がとれない（被毒妄想，関係妄想など）などによって生じているセルフケア不足を援助する．

・薬物療法（抗精神病薬）によって，幻覚や妄想によるつらさや障害が軽減することを体験できるよう，服薬への援助をする．

・患者が自尊感情を高め，現実的な生活を送ることができるよう，患者とともに行動するなかで患者のよいところを認めたり，できている部分を維持できたりするよう支援する．

・慢性化した幻覚や妄想に対しては，患者自身がそれを軽減できるような症状コントロールの方法について話し合う．特に患者自身が症状を軽減させるために用いている方法について聴き，効果的な対処を支持したり，同じ悩みを抱える者同士が情報交換し，支え合える場をつくったりすることも有効である．

5 無為・自閉状態

■無為・自閉状態とは

・**無為（abulia）**：周囲への感情的反応や関心が乏しくなり，日常生活のさまざまな側面に無関心となり，周囲へ積極的に働きかける構えを失った状態をいう[1].

・**自閉（autism）**：内的生活の現実からの離脱であり，現実や外界と接触を喪失した状態である[1].

■関連する疾患

・統合失調症（陰性症状，昏迷）
・気分症（重度のうつ状態）
・器質性精神障害（認知症）　など

■観察ポイント

意欲や関心の低下，自発性の欠如，気力のなさ，表情の乏しさ，感情の欠乏，活動の減少，対人交流の低下，低い自己価値，セルフケアレベルの低下など.

■看護のポイント

①1対1での看護師と患者の関係づくり

自閉は，不安を軽減し，自分自身を守るために行っていることの1つと考えられている[2]. その空間や時間を保証する. 無理に活動や対人交流を強いることは，患者の不安や恐れを増し，かかわりを拒絶したり，病状を悪化させたりすることにもなる. 特にかかわりの初期には，看護師との関係が安心で安全なものとして体験できるように支援することが重要である.

②患者が受け入れることができる対人交流・活動を取り入れる

・患者が受け入れることができる対人交流・活動がどのようなものかをかかわりを通じて査定し，患者のペースを尊重しながら，無理のない段階を踏んで取り入れていく.

・患者と1対1でかかわる方法としては，ベッドサイドで一緒の

時間を過ごすこと，患者が負担にならない会話をすること，患者の関心や興味のあることを話題にすること，患者の気持ちや思いが話せるようにYes/Noではない答えができるような問いかけをすること，一緒に歩くこと，何か活動に一緒に参加してみること，などがある．

・看護師との1対1でのかかわりや，ベッドから離れての活動がある程度できるようになったら，看護師との関係を基盤にしてほかの患者を含めた対人交流や活動を取り入れ，いずれは患者が自分自身で人と交流したり活動できたりするように援助する．

・いずれの方法も，時間を決めて継続的に行い，短時間から試みるなど患者が負担なくできるようにする．

③無為・自閉によって生じるセルフケア不足への援助

・無為・自閉によって，食事の偏り，服薬の不規則，便秘，清潔レベルの低下，活動の低下，対人交流の低下，などが生じる．上記の無為・自閉に対する援助と並行して，健康レベルを低下させないように支援する．

・特に運動不足に伴う身体機能の低下が生じるため，褥瘡や尖足，神経麻痺などを予防し，できる範囲で座位や歩行を取り入れるなど，身体合併症の予防をする．

・統合失調症の長期入院患者にみられる無為は，陰性症状によるものだけでなく，ホスピタリズムの弊害によって生じている可能性もある．自分自身の生活について希望をもって考えられるよう支援していく必要がある．

④看護師自身の感情に気づくこと

患者が働きかけに反応しなかったり拒否を示したりするときには，怒りや無力感を感じることもある．ケースカンファレンスなどの場を活用して自分自身の感情に気づくことで，患者に関心と配慮を示し，根気のよいかかわりをもち続けることが重要である[2]．

6 抑うつ状態

■抑うつ状態とは

気分が沈んで憂うつとなり，意欲・集中力・判断力が低下し，将来に対して悲観的な考えをもった状態で，躁状態の対極に位置づけられる．

■抑うつ状態に関連する疾患

・抑うつ症，双極症（うつエピソード）などの主な症状．また統合失調症，適応反応症，パーソナリティ症などの精神障害に現れることもある．

・心疾患，肝疾患，呼吸器疾患，甲状腺機能低下症や電解質異常などの身体疾患（「6-8 身体疾患と精神症状」参照），物質関連症群，器質性精神障害（脳血管疾患など）などによっても抑うつ状態が起こることがある．

■抑うつ状態の観察ポイント

気分，思考，意欲・行為，身体の各側面について観察を行う．

気分が沈むなどの症状に限らず，頭痛や腹痛を訴える身体的愁訴や，頻回なナースコールに現れる不安などの症状の観察から，抑うつ状態をアセスメントする必要がある．抑うつ状態の看護については，「3-2 抑うつ症」参照．

表1 抑うつ状態の観察のポイント

気分	自尊心の低下，抑うつ気分，喜怒哀楽の感情がうすらぐ，悲哀感，ときに焦燥感など．
思考	思考制止，思考途絶，罪業・心気・貧困妄想などの微小的な考え，将来に対する悲観的思考など．
意欲・行為	意欲・集中力・注意力の低下，昏迷，希死念慮，自殺企図，日内変動など．
身体症状	睡眠障害（入眠障害，中途覚醒，早朝覚醒），食欲低下，体重減少，性欲低下，頭痛，生理不順，心悸亢進など．身体面は「6-7 うつ病でみられる身体症状」参照

7 躁状態

■躁状態とは

　高揚した気分，意欲の亢進，思考促進，観念奔逸を主症状とする状態で，抑うつ状態の対極に位置づけられる．

　ほかに，自尊心の誇大，多弁，多動，睡眠欲求の減少，注意散漫などの症状がある．

■躁状態に関連する疾患

・双極症（躁状態）の主な症状．

・代謝障害（透析，手術後など），感染症（インフルエンザ脳炎など），脳腫瘍，内分泌疾患などの身体疾患や薬物誘発性精神病（ステロイドなど），物質関連症群（薬物依存症，アルコール依存症など），統合失調症などの精神疾患にも現れることがある．

■躁状態の観察のポイント

　躁状態の観察ポイントを表1に示す．躁状態の看護については，「3-3 双極症」参照．

表1　躁状態の観察のポイント

気分	爽快気分，多幸感，易刺激性，易怒性，過大な自己評価など．
思考	いくつもの考えが，競い合っているというような主観的体験，まとまりがない話（観念奔逸），誇大的な話など．
意欲・行為	多弁・多動，意欲の亢進，精神運動興奮，抑制の欠如，乱費（過度の買い物），注意散漫など．
身体症状	睡眠障害（短時間の睡眠，早朝覚醒），食欲亢進，体重減少，性欲亢進（ときに性的逸脱行為），便秘や下痢などの消化器症状など．

8 拒否・拒絶

■拒否・拒絶とは

　一般的に，拒否とは「要求や提案を聞き入れないで断ること」，拒絶とは「相手の頼みや要求を拒むこと」という意味で用いられる．精神科医療や看護の場面では，患者の病状や患者の置かれた状況によって，医療や看護を拒否したり，拒絶したりする場面は少なくない．このような場面に医療者が直面すると，気持ちの伝わらないことへのジレンマを感じたり，ひいては自分の存在を傷つけられたような感覚に陥ったりすることもある．

■拒否や拒絶の種類

　精神科医療や看護の場面では，対人接触，食事，治療（投薬を含む）の拒否や拒絶に遭遇しやすい．

①接触の拒否・拒絶

　対人接触そのものを拒否したり，拒絶したりすることをいう．精神症状が強く，不安が高まっている患者は，医療者でさえも自分を攻撃する人物（「あいつは俺を陥れるやつに違いない」「あいつはスパイだ」など）として認識する場合がある．

②拒食

　人間が生命を維持するために必要な食事や水分の摂取を拒むことをいう．飲食物に毒が混じっているという精神症状（被毒妄想）に左右されているだけではなく，意に反して入院させられた（強制入院）ことに対する抵抗として現れる場合もある．

③治療の拒否・拒絶（拒薬）

　患者が，自分は病気ではなく治療の必要がない，もしくは病気であってもこの治療は必要ではないと，提案された治療やケアを拒むことをいう．患者は病識がないために拒否していることもあるが，患者自身がそれまでの治療体験（「これを服用すると身体が重くなる」「副作用が出てつらかった」など）から提案されている

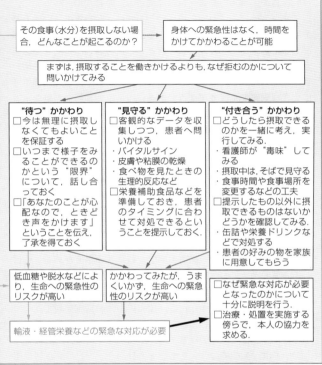

その食事（水分）を摂取しない場合，どんなことが起こるのか？

身体への緊急性はなく，時間をかけてかかわることが可能

まずは，摂取することを働きかけるよりも，なぜ拒むのかについて問いかけてみる

"待つ" かかわり
□ 今は無理に摂取しなくてもよいことを保証する
□ いつまで様子をみることができるのかという"限界"について，話し合っておく
□「あなたのことが心配なので，ときどき声をかけます」ということを伝え，了承を得ておく

"見守る" かかわり
□ 客観的なデータを収集しつつ，患者へ問いかける
・バイタルサイン
・皮膚や粘膜の乾燥
・食べ物を見たときの生理的反応など
□ 栄養補助食品などを準備しておき，患者のタイミングに合わせて対処できるということを提示しておく．

"付き合う" かかわり
□ どうしたら摂取できるのかを一緒に考え，実行してみる．
・看護師が"毒味"してみる
・摂取中は，そばで見守る
・食事時間や食事場所を変更するなどの工夫
□ 提示したもの以外に摂取できるものはないかどうかを確認してみる．
・缶詰や栄養ドリンクなどで対処する
・患者の好みの物を家族に用意してもらう

低血糖や脱水などにより，生命への緊急性のリスクが高い

かかわってみたが，うまくいかず，生命への緊急性のリスクが高い

□ なぜ緊急な対応が必要となったのかについて十分に説明を行う．
□ 治療・処置を実施する傍らで，本人の協力を求める．

輸液・経管栄養などの緊急な対応が必要

図1　幻覚・妄想により食事（水分）を拒否している場合の介入例

治療を受け入れられない場合もある.

●拒否や拒絶を示す患者へのかかわり（図1）

患者が治療やケアに対して拒否や拒絶を示す場合，まず医療者はその治療やケアの緊急性を判断しなければならない．例えば，高度の脱水状態を呈しており，ただちに点滴により補正を行わな

ければ生命の維持に影響を及ぼす場合は，患者が拒否していたと
しても，実施しなければならない．しかし，緊急性のない処方薬
の服用を拒否している場合は，主治医とも十分に協議のうえ，強
制治療に踏み切る必要があるのかどうかを吟味し，検討する必要
がある．いわゆる「飲むか・飲まないか」のやりとりは，治療・
援助関係の構築の妨げになるばかりか，患者のその後の療養生活
に大きな影響を及ぼす可能性がある．以下に，拒否や拒絶を示す
患者へのかかわりのポイントをあげる．

①拒否・拒絶している対象は何か，医療者の接近は受け入れられる
　かを確認する．

②医療者の接近を拒む場合，患者の脅威にならないように共に時
　間を過ごすことのできるところから始めてみる．接近できる人
　物を少しずつ増やしていくことも有効である．

③医療者の接近を拒まない場合は，拒否・拒絶の対象（処方薬）
　についてのかかわりはいったん待ち，患者が受け入れられるこ
　とからかかわりをもつようにする．もしくは，患者の提案を受
　け入れてみることで，患者の態度が軟化する場合がある（同じ
　処方薬であっても，剤形を患者の希望に即して変更する）．

④患者を待つこと，見守ること，患者の提案に付き合うこと，患
　者と代替案を検討することは，患者の拒否や拒絶を緩和するう
　えで有用である．差し迫った危機的な状況（脱水や低栄養など
　の身体的危機，激しい興奮・暴力や自殺などの精神的危機）に
　おいては，強制的な介入もやむを得ないが，できうるかぎり患
　者との対話を通して，共に治療のゴールを共有しながら進めて
　いくことが重要である．

⑤たとえ，強制的な介入を行ったとしても，十分な説明を行い，
　患者に協力を求める姿勢は大切である．強制的な介入に対し
　て，患者がなぜそれが必要だったのかを受け止められるよう，
　そばで見守り，支えていくことは，患者との援助関係を形成し
　ていく一助になりうる．

9 攻撃的行動・暴力

■攻撃的行動・暴力とは

①攻撃的行動：人やその代わりのものに心理的あるいは身体的に害を及ぼすことを意図した行動. その行動には言語的・身体的, 直接的・間接的なものがある[1].

②暴力の定義：

・重大で有害な行動[1].

・他者に対して破壊的なこと[2].

・危害を加える要素をもった行動（言語的なものも含まれる）で容認できないと判断されるもの[3].

・すべての脅威を与える行為[4].

■暴力の誘因となるもの[5]

①環境因子：混雑した場所に長時間いることなどは人を怒りやすくさせる・暑さ（寒さ）, ②アルコール/薬物の使用, ③自由の束縛, ④有効な活動の不足：例えば閉鎖病棟で活動がなく退屈になるといらいらしやすくなる, ⑤病気の症状, ⑥スタッフの不足（不慣れなスタッフ）, ⑦食事時間や投薬時間, ⑧ケアプランや処方の変更, ⑨依頼の拒否, ⑩挑戦的態度, ⑪空間の制限：ホールへの出入りの禁止など, ⑫悪い知らせ：近親者の不幸・貧困など.

■観察ポイント：攻撃性の兆候

①患者のパーソナルスペースへの侵略, ②拳に力を入れている, ③動揺/落ち着きのなさ, ④脅すような素振り, ⑤いつもと違う行動, ⑥筋の緊張, ⑦活発に歩き回る, ⑧大声（叫ぶ）, ⑨短い（ぶっきらぼう, 不作法, 早口な）会話, ⑩物を投げるなど物にあたる, ⑪咬んだり引っ掻いたりする, ⑫対面して目と目を合わせ凝視する, ⑬指を鳴らしたり押したりする動作.

■攻撃されやすい人

・脅える人[6]

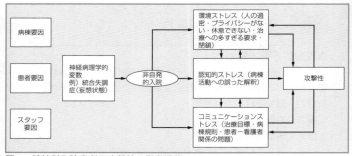

図1 精神科入院患者の攻撃性の発動過程

（Nijman H：A model of aggression in psychiatric hospitals. Acta Psychiatrica, 2002/訳：下里誠二[9]）

- ・不慣れな人
- ・（暴力の）教育を受けていない人
- ・自分が攻撃的になる人[7]
- ・相手の尊厳を傷つける人・リスクを把握しない人（あるいは把握できない状況）
- ・不用意に近づく人[8]

■精神科入院患者の攻撃性の発動過程[9]

図1参照.

■攻撃性を処理する看護者の能力[10]

①自己の価値を認識すること

②自己感情の分析能力

③他人のモデルとして振る舞う能力：尊厳を保つ応対

④利他主義（報酬を期待しないで他人のために働く能力）

⑤強い倫理観（規約や規範基準の理解）

⑥責任（自分自身の限界を認識し受容することでもある）

10 希死念慮・自殺企図

■希死念慮・自殺企図とは

希死念慮とは，死にたい，自殺したいという願望をもって，そのための方法を考えることであり，自殺企図とは，自己の生命を絶つことを目的とした積極的または消極的行為である[1].

■関連する疾患

- ・気分症
- ・統合失調症
- ・物質関連症（アルコール依存症）
- ・パーソナリティ症
- ・不安症
- ・身体疾患：特に慢性疾患や予後不良の疾患が関連

■観察ポイント

①精神状態

精神症状：幻覚・妄想，させられ体験，うつ状態など．

表情：抑うつ的表情．

話す内容：「死にたい」，「明日，私はいないかもしれない」など

行動：身の周りの整理，コミュニケーションの減少，周囲への無関心，いつもと違う行動，興奮，攻撃性，落ち着きのなさ，意気揚々，引きこもり，あきらめなど．

②栄養状態：食事摂取量の低下，体重の減少など．

③睡眠状態：時間，熟眠度，早朝覚醒の有無など．

④他者との交流状況

■看　護[1~4]

- ・患者の精神状態や自殺の危険度を綿密にアセスメントする．
- ・危険物を除去する．
- ・頻繁に，かつ不定期に訪室する．
- ・行動化しない約束を交わす：患者に自殺行為を起こさないこと

を約束してもらう.

・希死念慮の有無を聞く：死にたい気持ちがあるのか，自殺の計画があるのかを聞く.

・症状コントロールのための看護援助を行う：患者が自分で症状コントロールができるように，精神症状のコントロールのために必要な知識を伝えたり，ストレスや不安に陥ったときなどに対処行動がとれるように指導・提案したり，一緒に考えたりする.

・患者に自分の感情の表出を促す：つらいときや不安があるときには自分の気持ちを表出するように促す．また，死にたくなったときには行動を起こす前にスタッフに話すように伝える.

・自殺企図時には，呼吸状態，脈拍，血圧，体温，意識状態，出血・外傷の程度などから緊急性をアセスメントし，救命処置を行う．その際には，自殺行為の手段に応じた処置を行う.

・自殺の危険に対して看護師が心配していること，患者の助けになりたいことを話し，どうしたらよいかを一緒に考える.

・自殺未遂後では，患者の精神状態を把握し，患者がその問題について重要だと感じているようなときや，自殺行為に関する話が出たときに自殺行為の振り返りができるようなかかわりをする．自殺行為を起こした理由やそのときの思いや感情，どういったときに自殺したいと思うのかを聴き，患者が自分の過去の感情を認識できるようにかかわる．また，今後そのような状況に陥ったときにどのように対処するかを一緒に考える.

●看護における留意事項

・自殺に対しての道徳的評価はしない.

・早い段階で信頼関係を構築し，看護援助を行うタイミングを図る．自殺の問題は患者が生きてきたなかで最も深刻な問題であるため，患者の精神状態や状況を考えてタイミングよくかかわる.

・共感的，支持的態度で接する.

11 離脱症状

■アルコール離脱症状とは

離脱症状とはアルコールや薬物などの物質を中止することによって現れる身体症状と精神症状である．アルコールの離脱症状では，飲酒中止後，血中濃度が減少する4〜12時間に症状が出現し始め，2日以内に最も強くなり，約1週間で消失する．

①早期離脱症状と後期離脱症状

・離脱症状は発症時期によって早期離脱，後期離脱の症状に分けられる（表1）．

・後期離脱症状である振戦せん妄では，日ごろやり慣れた作業を繰り返す作業せん妄，虫やヘビなどの小動物がうごめいているなどの幻視（小動物幻視）が出現する．振戦せん妄は夜間に目立つ．

・早期離脱・後期離脱症状が消失しても，しばらくは情動が不安定で，多動，いらいら，易怒的，不安，焦燥，抑うつなどの症状が反復しながら現れる（**遅延性退薬徴候**）．この時期は再飲酒（**スリップ**）の危険が高いので注意が必要である．

■関連する疾患

・アルコール精神病には振戦せん妄のほかに以下のものがある．

アルコール幻覚症（意識障害がなく，幻聴がある），アルコール

表1　早期離脱，後期離脱の症状

離脱	時期	症状
早期離脱 （小離脱）	最終飲酒後7〜48時間	手指振戦，不安・焦燥感，自律神経症状（動機，発汗，頻脈，血圧上昇，発熱，悪心，嘔吐，頭痛），けいれん発作（強直間代性発作），一過性の幻覚，軽度の見当識障害
後期離脱 （大離脱）	最終飲酒後2〜4日	振戦せん妄（著しい自律神経症状，時間・場所の見当識障害，幻覚）

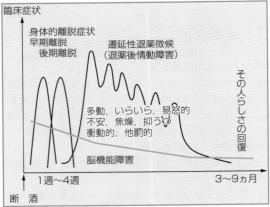

図1 アルコール依存症の臨床経過（堀 達：アルコール退薬症候群の治療. 治療, 87（8）: 2421～2425, 2005）

性認知症（長期飲酒による脳の器質的変化で起こる健忘），アルコール嫉妬妄想（配偶者が浮気をしていると疑うなど），ウェルニッケ脳症（意識障害，眼球運動障害，失調性歩行），コルサコフ症候群（記銘力障害，見当識障害，作話）.

●観察ポイント

・最終飲酒の時期，飲酒量，けいれん発作・振戦せん妄の既往を確認し，離脱症状の程度を予測する.

・頻回にバイタルサインのチェックを行い，心身両面の観察を十分に行う.

●看 護

・刺激を減らし，安全を守るため，個室や保護室を使用する.

・後期離脱症状である振戦せん妄が出現する危険のあるときは，周囲の物音を避け，夜間でも部屋を適度な明るさにしておく.

・精神運動興奮が激しいときには保護室を使用して拘束を行う.

・けいれん発作時には，頭部外傷や骨折が起きないよう配慮し，危険防止に努める.

12 心気症状

●心気症状とは

心気症状とは，「病理的所見によっては説明できない身体障害や症状を体験化し，言語化し，それを身体疾患のせいにして医療援助を求める状態」[1]であると定義され，**身体化**とも呼ばれる．このように心気症状は，疾病行動と医療要求の形態としてとらえられ，以下の4つの部分的な症状[2]から構成されている．

①何らかの身体症状があること
②その身体症状に関心が向かい，とらわれていること
③その身体症状を訴えて医療を求めること
④何らかの重大な身体疾患に罹患しているのではないかと恐れること（**疾病恐怖**），またはすでに罹患していると確信していること（**心気妄想**）

●関連する疾患（表1）

①**身体疾患**：身体疾患患者が心理的苦痛を心気症状という形で表現することは一般的によくみられる．このような身体疾患患者に生じる心気傾向が，正常範囲のものかを判断する際に，①患者の訴える身体症状の種類や程度が身体疾患によって説明できる範囲を越えていること[2]，②予後が良好であるという説明によっても患者が安心感を得ることができず，疾病恐怖や心気妄想にとらわれ続けていること[2]，などが重要な根拠となる．

ただし，身体疾患患者の身体症状が心気症状ととらえられることもあるため，隠された身体疾患の見落としに注意する必要がある．

②**精神障害**：心気症状は，多くの精神障害において広くみられる症状であり，鑑別診断が重要である．心気症状を示す患者の大多数は身体症状症および関連症群と診断される．

●心気症状形成過程の悪循環と観察ポイント

表2の①～②の悪循環が心気症状の深刻化につながる．これら

表1 心気症状に関連する障害

	疾患	身体症状
身体疾患	一般身体疾患	以下のような身体疾患は、心気症状と判断されやすく、身体疾患が見落とされている場合がある. ①一般的な診察やスクリーニング検査で発見されにくい疾患 ②多系統にわたる症状を示す疾患 ③症状の消長を示す疾患 ④症状が発作的に現れる疾患 （神経筋疾患、呼吸・循環器疾患、代謝疾患、内分泌疾患、膠原病などの一部）
	一過性心気症	身体疾患患者（特に重症身体疾患患者）に一時的に疾病恐怖や心気妄想が生じることがある
精神障害	抑うつ症群（特にうつ病）	うつ症の植物神経性徴候を含む多くの身体症状（頭痛、耳鳴り、めまい、疲労など）がある
	不安症群（特に全般不安症とパニック症）	不安症群、特にパニック症の患者は身体知覚に敏感であり、交感神経の覚醒レベルが高い
	身体症状症および関連症群	意図的ではない身体症状により、著しい苦痛や機能障害を引き起こしているが、一般身体疾患やそのほかの精神障害では完全には説明されない
	精神症群（特に妄想症）	精神病に続いて、二次的に起こる奇妙な身体症状を訴えることがある
	物質関連症群	薬物の乱用患者やアルコールなどの離脱症状に関連して身体症状を訴えることがある
	解離症群	解離性の運動障害や知覚麻痺を訴えることがある
	認知症、せん妄	特に不安が高い場合、多くの身体愁訴を呈する

表2　心気症状形成過程の悪循環と観察ポイント

心気症状形成過程の悪循環		観察ポイント
①防衛機制	漠然とした不安を身体領域の問題に限局することによって防衛する	◎背景因子 ・文化的偏見：精神障害への偏見が高い文化圏では身体の問題として訴えられやすい
②身体注意	偶発的身体感覚や軽微な身体症状に注意が集中することによりさらに身体注意が強化される	・不安を増強させやすい背景：経済的問題，孤独，高齢，病弱 ・女性：月経や妊娠などで自分の身体機能に注意を向ける機会が多い
③症状増幅	身体注意に伴い，身体感覚は実際よりも過大に評価される	・人格特性：否定的な感情をもつ人は身体に対する警戒心が強く，訴えが多い
④疾患憂慮	症状増幅に伴い自らの健康状態や身体疾患を思い煩う．この憂慮が不安をさらに増強する	◎本人を取り巻く環境と心理的な問題，それに対する患者の気持ち ◎心気症状を訴えるときの様子 ◎それらに対する患者の対処方法
⑤身体帰属	疾患憂慮によって増強された身体不安が頻回の治療を求める疾病行動をもたらす	◎周囲の援助と話を聞いてくれる存在の有無 ◎趣味の有無や気分転換の方法

の悪循環を断ち切るために，心気症状の形成を促進する要因の情報を収集し把握することが重要である．

■ **看　護**

　表2の心気症状形成過程の悪循環を断ち切るような看護が必要となる（「3-7　身体症状症・病気不安症」参照）．そのほかの精神疾患であると診断された場合には各疾患の治療や看護を優先させる．心気症状を訴える患者に対し医療者は陰性感情を抱きやすい．看護師は自身の陰性感情に気づき，それを認識しておくことが重要となる．

13 精神科救急時の看護

■精神科救急とは
　個人とその家族，およびその人の属する社会から，精神科的・心理社会的問題に対して即時の対処を求められる事態[1]である．

■精神科救急が必要となる場合[2]
・患者が著しく苦しんでいる場合
・患者の生命に危険がある場合
・周囲の人にけがをさせたり，器物を破損したり，自分を傷つけたりする場合

　具体的には，不安・焦燥感が強い状態や精神運動興奮が激しい状態，希死念慮が強く自殺の危険がある状態などである．

　「精神保健及び精神障害者福祉に関する法律」の第24条の警察官通報によって警察官と共に救急外来を受診したり，家族に付き添われて受診したりする患者が多い．

■関連する状態
・興奮状態
・不安恐慌状態
・希死念慮，自殺企図
・抑うつ状態
・せん妄状態
・昏迷状態

■入院時の看護のポイント[3,4]

①身体管理
・身体疾患が背景にあることも多いので精神科救急時には特に身体の十分な観察，アセスメントを行う．バイタルサインのチェック，一般状態，水分出納，栄養状態，身体基礎疾患の有無の確認など．
・精神症状，精神状態（表情・言動）の観察．

・薬物療法や検査所見に合わせたルート～パイピングの管理

②鎮静時における援助：鎮静催眠薬投与時には，呼吸抑制，血圧低下に特に注意して，以下を行う.

・バイタルサインのチェック

・呼吸状態，酸素飽和度のチェック

・必要に応じてモニター（血圧，心電図など）の管理

・腹部状態の観察，腸蠕動音のチェック

・水分出納のチェック（水分摂取量，尿量）

・栄養状態のチェック

③行動制限時における援助

・行動制限の必要性について，患者にわかりやすく説明する.

・保護室使用時はポケット内まで確認し，危険物（ベルト，ライターなど）を除去する.

・抑制時は頻繁に訪室し，抑制部位のチェックを行う.

　抑制の自己抜去の可能性（緩すぎないか）/循環障害（圧迫しすぎていないか，皮膚色はどうかなど）/末梢神経障害（四肢の動きはどうか，感覚はあるかなど）

④精神面への援助

・安全で安心できるような刺激の少ない環境を整える（空調，照明，騒音への配慮など）.

・ゆったりした態度と口調，わかりやすい言葉で接する.

・患者の病的体験による不安や恐怖感などを受けとめ，理解を示す.

・病院は安全な場所であり，治療することを目的としていることを保証する.

・危険物を除去し，頻繁に訪室する.

・入院時，保護室使用時などは必ず複数のスタッフで接する.

・日常的なセルフケアの援助を行う.

・興奮，不安増強，昏迷などおのおのの状態が悪化したときには，医師の指示により，薬剤投与などを行う.

◀1-食事・水分摂取の援助▶

■食事・水分摂取の重要性

・食事は，栄養摂取という生理学的必要性に加えて，心理的満足を得ることなど心理社会的な意味がある．

・健康な成人が必要とする1日の推定エネルギー必要量（EER：estimated energy requirement）は約1,650〜2,300 kcal/日（身体活動レベルI〔低い〕[*1]，18〜69歳）[1)]である．

・精神力動論では，乳児期に口唇を通じて満足を得ることで，他者と自己に対する基本的信頼感を獲得するといわれている[2)]．

・精神疾患によって生じる食事・水分摂取の障害を表1に示す．

■食事・水分摂取援助の基本

1日に必要な栄養量，水分摂取量を確保し，楽しみや心理的・社会的な満足を得ることができるよう援助する．

■看護のポイント

・患者の機能障害に合わせて食事の内容や形態を変更したり，患者の嗜好を取り入れたりする工夫により，必要な栄養摂取および水分摂取ができるようにする．状況によっては輸液や経管栄養が併用されることもある．

・患者の栄養状態，水分摂取状況について，体重変動，BMI[*2]，血液・尿の検査データ（血清総たんぱくなど），水分出納（in/out）

[*1]身体活動レベル：日本人の食事摂取基準は，厚生労働省が5年に1度改定している．年齢・性別・身体活動レベルによって区分されて示される．身体活動レベルは，日常生活の内容によってI（低い）〜高い（Ⅲ）の3段階に区分されている．

[*2]BMI（body mass index）＝体重（kg）÷身長（m）^{2}，18.5＞やせ，18.5－25＝標準，25≦肥満，と判定される．

表1　精神疾患によって生じる食事・水分摂取の障害

・被毒妄想などによる拒食
・精神症状によって食への意欲・関心や集中力が低下し，食行動がとれない
・拒食・過食などの摂食行動の障害
・ストレスや生活習慣の乱れによる食行動・栄養状態の偏り
・水中毒による過飲水
・高齢や向精神薬の副作用による嚥下障害
・幻聴や妄想による異食　　　など

バランスなどから査定する．

・患者の嗜好に合わせた食事や間食によって満足を得たり，レクリエーション活動などを通じて他者と一緒に食べることを楽しんだりすることができるように援助する．

・摂食症群がある場合には，食事にこだわりすぎず，食事をとらないことの意味や背景を理解することも重要である．

・退院に向けた支援として，買い物，調理，食事サービスの利用などの食生活を継続する社会技能が獲得できるように入院中から教育・支援する．

◢◢ 2-排泄の援助 ◣◣

■排泄の重要性

・排泄には，身体に不必要な物質を排出し，水分出納（in/out）バランス，電解質バランスを維持するという生理学的な意味とともに，生理的な快・不快感を伴い，自律や自尊感情とも深くかかわる心理・社会的な意味がある[1]．

・排泄物には，便，尿，汗（不感蒸泄），経血などがある．

・精神力動論では，幼児期に筋肉の発達に伴って行われるトイレットトレーニングを通じて自律と恥の発達課題を達成するものと考えられている[2]．

・排泄には，恥ずかしいもの，他者に隠すものという文化的な意味があり，特に排泄の失敗は自尊感情を低めるものである．

表2 精神疾患によって生じる排泄の障害

・向精神薬の副作用による排尿困難・尿閉，便秘・イレウスなど
・精神症状による排泄行動への関心の低下や排泄行動の障害
・食（飲水）行動の異常に伴う排泄の変化
・ストレスや生活習慣の乱れに伴う便秘
・精神症状や精神的退行によって説明される漏便
・高齢や身体的機能の低下に伴う失禁　　　など

・精神疾患によって生じる排泄の障害を表2に示す.

■排泄援助の基本

　生理学的な排泄機能を維持し，排泄を通じて満足を得ることができるよう援助する. 特に援助にあたっては排泄行動が自立することを目指すとともに，文化的な行動様式を尊重し，人から援助を受けることの恥ずかしさに対して配慮する.

■看護のポイント

・排泄機能の状態に合わせて，排泄行動を援助する（時間での排泄誘導，ポータブルトイレの利用，オムツの使用，バルーンカテーテル留置など）.

・必要な排泄機能が維持されているか，尿や便の量（健康な成人の尿量：約1〜1.5 L/日）・回数・性状，体温や発汗状態，水分出納バランス，血液データ（電解質，腎機能など），腸蠕動などから査定する.

・排泄への援助については，必要性を十分説明し，プライバシーや羞恥心に対して配慮する.

・下剤などの薬物療法に対しては効果の観察や調整を行う.

・患者のセルフケア能力に合わせて患者自身が健康的な排泄習慣を獲得できるよう教育・支援する.

◀3-清潔の援助▶

■清潔の重要性

・清潔行動は，生理学的には各器官の生理機能を高め，感染を予

防するものであり，心理社会的には気分の爽快感をもたらし健康的な活動を促進するものである[1].

・清潔行動は，入浴（洗髪），洗面（歯磨き，ひげ剃り），整容（整髪，更衣，化粧，爪切りなど），環境整備などから成る.

・身だしなみは，自己を表現する方法でもあり，文化的な背景のなかで獲得され，清潔に関する基準は文化や習慣によっている.清潔行動によっては他者からの援助を受けることに抵抗がある.

・精神疾患によって生じる清潔行動の障害を表3に示す.

■清潔援助の基本

清潔の基準は文化や個人の習慣によるところが大きいが，身体を保護し，社会に適した清潔行動がとれることが望ましい．援助の際には，それらのバランスにおいて，本人が満足を得られるよう支援する必要がある.

■看護のポイント

・筋力の低下や，振戦などにより清潔行動を行うことが難しいときには，患者が自立して行えることを目指しつつ，必要な部分を介助する.

・高齢者，身体合併症など感染のリスクが高い場合には，感染予防の観点から清潔が維持できるよう援助する.

・強迫症では，不安の現れとして清潔強迫が出ていると理解できるので，清潔・不潔へのこだわりに焦点をあてるのではなく，患者の不安に対応するようにする.

・統合失調症の慢性期などの清潔行動への関心の低下に対して

表3　精神疾患によって生じる清潔行動の障害

・精神症状によって，清潔への関心が低下したり，必要な清潔行動がとれなくなったりする.
・統合失調症の慢性期では清潔への関心が特に薄れることが多い.
・強迫症の症状の1つに清潔強迫がある.
・高齢や薬物の副作用による筋力低下などにより，清潔行動がとれないことがある.

は，直接介助だけでなく，清潔行動を必要とする社会活動への参加の機会を通じて働きかける．

・清潔に関する援助では，十分に援助の必要性を説明し，プライバシーに配慮する．

◢4-活動と休息の援助◣

●活動と休息の重要性

・活動と休息のバランスをとることは，人間が健康を維持するための重要なセルフケア行動である．

・どのような時間を過ごすかは，その人の人生のありようそのものであり，自分自身の人生をどのように生きていくかということ，すなわち QOL と深くかかわっている．

・精神疾患によって生じる活動と休息の障害を表4に示す．

●活動と休息への援助の基本

本人が望む生活を生き生きと送れるように，日中の活動の内容・量のバランスと休息のバランスがとれるようにする．

●看護のポイント

・1日をどのように活動し，休息しているかを観察するとともに，その時間を本人がどのように感じているのかを明らかにする．

・精神症状は活動と休息のバランスにどのように影響を与えているかを観察・アセスメントし，必要な治療や部分的援助を行う．精神症状の激しい急性期には患者の消耗や危険を回避するために，行動制限が行われることがある．

・急性症状からの回復過程では，心身の消耗に対して，良質な休息をとることが重要である．十分な休息がとれるよう調整・支援する．

・患者の回復に合わせて，1日のスケジュールや適切な活動・休息の量について一緒に考える．

・患者が望む生活が本来どのようなものであったのか，生育歴，生活歴などを尋ね，本人の希望を聞く．

表4　精神疾患によって生じる活動と休息の障害

・精神症状による活動と休息のバランスの乱れ
　（幻覚・妄想状態，うつ状態，躁状態，意欲低下，強迫症状，依存，
　こだわり，など）
・症状によって量・質ともに十分な睡眠や休息が確保できない
・安心して過ごすことができない
・生活リズムの乱れに伴う昼夜逆転
・疾患や障害によって，本人が望んでいる生活や人生を送ることが難
　しい　　など

・障害によって本人の望む生活が達成できない場合には，退院後
も継続した支援が行われるよう，社会資源についての情報提供や
関係機関との調整をする．

・精神障害では，休息をとることが苦手であることが指摘されて
おり，疾病や自分自身の障害を理解し，病状が悪化しないように
活動と休息のバランスをとるセルフケア能力を獲得できるよう支
援する．

◀5-睡眠の援助▶

●睡眠のしくみと重要性

・人間には，約1日を周期とする覚醒と睡眠の概日リズム（サー
カディアン・リズム）がある．健康な成人では1日に7〜8時間
の睡眠をとることにより，覚醒時の脳機能，特に精神機能の疲れ
を回復している．

・睡眠状態には急速な眼球運動の出現を伴うREM（レム）睡眠
と眼球運動が現れないNREM（ノン・レム）睡眠があり，睡眠中
にはそれらが交互に出現する．

・精神疾患の多くにおいて不眠などの睡眠障害を伴うことが多い．

・不眠の型によって睡眠薬が選択される[1]（表5）.

●睡眠援助の基本と看護のポイント

・看護師は，睡眠を安定させる生活習慣[1]を整え（表6），必要な
睡眠を得ることができるよう，あるいは睡眠に代わる休息をとる

ことができるよう生活援助を行う.

・精神症状があるときには,原因疾患の治療と並行して,睡眠時間,不眠の型,睡眠薬の効果についても観察し,治療との連携を図る.

表5　不眠の型と睡眠薬の選択

不眠の型			Benzodiazepines（BZ）系睡眠薬の選択	
①入眠障害	④熟眠感の欠如	作用時間の短いもの 作用時間の長いもの	①超短時間作用型 　（半減期 2～4 時間） ②短時間作用型 　（半減期 4～10 時間） ③中間作用型 　（半減期 20～30 時間） ④長時間作用型 　（半減期 50～100 時間）	
②中途覚醒				
③早期覚醒				

（菱川泰夫 編著：不眠症と睡眠障害（上）．p103, 診療新社, 1996）

表6　睡眠を安定させる生活習慣

① 睡眠の恒常性を保つ
　（睡眠時間を一定に保つ,汗ばむくらいの運動を午後にする,就寝前に入浴し体温をあげるなど）
② サーカディアン・リズムを保つ
　（決まった時刻に起きる,起床後太陽光を取り入れるなど）
③ 薬物・嗜好品に注意する
　（夜間のタバコ,カフェイン入りの飲み物を控える）
④ 寝室の環境を整える
　（温度・湿度・換気・明るさ・寝具など）
⑤ 生活習慣を見直す
⑥ 眠る努力からの解放

（菱川泰夫 編著：不眠症と睡眠障害（上）．p135, 診療新社, 1996）

◀6-人付き合いの援助▶

●人付き合いの重要性

・対人関係は,生後まもなく母親や重要他者のあいだで始まり,特に幼児期の経験がその後の対人関係のあり方に影響を与えるも

のと考えられている[1].

・精神医学のなかで，精神障害は対人関係において明らかになりうる障害であり，治療もまた治療者と患者とのあいだで展開される対人関係によってのみ可能である[1]という考え方がある（対人関係論）.

・治療や援助を必要とする対人関係上の問題として，依存，操作，攻撃，拒絶，過干渉などがある.

■人付き合いへの援助の基本

患者自身が他者との対人関係を通じて，自分自身の人生を自分らしく，満足して生活できるように支援する.

■看護のポイント

・症状によって，対人トラブルが生じる場合には，対人刺激を調整し（個室の使用，他の患者や面会者の調整），看護師との関係のなかで，安全な対人関係をもてるよう支援していく.

・症状の安定とともに，対人関係を拡大し，集団のなかで過ごせるよう支援する．また対人トラブルが生じた際には，いずれ患者自身が問題解決できるよう段階を踏んで支援していく.

・統合失調症においては，社会生活技能としてコミュニケーション技術を獲得することが目指されている（「7-10 SST」参照）.地域生活を送るうえでストレスの少ない人付き合いの技術を学習できるよう支援する.

・パーソナリティ症群，物質関連症群などでは，依存，操作，攻撃などが問題となることが多い．患者の背景や病理，治療的な関わり方について，ケースカンファレンスを通じてチーム全体で理解，検討し，患者自身が対人関係における学習を積み重ねられるように援助する.

・患者とのかかわりにおいて看護師自身にもさまざまな感情が生じてくる．自分自身の感情（逆転移感情）に気づき，援助的なかかわりを継続できるよう自分自身の感情や思いをケースカンファレンスやプロセス・レコードを通じて振り返ることが必要である.

■統合失調症を中心とした精神障害者の家族支援

①家族の状況

・家族は自分たちの育て方，対応のまずさが病気の原因ではないかと思い，自責的となって混乱している．

・精神病に対する偏見は強く，家族が悩みを打ち明けて相談する相手は少なく，孤立無援の状態で疲れ果てている．

・EE（Expressed Emotion）研究から，患者に対して批判や巻き込まれの感情表出が高い家族では，患者の再発を招きやすい．

・わが国では家族との同居率が高く，日々ケアする家族の負担は大変大きい．

②家族支援の方法

・家族の悩みや訴えを積極的に傾聴して理解し，支えになる．

・家族心理教育（家族教室）（「7-9 心理教育」参照）への参加を促し，病気に関する知識や情報の提供を行い，対処技能の向上，家族同士の心理的支え合いを図る．

・入院は，新たな家族関係を構築する絶好の機会であり，早期から退院後の生活を見据えて，多職種で支援する．安易に自宅を退院先とせず，状況に応じて別居を視野に入れて退院支援を行う．

・退院後，孤立しないよう訪問看護などのアウトリーチサービスの活用，社会資源に繋げる支援を行う．

・同じ問題を抱えた家族同士が支え合える家族会を紹介する．

③家族支援の留意事項

・家族は家族ゆえの愛情や心配をもって，必死に患者ケアにあたっていることを理解する．

・家族を介護者として安易にとらえず，家族の負担をできるだけ軽減できるような支援を行う．

・看護師は退院をゴールととらえやすいが，家族にとっては病気との付き合いの1つの通過点であり，安心して退院が決断できるように支援することが必要である．

■アルコール依存症者の家族支援

①アルコール依存症者の家族の特徴

・飲酒によって患者が引き起こした問題を家族が肩代わりしてしまうイネイブリング（p53参照）の問題があり，患者の回復を妨げている．

・アルコール依存症者の回復のためには家族を含めた治療が必要である．家族の病気に対する知識を高め，家族自身が自分の問題を明らかにして，回復に向けて歩めるように支援するとともに，家族関係の回復を図る援助が必要である．

・アルコール依存症は，家族を巻き込む家族病ともいわれ，世代伝播の可能性がある．

・アルコール依存症はその子どもにも大きな影響を与え，対人関係障害などの深刻な問題をもたらすこともある．アルコール依存症の親のもとで成長して大人になった子どもたちという意味の**アダルトチルドレン**（AC：adult children of alcoholics）という概念がある．

②家族支援の方法

・家族心理教育などを通して，アルコール問題についての正しい知識を伝え，絶望感や孤立感の解消に努める．

・家族自身の回復に向けて，家族の自助グループであるアラノン（Al-Anon）や，断酒会などを紹介する．

③家族支援の留意事項

・家族病理から家族を批判的にみるのではなく，家族のこれまでの苦労を理解し，家族の支援者として共に考えていく姿勢をもつ．

・アルコール依存症者と同様に，家族もアルコールを中心にした長年の生き方を変えることが必要で，新しい家族関係を構築するためには長い時間がかかることを念頭に置く．

1 精神科身体合併症

■精神科身体合併症とは

精神疾患にあらゆる身体疾患が合併した状態である．身体疾患は多種多様であり，以下のような患者が合併症治療を必要とする[1,2]．

①精神疾患に身体疾患を併発した患者：精神疾患をもつうえに，内科・外科・整形外科などの疾患を合併した場合（例：生活習慣病，悪性腫瘍，結核，肺炎，尿路感染，虫垂炎など）．

②向精神薬の副作用により身体疾患を併発した患者：向精神薬のさまざまな随伴作用により，身体機能の問題を生じている場合（例：イレウス，尿閉，悪性症候群，水中毒，パーキンソン症候群など）．

③精神症状により身体疾患を併発した患者：幻覚・幻聴・妄想などの精神症状が誘因となり身体を傷つけることなどで身体疾患が生じる場合（例：骨折，自殺企図・自傷による感染症，外傷など）．

④症状精神病の患者：代謝・内分泌・免疫疾患，膠原病，一部の感染症などの身体疾患の症状の1つとして精神症状が現れる場合（例：甲状腺機能亢進症，全身性エリテマトーデス，高熱によるせん妄，脳炎など（「6-8 身体疾患と精神症状」参照））．

■精神科身体合併症の特徴

①身体疾患の早期発見が困難である

・向精神薬や精神症状の影響により，自覚症状が乏しく，自ら訴えることが少ない．

・患者の症状に対して精神症状との判別が困難なことがある．

②検査データと患者の状態像に違いがある

・身体症状が教科書どおりに出現しないことがある．

・検査データから考えられる症状を示さないことがある（例：大腿骨頸部骨折をしている患者が歩き回るなど）．

③検査・治療への協力が得られにくい

・検査・治療に対する必要性の理解が困難である．または，理解可能でも治療に協力できない．

・検査・治療に伴う制限を守ることが難しい．

●身体合併症システム

①**東京都精神科患者身体合併症医療事業**[1]：東京都旧衛生局が精神科患者の身体合併症医療を行政医療と位置づけ 1981 年に開始した事業である．この事業は，「都内の精神科病院に入院中の患者」「重度の身体合併症がある患者」「精神疾患も重度である患者」に対し，適切な医療を確保することを目的としている．身体合併症患者は，合併症ルートにより都内に設置された受け入れ担当病院へ転院し，治療を受け身体治療が終了すれば，依頼病院に戻るというシステムである．

②**MPU（Medical-Psychiatry Unit）方式**：精神疾患と身体疾患を合併していて，精神科病棟あるいは一般病棟で十分な診察をできない患者に対する診療を行う病棟のこと．精神科医が，一般科医のコンサルテーションを受けながら身体治療も行うという特徴がある．

　わが国において MPU 方式は，十分に普及しているとはいえないのが現状である．身体合併症事業が活用されている地域もあるが，身体合併症患者の多くは，入院中の単科精神科病院や，総合病院でのコンサルテーション・リエゾンシステムのなかで診療を受けていると考えられる．

2 身体疾患早期発見のための観察ポイント

　精神疾患をもつ患者は，身体的な自覚症状を訴えられないことが多くある．また，自覚症状を訴える場合でも，内容がはっきりしなかったり，妄想として訴えたり，過剰に訴えたりすることがある．

　一方で，患者に身体症状が現れていても，それが精神症状による影響か，向精神薬による影響か，身体疾患による影響か，という判断が困難な場合も多い．そのため，身体疾患を早期発見するためには，患者の精神状態をよく理解して観察していくことが重要である．

　以下に，身体疾患早期発見のための観察ポイントを示す．

■バイタルサイン

　意識レベル，発熱の有無，徐脈・頻脈の有無，血圧低下・上昇の有無，呼吸状態，酸素飽和濃度値．

　一般的な正常範囲に加えて，その患者の普段の正常範囲を理解しておき，異常値の場合は過去のバイタルサインとどのくらい解離があるか．

■食　事

　食欲の有無，食事摂取量の低下の有無，食事摂取内容の偏りの有無，食物を咀嚼できているか，義歯は合っているか，飲水摂取量の不足・過剰の有無，嚥下状態に問題はないか，ムセはないか，誤嚥していないか，食物を口腔内に詰め込んでいないか（窒息の危険はないか）．

■排　泄

　排便回数・量・性状（下痢・タール便・灰白色便・赤色便・便柱の狭小化の有無），実際に排便は確認できているか，腸の蠕動音の有無，金属音の有無，腹部の膨満・緊満の有無，嘔気・嘔吐の有無，便秘・下痢の有無，排尿回数は極端に多い・少ないことは

ないか，1回の尿量が少なすぎないか，排尿後下腹部の張りがないか，尿の色は正常か，腹水の有無．

■睡　眠

夜間睡眠時無呼吸の有無（特に肥満体質の患者），夜間起座位でいることはないか，夜間熟睡できているか，日中も入眠していることが多くないか．

■活　動

意識レベルの低下，反応の鈍さ，言動に不自然さはないか，見当識の変化の有無，注意力・集中力の変化の有無，臥床時間が多くなっていないか，歩行状態の変化の有無，関節可動域の変化の有無，左右の筋力の違い（麻痺の出現），振戦の有無．

■顔色，表情

顔面蒼白・顔面紅潮の有無，眼球結膜の白さの有無，流涎の有無，呂律困難の有無，口臭の有無（アルコール臭，アセトン臭，尿臭）．

■皮膚の状態

乾燥・湿潤の有無，皮膚の色（黄疸・蒼白），内出血斑の有無，末梢チアノーゼの有無，爪の異常の有無，浮腫の有無，発疹の有無，発赤・腫脹の有無，褥瘡好発部位の発赤や表皮剥離の有無．

■体重変化

急激な体重増加や減少の有無（例：過飲水による著明な体重変動の有無，食事摂取量低下が長期間続くことによる体重減少の有無，過剰な間食の摂取による体重増加の有無）．

■体感幻覚や妄想の訴え

患者は，身体の不調を幻覚・妄想として訴えてくることがある．精神症状と判断されることもあるが，身体の何らかの不調を示していることもある（例：便秘→「お腹に赤ちゃんがいる」，がんの痛み→「電気をかけられている」）．

■フィジカルアセスメントとは

　フィジカルアセスメントとは，観察や問診，身体各部のアセスメントによって得られた身体面の情報を統合的に把握する方法[1]であり，以下の2つの情報が統合されたものである.

①**主観的情報**：インタビューから得られた患者や家族の訴えであり，生活歴，現病歴，既往歴，家族歴などの情報を含む.

②**客観的情報**：フィジカルイグザミネーション（視診，触診，聴診，打診）から得られた情報である. それぞれの技術の内容と，実施時のポイントを表1に示す.

■方　法

　フィジカルアセスメントは，身体全体を頭から爪先まで系統的にアセスメントしていくhead to toe方式や，主要臓器系統ごとにアセスメントしていく主要臓器法が一般的である. ここでは，精神疾患患者の身体合併症として多くみられる消化器疾患を想定し，主要臓器が多く含まれる腹部のフィジカルアセスメントについて述べる.

■腹部のフィジカルアセスメント

①**腹部の解剖生理の理解**：フィジカルアセスメントは，解剖生理を理解しておくことが基本となる（図1）.

②**主観的情報**：現病歴，既往歴，家族歴，生活習慣などに加え，腹部に焦点をあてた情報を収集する（表2）. その際に，患者の「異常を知覚する能力」[2]および「他者に伝達する能力」[2]の低下を考慮し，腹部に限らず，別の部位の痛みや，精神症状に関連した訴え（例：「電波がお腹に届く」「お腹でネズミが暴れる」など）も重要な情報として扱う.

③**フィジカルイグザミネーション**：腹部のフィジカルイグザミネーションの方法とポイントについて表3にまとめた. これらの

表1 フィジカルアセスメントの技術とポイント

	視診	触診	打診	聴診
技術内容	視覚、嗅覚、聴覚を用いて対象の身体部分を観察する	直接手で触れ、皮膚の性状、組織の性質、温度、湿度、振動の有無を確かめる	身体の表面を軽くたたき、その打診音によって内部の状態を判断する	聴診器で身体内部の音を聴取する
種類・視点	①全身の視診 ②局所的な視診	①浅部触診(皮膚面が1〜2cm沈む程度) ②深部触診(皮膚面が3〜5cm沈む程度)	①直接打診法(指先で直接検査) ②間接打診法(主に用いられる)	①膜型での聴取(呼吸音、腸蠕動音、正常心音など高調音に適する) ②ベル型での聴取(異常心音等低調音に適する)
ポイント	①観察する部分をよく露出し、他の部分は覆うようにする ②部位の温度に注意する ③適切な明るさのもとで行う ④左右対称性、色、位置、性状をみる	手の部位別感受性 指先:細かい識別:脈拍、組織性状 拍:組織性状 手掌:振動:声音、振動、スリル 手背側…皮膚面の温度	間接指打診法 ①利き手の中指で爪のすぐ下付近にたたく ②叩打のポイント:手首の力を抜けて、音のスナップを利かせ、垂直に2回打つ ③トントンと確実に叩く ④たたかれる方の手(利き手でない手)は中指をしっかりと対象の皮膚に押しつけ、中指以外は浮かせる 打診音の種類と意味 <table><tr><td>音の種類</td><td>音の大きさ</td><td>音調</td><td>内容</td><td>部位</td></tr><tr><td>鼓音</td><td>大きい</td><td></td><td>太鼓音</td><td>ガスの貯留した胃、腸管</td></tr><tr><td>共鳴音</td><td>中程度</td><td></td><td>空洞様</td><td>正常な肺</td></tr><tr><td>過共鳴音</td><td>より大きい</td><td></td><td>轟音</td><td>肺気腫等の肺</td></tr><tr><td>濁音</td><td>小さい</td><td>ソフトな音</td><td>鈍い音</td><td>膀胱、筋肉、心臓、骨</td></tr></table>	①聴診器を正しく用いる: イヤーピースを正しくセットする 膜型とベル型を使い分ける ②対象にあてる部分は温めておく ③静かな環境で行う 音の種類 ①振動数:1秒間の振動サイクル ②強度:音の強さ(デシベル) ③音の続く長さ:短い、中間、長い ④音色:音楽的性質(ザーザーなど)

(文献3、4を参考に作成)

111

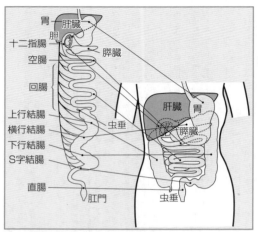

図1 腹部の構造（中野昭一：図説からだの仕組みと働き．第2版，p60，医歯薬出版，1994 より一部改変）

表2 腹部に焦点をあてた主観的

情報	内容
栄養状態	食欲の変化，食欲不振，体重の増減
食習慣	食事回数，内容，食事摂取量，空腹感，満腹感，嗜好，水分摂取量
胃腸症状	嚥下困難，悪心・嘔吐，吐血，消化不良，胸焼け，腹部膨満感
排泄習慣	排尿・排便回数，便秘，下痢，血便，におい，排便時痛，排便コントロールの状態
痛み	部位，性質，パターン，時間帯，期間，薬物の服用，対処の有無
薬剤の使用	消化器に影響する薬剤の服用（消炎剤，アスピリン，ステロイド，抗精神病薬）
その他	精神症状と関連する独特の訴え（電波がお腹に届く，ネズミがお腹で暴れるなど）

（文献3，4を参考に作成）

表3 腹部のフィジカルイグザミネーション

●視診

部位	ポイント	異常所見（考えられる状態）	正常所見
皮膚	変色や発赤、病変がないか確認し、輪郭と性状を診る	①隆起：皮下静脈の怒張および隆起（下大静脈閉塞症・肝硬変） ②色：全体的に蒼白（末梢血流への血流の減少または血色素濃度低下）、チアノーゼ（浮流血の酸素飽和度低下）、黄疸（ビリルビン色素の増多）、発赤（局所の炎症）、局所的変色、暗紫色の皮膚線（経産婦や肥満でもみられるが、褐色でも観察される） ③しめり、つや（甲状腺機能亢進症、自律神経刺激）	皮膚には白色の線状を左右ともにある
腹部全体	上・側面から視診し、腹壁から判断する	①広範囲内の対称な腹部膨満（腸管内のガス貯留による鼓腸・腹水など）、腹腔内の体液貯留） ②局所的膨隆（消化器系：胃・腸・肝臓・胆嚢・膵臓の腫瘤、生殖器系：卵巣・子宮の腫瘍・昼盤部、手術瘢痕部のヘルニア） ③左右対称性がない（脊柱彎曲）	外形は丸みを帯びて左右対称。不自然な凹凸を認めない
臍部	位置、形、大きさ、ヘルニアの有無を観察		陥没していて臍部中央に位置する
血管	血管の拍動、怒張を観察	①腹部大動脈の拍動（大動脈性拍動、腹部大動脈の拡張） ②静脈の怒張（肝硬変）、腹部表在静脈の拡張（クモ状血管腫）、腹部表在静脈の怒張（下大静脈閉塞）	表面に動きがない（大静脈の上に軽い拍動がみられることはあるが正常）

●聴診

部位	ポイント	異常所見（考えられる状態）	正常所見
腸蠕動音	・打診・触診の前に実施（刺激による亢進を防ぐ） ・15分以上の安静臥床を実施（立位から臥位をとると一時的に蠕動音が減少する） ・一般的に右下腹部が最も聴診しやすい ・蠕動音消失は最低5分以上聴診し判断 ・蠕動音（高調音）は課頭面で、血管音（低調音）はベル面で聴診する	腸蠕動音の強弱： ・低下または微弱：低下または消失（麻痺性イレウス、開腹術後） ・亢進：金属音（単純性イレウス） ・亢進：じ後期イレウス（複雑性イレウス） ・亢進：金属音（胃腸道） ・亢進（下痢、胃腸炎）	ぐるぐるという高ピッチで不規則な流れるような音が5～35回/分程度腹部全体で聴かれ、部位によって強弱がある
血管音		・血管雑音：ビュイビュイ、フェイフェイ（血管拡張や狭窄、動脈瘤など） ・静脈性雑音：柔らかい持続性の震えるような音（門脈亢進）	血管雑音は聴取されない

（つづく）

●打診

部位	ポイント	異常所見（考えられる状態）	正常所見
腹部全体	・系統的に間接打診法で軽打診して、腫瘍の有無や鼓腸の有無などを確認する ・腹部の臓器の位置、形態を想定して実施する ・自分なりの順序を決め、もれがないようにする	・一般的に貯留しているガスが多いほど、鼓音の程度は増す ・鼓腸：腸から上方で鼓音が聞かれる（小腸で狭窄か閉塞があると、ガスが貯留する）	・鼓音：胃、腸、空の膀胱、腹部大動脈、胆嚢などの管状の中空臓器 ・濁音：肝臓、脾臓、腎臓、子宮などの中身が充実している実質臓器
肝臓 腎臓 脾臓	それぞれの臓器の位置を想定し、間接指打診法で軽打診する	軽く打診しただけで痛みを訴える（腹腔内の各臓器の炎症性疾患）	軽打診では痛みはない
腹水確認 波動 テスト	腹壁に対し縦方向に補助者の手を置き、実施者は片手を腹壁の側面にそわせ、反対側の腹壁を叩く	波動が補助者の手を越え、腹壁を横切って伝わる（腹水貯留）	波動は伝わらない

●触診

部位	ポイント	異常所見（考えられる状態）	正常所見
浅い触診	力を入れずに腹壁が1～2cm沈む程度で触診する	麦状性腫瘤　腹壁の緊張や硬直（腹膜炎）　触診時の腹壁の緊張（筋性防御：炎症）	腫瘤・圧痛なくやわらかい
深い触診	腹壁が3～5cm沈む程度で円を描くように触診	腫や腹壁の硬直　圧痛　触診時の腹壁の緊張（筋性防御：炎症）	腫瘤・圧痛なくやわらかい
限局性圧痛	腹壁を圧迫した際の限られた一点の圧痛	マックバーネー点：右上前腸骨棘と臍を結ぶ直線上で上前腸骨棘より1/3の点の圧痛（虫垂炎）	痛みなし
反跳痛	腹壁を圧迫し、素早く離したときの痛み	ブルンベルグ徴候：腹壁を圧迫したときの素早く離したときの痛みがある（腹膜炎）	痛みなし

技術を用いる際には常に患者の安全・安楽に留意し，コミュニケーションをとりながら精神状態を観察し，対象の状態にそって実施することが重要である.

●精神看護におけるフィジカルアセスメント

　精神看護においては，フィジカルアセスメントで得られた情報に，精神状態のアセスメントを加え，総合的にアセスメントすることが重要である．看護師には，精神症状の査定能力や，薬物や身体状態に関する幅広い知識や，患者の情報とそれらの知識を結びつける統合的思考力をもつことが求められる.

4 検査データの基礎知識

●臨床検査の種類と内容

臨床検査は，検査対象の違いから，検体検査と生体検査の2種類に大別される．

①**検体検査**（「付録 基準検査値一覧」参照）

・**一般検査**：排泄液，排泄物，分泌液あるいは穿刺液などについて行われる定性検査の総称（正常・異常，陰性・陽性で表現される）．

・**血液学的検査**：主として血球成分に関する検査と，血液像，凝固，線溶*に関する検査から成る．

・**生化学的検査**：血液や尿などを材料として生化学的な検査を行うもので，疾患の鑑別や治療のモニタリング，予後の判定のために重要な検査である．

・**免疫血清学的検査**：免疫学的，および血清学的反応を用いて行う定性，および定量検査．抗原抗体反応の特異性から臨床判断の資料とする．

・**細菌学的検査**：感染症が疑われる患者の検体から病原菌を検索して，早期診断と治療・回復に役立つ情報を収集する．

・**病理組織検査**：患者の病変部から組織を採取し，顕微鏡で可能な病理組織標本を作製することにより，病理組織診断を下す．

②**生体検査**：患者あるいは受診者を対象として行われる，心電図，脳波，筋電図などの電極を通した電気的情報を調べる検査や肺機能検査，超音波検査，基礎代謝・サーモグラフィーなどの検査を含む．

③**基準値**：検査結果の臨床的判断に必要な指標となる数値を基準

---

*線溶とは，繊維素溶解現象のことであり，プラスミノゲン，アンチプラスミン，プラスミンなどの値をみることである．

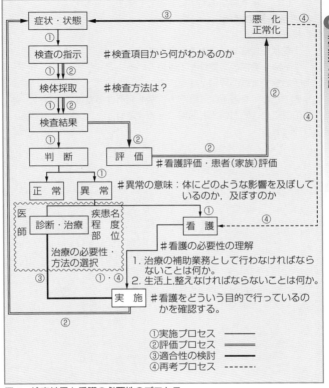

図1　検査結果と看護の必要性のプロセス

（野中廣志：ポケット版　看護に役立つ検査事典．pp2～3，照林社，2000）

値といい，検査結果の判読にきわめて重要である[2]．

■検査結果の活用

検査結果[1]は，

①病状を理解することを容易にする．

②治療や看護の必要性を示唆している．

③治療や看護の評価となる．

そのため，看護師は，異常・正常を判断するだけではなく，看護のプロセスにおいても活用できる（図1）．

5 精神科でよくみられる身体疾患

■骨 折

　骨折は，患者の高齢化に伴い大腿骨頸部骨折が最も多く，次に多いのが，自殺企図による脊髄損傷と四肢多発骨折である．大腿骨頸部骨折は，骨折部位が股関節の内側かあるいは外側かで分類され，それぞれ治療方法と予後が大きく異なる．術後は，内側・外側骨折ともに日常生活動作の改善を目指し，車いす移動や歩行能力の獲得が必要となる．しかし精神症状により，意欲が乏しかったり，リハビリテーションに協力的ではないことがあるため，リハビリテーションの効果が上がらず，寝たきりや肺炎，褥瘡の発生を招くことがある．精神科身体合併症患者がリハビリテーションを意欲的に行うためには，看護師のかかわり方が重要である．

■意識障害

　意識障害とは，意識維持をつかさどる機能が障害された状態である[1]．要因としては，脳に疾患がある場合と，脳以外の臓器に障害があり二次的に脳障害を起こしている場合がある．脳以外の臓器の障害として，肝性昏睡，糖尿病性昏睡，尿毒症，循環・呼吸不全，電解質異常，中毒（アルコール・薬物など），ヒステリー，悪性症候群がある．器質的意識障害か昏迷かで迷う場合は，画像検査や血液検査などを実施して判断する必要がある．また昏迷の場合は，脳波に異常がないことも判断根拠の1つとなる．

　意識障害の患者を発見した場合は，まずJCS（p18参照）で意識状態を観察して，バイタルサインの確認を行う．医師や他のスタッフの応援を依頼し，医師の診察を受ける．全身状態が落ち着くまでは，観察しやすい部屋に患者を移動して綿密な観察を行う．

■イレウス（腸閉塞）

　イレウスとは腸管内容の肛門側への通過障害によって生じる腹痛，腹部膨満，嘔吐，排便・排ガスの停止などの症状を呈する状

態である．要因としては，①器質的障害，②薬物の副作用，③運動量の低下，④生活リズムの乱れ，⑤排便環境の変化，⑥ストレス，⑦下剤・浣腸の乱用が考えられる．特に向精神薬を長期間内服している患者は，イレウスを起こす危険性が高い．患者は，食事摂取したいがために腹痛を訴えなかったり，精神症状により正確に排便状況を伝えたりすることができない場合もある．患者の訴えをよく聞くと同時に，X線画像・排便の状況・腹部の観察を継続的に行い判断していく．

●誤嚥性肺炎

嚥下の際に食物・飲料・吐物・分泌物が気道に入り込み炎症を起こした状態である．要因としては，①精神疾患による心理的原因や機能的原因，②脳疾患による機能的疾患，③口腔・食道疾患による器質的原因がある．精神科では，嚥下機能の低下から誤嚥を起こし肺炎になることが多い．また加齢や鎮静薬の使用も嚥下運動の低下の原因の１つである．典型的な症状は，咳・発熱・喀痰である．しかし，高齢者や訴えの少ない精神疾患患者は症状が乏しく，訴えることができない場合が多く，嚥下状態の観察・発熱・肺音・酸素飽和濃度などに注意して観察していく必要がある．

●肺血栓塞栓症

長時間同一体位でいることで（長期臥床や抑制），下肢深部静脈に血栓ができ，できた血栓が静脈血流にのって肺動脈やその分岐部を閉塞して肺循環障害を起こした状態である．要因として，①血流の停滞，②静脈内皮障害，③血液凝固能の亢進が考えられる．症状が急性の場合は，呼吸困難・全身倦怠感・胸痛を示し，慢性の場合は，労作時の息切れ・咳・血痰がある．予防方法として，①早期離床および積極的な運動，②弾性ストッキングの使用，③間欠的空気圧迫法がある．精神科では，身体拘束時など長時間臥床を強いられる場合があり，長期臥床患者は特に注意が必要である．

6 精神科救急で気をつけたい身体疾患

精神科救急で気をつけたい身体疾患として，以下のようなものがある．

●湿 疹

代表的な湿疹は，疥癬といわれるヒゼンダニによる感染性皮膚疾患である．感染経路は，接触による直接経路と，寝具・衣類を介する間接経路がある．好発部位は，指間・手肘・腋窩・腹部・外陰部・臀部で，疥癬トンネルといわれる線状疹疹が特徴的であり，激しい瘙痒感がある．感染後約1カ月の潜伏期間を経て発症する．治療は，清潔を保持し殺ダニ効果のある外用薬を繰り返し塗布する．無症状の潜伏期間を考慮し，感染の機会があった者は，予防的治療が必要である．また，疥癬の重症型であるノルウェー疥癬の場合は，ヒゼンダニの寄生が非常に多く感染力が高いため，患者を隔離する必要がある（「6-13 感染予防」参照）．

●外 傷

精神科救急において，精神運動興奮状態にある患者は，痛みを感じられず，外傷に気づけないことがある．開放創の観察と同時に，非開放性の損傷や骨折の観察が必要になる．患者が搬送されたときのエピソードに注意して観察することが必要である．手首自傷などは，機能障害の有無（腱および血管の損傷の評価）を確認することも重要である．

●脳 炎

脳炎の症状には，発熱・意識障害・けいれん・不随意運動・頭痛・嘔吐・精神運動興奮・頸部硬直・筋緊張亢進などがある．これらの症状から，精神科救急に搬送されてくることがあるが，診断のためには，髄液検査・画像検査が必要である．

単純ヘルペス脳炎は，致死率も高く後遺症を残すことが多い．治療は，抗ヘルペスウイルス薬・脳圧降下薬・抗けいれん薬など

を用いて全身管理をする．髄膜炎は，細菌やウイルスが髄膜へ感染して生じ，髄膜刺激症状（頭痛・発熱・嘔気・嘔吐・項部硬直）を呈する．治療は，抗生物質の投与・対症療法・安静を中心とする．

■高 CPK 血症（「付録 基準検査値一覧」参照）

骨格筋や心筋などに含まれる酵素である CPK（クレアチンフォスフォキナーゼ）値が，筋組織の破壊に伴い上昇している状態である．精神科救急患者では，打撲・興奮などによる筋組織の破壊や，悪性症候群・横紋筋融解症で認めることが多い．CPK 値は，心筋梗塞の場合も上昇するため心疾患が疑われる場合は，他の検査データと合わせて判断する必要がある．CPK 値が上昇し，重度の横紋筋融解症の場合は，腎機能障害が問題となる．

■脱　水

体内の水分が不足し体液バランスが崩れた状態である．症状には，口渇・眩暈・皮膚粘膜の乾燥・けいれん・意識低下などがある．精神科救急では，水分摂取不足や不穏状態などに伴う発汗量の増加から脱水を起こしていることが多い．そのほかの原因として，嘔吐・下痢による消化液の喪失，高血糖による体液喪失，腎不全・尿崩症などの腎疾患によるものがある．脱水は，さまざまな身体疾患の増悪に関与するため原因に応じた対処が必要となる．

■肺結核

結核菌の感染により発病する伝染病で，感染経路は飛沫感染である．精神科において患者は，低栄養状態・免疫力の低下・衛生面への配慮不足などから結核に罹患しやすい状況にある．そのため，入院後に診断される場合があり，注意が必要である．

代表的な症状は，微熱・咳・痰・血痰・発汗・呼吸困難・体重減少・食欲不振などである．風邪症状と似ているが，2 週間以上続く咳・痰・発熱などが認められた場合には，要注意である．治療は，抗結核薬の内服であるが，確実な内服と約 6 カ月〜1 年という継続的な治療が必要である．精神疾患患者の場合，拒薬や治療中断が問題となることがある（「6-13 感染予防」参照）．

7 うつ病でみられる身体症状

・うつ病は，DSM-5-TR では「抑うつ症」のことであり，抑うつ気分，不眠（時に過眠），易疲労感などを主訴とする疾患である（「3-2 抑うつ症」）参照）．

・うつ病に随伴して，睡眠障害，体重減少，性欲低下，頭痛，肩こり，関節痛などの身体症状が出現することがある．

・患者は，うつ病として精神科を受診するだけでなく，身体の不調を訴えて，内科など精神科以外の科を受診する場合も多く，身体疾患の背景にうつ病の罹患がないかを判断する必要がある．

■うつ病に随伴する主な身体症状

①**睡眠障害**：入眠障害，中途覚醒，早朝覚醒，浅眠，熟眠感の欠如，昼夜逆転．一部の患者には，過眠がみられることもある．

②**消化器症状**：食欲低下，体重減少，悪心・嘔吐，胃腸障害など．一部の患者には，食欲の亢進，体重の増加がみられる場合がある．

③**生殖機能・排泄障害**：性欲低下，月経不順，排尿困難，便秘，下痢など．

④**筋肉や関節の痛み**：肩こり，関節痛，しびれ，腰痛，冷感など．

⑤**循環器・呼吸器症状**：動悸，胸部圧迫感，息切れ，呼吸困難感など

⑥**その他**：味覚障害，口渇，頭痛，頭重感，めまい，耳鳴りなど．

■治療・看護のポイント

・うつ病などの原因疾患を治療することが重要であり，薬物療法を中心とした治療が行われる．

・うつ病においては，十分な休息が大切であるため，患者がゆっくりと安心して療養できる環境を整備する．

・重篤な身体疾患に罹患している場合，「気持ちが落ち込んでもしょうがない」，「（病名告知後など）うつになるのは当たり前の反応」などとアセスメントしがちであるが，一時的な心理的反応な

のか，抑うつ状態なのかなど，うつ病の発症の可能性を考慮に入れてアセスメントを行う．

・睡眠障害は多くの患者に現れるために，昼夜逆転をしないように，適切な睡眠リズムをつけられるように援助する．

・薬物療法に関しては，「手放せなくなるのでは？」「依存するのではないか？」など，不安や疑いをもっている場合もあるので，薬物療法の作用・副作用について患者に正しい情報提供を行う．

・食欲不振があり，また食べても「砂をかんでいるよう」と感じることもあり，必要時，栄養補助食品や点滴などによる栄養補給を行う．

・うつ病の症状は，精神症状と身体症状の双方に現れるため，それらの症状が，患者のセルフケア行動にどのような影響を及ぼしているかをアセスメントして，セルフケア行動への援助を行う．

・身体症状を主訴に精神科以外を受診したり，入院したりしていることがあるので，精神科以外の看護師も，うつ病についての正しい知識とアセスメント能力を身につける必要がある．特にうつ病は，自殺（「4-10 希死念慮・自殺企図」参照）の危険があるので注意が必要である．

・身体疾患により，うつ病や抑うつ状態が現れている場合もあるので，精神・身体両面のアセスメントを行う（「6-8 身体疾患と精神症状」参照）．

8 身体疾患と精神症状

　身体疾患による直接的な生理学的結果により，精神症状が出現することがある．「症状精神病」や「症状性精神障害」といわれることもある．代謝障害，栄養障害，膠原病，内分泌障害など，さまざまな身体疾患により出現する（表1）．

■どのような精神症状が出現するか

　せん妄，認知症，健忘性障害，精神病性障害，緊張病性障害，抑うつ症，双極症，不安症，人格変化，性機能不全，睡眠障害など，基礎疾患によりさまざまな精神症状が出現する．

■精神症状を発現しやすい代表的な身体疾患

①**甲状腺機能障害**：機能亢進（バセドウ病など）では，不安，焦燥感，易刺激性，多動，多幸性などの躁症状（ときに抑うつ状態）．機能低下（粘液水腫など）では，無気力，意欲低下，自発性の低下などの抑うつ症状．

②**全身性エリテマトーデス**：精神運動興奮，幻覚・妄想症状，せん妄，意識障害．慢性期には，意欲の減退，人格変化，知能変化など．

③**肝性脳症**：軽度では注意集中困難，易刺激性．中程度ではせん

表1　精神症状と関連をもつ代表的な身体疾患

代謝障害	糖尿病，低血糖，電解質異常など
栄養障害	ペラグラ，ウェルニッケ脳症，ビタミン B_1・B_6・B_{12}欠乏症など
膠原病	全身性エリテマトーデス，ベーチェット病，リウマチ性疾患など
内分泌障害	視床下部機能障害，下垂体機能障害，甲状腺機能障害，副甲状腺機能障害，副腎皮質機能障害など

（太田保之，上野武治　編：学生のための精神医学．第3版，pp51-54，医歯薬出版，2014 より作成）

妄，見当識障害．重度になると傾眠，昏睡，不穏，幻覚，羽ばたき振戦などの症状も出現することがある．

④**電解質異常**：倦怠感，抑うつ，けいれん，せん妄，意識障害など．

■看護のポイント

・精神症状・身体症状を的確にアセスメントする．

・セルフケア行動の不足を補う．

・意識障害や幻覚・妄想状態などにより，自分や他者の安全が守れないことがあるので，安全に配慮した看護を行う．

■身体疾患と抑うつ症および自殺

身体疾患の抑うつ症の併発率は，心疾患17〜27％，脳血管疾患14〜19％，悪性腫瘍22〜29％，慢性疼痛を伴う身体疾患30〜54％と報告されており[1]，身体疾患で入院した患者にうつ病の症状がないかを観察することが大切である．また自殺の危険因子の1つに身体疾患の罹患があり，特に，腎不全，がん，HIV陽性・AIDS，全身性エリテマトーデス，脊髄損傷，ハンチントン病，多発性硬化症，糖尿病，てんかん，慢性関節リウマチは，自殺企図に注意する必要がある[2]．

■自殺予防の観点における看護のポイント

①**話をじっくり聞くことが大切**：「死にたい」といわれて，「そんなこといったらダメですよ」などと患者の気持ちを否定しない．まずは精神的につらい状況にある患者の訴えを傾聴することが大切である．

②**適切なアセスメント（うつ状態）**：重篤な身体疾患の場合，「これだけ大変な病気になったのだから，元気がなくなるのも当たり前」と考えがちだが，うつ状態にある可能性があるため，精神症状を的確にアセスメントする．

③**精神科医やリエゾンナースへの相談**：希死念慮（死にたい気持ち）がある場合には，精神科医やリエゾンナースへとつなぎ，専門的な援助を受けられるようにする．

9 身体疾患治療薬の精神状態への影響

■精神症状を引き起こす可能性のある身体疾患治療薬

身体疾患治療薬の副作用によって，精神症状が引き起こされる場合がある．精神症状を引き起こす可能性のある身体疾患治療薬を表1に示す．看護師には，これらの副作用を理解し，精神・身体の状態の変化に注意して観察することが求められる．

表1　精神症状を引き起こす可能性のある身体疾患治療薬

薬剤名		精神症状
心不全治療薬	ジキタリス製剤	抑うつ，錯乱，せん妄
非ステロイド系抗炎症薬	インドメタシン	抑うつ，錯乱
偏頭痛治療薬	キサンチン製剤	不眠，不安，不穏
パーキンソン病治療薬	レボドパ含有製剤	抑うつ，幻覚，錯乱，せん妄
気管支拡張薬	エフェドリン	幻覚，妄想状態，不安，不眠
	抗コリン薬	不安，せん妄
消化性潰瘍治療薬	H₂受容体拮抗薬	せん妄，錯乱，幻覚
健胃消化薬，胃腸機能調整薬	ドパミン受容体拮抗薬（メトクロプラミド）	抑うつ，不安
抗結核薬	イソニアジド	情動不安，多動，幻覚
	サイクロセリン	不眠，せん妄
	エチオナミド	不眠，不安，抑うつ
ステロイド		躁うつ，幻覚妄想，せん妄
抗悪性腫瘍薬	インターフェロンインターロイキン	不眠，せん妄，情動不安抑うつ，見当識障害
抗てんかん薬	バルビツール酸系薬	情動不安，興奮

（文献 1〜4 を参考に作成）

　また，身体疾患に対する治療と，精神疾患に対する治療が並行して行われる場合，向精神薬の効果に影響が及ぶ場合もあるため，向精神薬と身体疾患治療薬の相互作用についてもよく理解し，知識をもつことが重要である（「6-10 向精神薬治療と身体疾患」表1参照）．そのうえで，身体合併症をもつ精神疾患患者に現在行われている両方の治療の期間と内容を整理して把握し，考えられる身体症状，精神症状を明らかにし，観察とアセスメントを繰り返すことが求められる．

10 向精神薬治療と身体疾患

　向精神薬の副作用として身体疾患が生じる場合がある（「付録 抗精神病薬の副作用」参照）．また，向精神薬は，患者の合併している身体疾患および身体疾患の治療で使用される薬物と，相互に影響し合う．看護師は，これらの影響を理解し，患者の精神状態や身体状態を注意深く観察していく．

■向精神薬と身体疾患治療薬の相互作用

　向精神薬治療を受けている患者が身体疾患治療薬を内服する場合，薬物の組み合わせにより，さまざまな相互作用効果が出現する（表1）．

　向精神薬と身体疾患治療薬の相互作用により，薬物の効果の増大や減少が考えられるため，組み合わせが考慮される．

■身体疾患患者へ向精神薬が投与される際の注意点

①向精神薬投与の副作用による身体症状：向精神薬投与による身体への副作用を考慮し，身体合併症の種類によっては投与が避けられる場合がある．

②身体疾患による向精神薬の薬理学的変化：薬物の吸収・分布・代謝・排泄の過程において，その役割を担う臓器（特に肝臓，腎臓）が身体疾患により障害されることにより，向精神薬に薬理学的変化（主作用・副作用の減弱・増強）が生じることがある．そのため，身体合併症の障害部位と重症度，各向精神薬の薬物特性により，向精神薬治療の内容が検討される．

■身体疾患患者に向精神薬が投与される際の原則[4,5]

・普遍的薬物（主作用，副作用がよく知られている薬物）

・単純な処方

・少量からの開始

・必要最低限の投与期間

・新規症状出現時の対応：常に向精神薬による副作用の可能性を考慮

表1 向精神薬の副作用と身体疾患治療薬の相互作用

	相互作用のある薬物	薬物相互作用の効果		相互作用のある薬物	薬物相互作用の効果
抗精神病薬	消化性潰瘍治療薬（制酸薬）	神経遮断薬の吸収低下	リチウム	利尿薬	リチウム濃度の低下
	気管支拡張薬[a]	抗コリン作用の相加		降圧薬（β遮断薬）	振戦の減少
	降圧薬[a]	低血圧		降圧薬（カプトプリル，エナラプリル）	リチウム濃度の上昇
	抗てんかん薬（バルビツール酸系薬物）	神経遮断薬濃度低下		降圧薬（サイアザイド系利尿薬）	
	心不全治療薬（エピネフリン）[a]	低血圧		抗菌薬（テトラサイクリン）	
	パーキンソン病治療薬（レボドパ）（モノアミン酸化酵素阻害剤）	レボドパの作用に拮抗		免疫抑制剤（シクロスポリン）	
				ホルモン剤（ヨウ化カリウム）	甲状腺機能低下作用の増強
BZ系薬物	消化性潰瘍治療薬（制酸薬）（シメチジン）[b]	BZ濃度の低下 BZ濃度の上昇		狭心薬（ジルチアゼム，ベラパミル）	リチウム毒性を増大
	解熱薬（ジスルフィラム）[b]	BZ濃度の上昇		気管支拡張薬（抗コリン薬）	抗コリン作用の相加
	抗結核薬（イソニアフド）[b]		三環系抗うつ薬	降圧薬（メチルドパ）	高血圧の悪化
	経口避妊薬			クラスI抗不整脈（ジソピラミド，リドカイン，キニジン，プロカインアミド）	心筋伝導の延長
カルバマゼピン	消化性潰瘍治療薬（シメチジン）	カルバマゼピン濃度の上昇	SSRI	甲状腺疾患治療薬（リオチロニン）	抗うつ作用の増強
	狭心症治療薬（ジルチアゼム，ベラパミル）	カルバマゼピン濃度の上昇		抗パーキンソン薬（モノアミン酸化酵素阻害薬）	セロトニン症候群
	抗菌薬（エリスロマイシン，イソニアフド）				
	抗てんかん薬（フェニトイン，プリミドン）	カルバマゼピン濃度の低下			
	抗てんかん薬（バルプロ酸）	バルプロ酸濃度の低下			
	抗てんかん薬（クロナゼパム）	クロナゼパム濃度の低下			
	相互作用のある薬物	薬物相互作用の効果			薬物相互作用の効果

（文献1～3を参考に作成）

注：BZ＝ベンゾジアゼピン系薬物，SSRI＝選択的セロトニン再取り込み阻害薬
注：a＝フェノチアジン系薬物（クロルプロマジン，チオリダジン），b＝オキサゼパム，ロラゼパム，アルプラゾラムを除く

11 妊娠と向精神薬治療

　精神疾患により向精神薬治療を受けている女性の妊産褥期における援助について，向精神薬治療とのかかわりの観点から，以下に述べる．

●妊娠・授乳期の向精神薬治療の目標[1]

・母親の精神疾患による症状の緩和を図ることにより，母親が妊娠出産に臨むことができる．

・母親の精神疾患による症状の緩和を図ることにより，胎児への悪影響を防ぐ．

・向精神薬に対する胎児の曝露を最小限にする．

●向精神薬の種類による危険度

　これまでの向精神薬の安全性に関するデータは乏しく，安全性の確立は十分になされていない．薬物の危険性の評価に関し，現在参考にできる主なものは，医療薬品添付文書，FDA薬剤胎児危険度分類基準，虎の門病院の薬剤危険度評価基準，オーストラリア基準の4つであり，それぞれ評価が異なる．以下に主なものについて述べる．

①**抗精神病薬**：これまでの研究により，定型および非定型抗精神病薬と，催奇形性発現との間に有意な関連はみられていない[1,3]．しかし，医療薬品添付文書によると，ハロペリドールおよび炭酸リチウムは妊産褥婦への投与が禁忌と表示されている．

②**抗うつ薬**：これまでの研究により，催奇形性発現との間に有意な関連性は見いだされていない[1,2]．しかし，FDA薬剤胎児危険度分類基準によると，三環系抗うつ薬とSSRIのパロキセチン(パキシル®)は，「危険性を示す確かな証拠がある」と記載されている．

③**抗不安薬**：ベンゾジアゼピン系抗不安薬は全般的に，催奇形性および胎児毒性との関連が示唆されており[1,2]，医療薬品添付文

書には，「治療性の有益性が危険を上回ると判断される場合にのみ投与すること」と記載されている.

　上記のような危険度の基準は，現在も更新中であるため，常に最新の知見を把握しておくことが重要である.

●向精神薬投与の時期による影響

　向精神薬投与の影響は妊娠の時期により異なる（表1）.

●向精神薬内服中の母児への看護

　女性にとって妊娠や出産は，生理的，内分泌的な変化や役割の変化が起こる大きなライフイベントであり，心身両面に変調をきたしやすい. 治療上，向精神薬の投薬が必要とされる場合であっても，妊婦は胎児に対する副作用を心配し，服薬を中断してしまうことがよくある[3]. 看護師は，上記のような知識をもち，以下のような援助を実施していく必要がある.

①**説明と自己決定への援助**：妊婦の不安を受容するとともに，薬剤の種類や時期による影響をよく理解してわかりやすく説明し，妊婦がその配偶者と治療を選択できるよう，自己決定の援助を行うことが重要である.

②**観察とアセスメント**：妊産褥期の精神状態の変化，服薬状況，向精神薬の出産および生活全体への影響を観察し，患者の現実検討力や判断力をアセスメントする. また，向精神薬を服用していた母親から生まれた新生児は，出世後に保育器に収容し，モニターを装着して厳重に観察を行う[5].

③**援助・指導**：②のアセスメントをもとに，必要に応じて受胎調節や，避妊の指導および，妊娠や授乳中の指導と援助を実施していく.

　これらの看護を実践する際に，薬物の危険度や看護師の価値観のみから判断するのではなく，本人や家族の意向を尊重し，個別的な援助をしていくことが重要である.

表1　向精神薬投与の時期による影響

薬剤の影響	妊娠週数	影響の内容
(1) 安全とされる時期	受精〜2週目(妊娠3週6日)	胎児に後に残るような影響は及ぼさないとされる．妊娠前の服用や，男性の服用の影響もないとされる．
(2) 催奇形性が問題になるとされる時期	受精2週間後(妊娠4週0日)〜妊娠4カ月(妊娠15週6日)	胎児の中枢神経，心臓，消化器，四肢などの重要臓器が発生・分化するため，催奇形性の危険が最も高いとされる．
(3) 胎児毒性が問題になるとされる時期	妊娠5カ月(16週0日)〜分娩	薬剤の投与によって，奇形のような形態異常は形成されない．しかし，母体に投与された薬剤は胎盤を通して胎児へ到達するため，胎児毒性による問題が生じる．主には，胎児の機能的発育に及ぼす影響や胎児環境の悪化(例えば胎児尿量の減少による羊水減少)，発育の抑制，子宮内胎児死亡のほか，分娩直前では新生児の適応障害や薬剤の離脱障害がある．
(4) 授乳中の投与	分娩後〜授乳終了	授乳時に母体が服用した薬剤は，母体血液から母乳中へ移行するが，ガイドラインはない．わが国の薬剤添付文書では，新生児への影響とは無関係に，「乳汁中に分泌されるもの」は授乳中止になっている．

(文献2，4を参考に作成)

12 水中毒

●水中毒とは

　水中毒とは，病的多飲水および抗利尿ホルモン分泌異常症候群（SIADH）[*1]，あるいは両者の合併に起因して，希釈性低ナトリウム（Na）血症[*2]，低浸透圧血症をきたした結果，さまざまな神経・精神症状を呈する低 Na 血症性脳症を指す[1,2]．広義には，**病的多飲水**など多飲行動のみの場合にも水中毒ということもある．病的多飲水とは，慢性精神障害者に多くみられる水分の過剰摂取のことであり，精神科病院の入院患者の約 10％にみられ，そのうち約 3％が水中毒を発症しているといわれる[3]．

●水中毒の原因

　原因として，向精神薬の副作用による SIADH，抗コリン薬の副作用，病的体験などの心因，長期入院による精神的ストレス，喫煙などがあげられているが，いまだ明らかではない[4~6]．

〈多飲水を起こしやすい向精神薬〉[7]

・**抗精神病薬**：クロルプロマジン，レボメプロマジン，プロペリシアジン，パルフェナジン，ゾテピン

・**抗てんかん薬**：フェニトイン

・**抗不安薬**：ジアゼパム

・**睡眠薬**：ブロモバレリル尿素

・**抗パーキンソン薬**：プロメタジン

●発作と看護のポイント

　発作は，低 Na 血症による脳圧亢進，脳浮腫などの重篤な状態

[*1]抗利尿ホルモン分泌異常症候群（SIADH：syndrome of inappropriate secretion of antidiuretic hormone）：血清 Na 濃度が低値であるにもかかわらず不適切に抗利尿ホルモンが分泌され，尿の生成が妨げられ体内に水分が貯留し，低 Na 血症が続く状態．

[*2]低 Na 血症：血清 Na 濃度が 135 mEq/L 以下となった状態．

であり，適切な対処をとらないと死亡率も高く，神経学的な後遺症を残す確率も高い．次の段階を経る[7]．

①水酩酊状態：上限値[*3]を超える飲水をした場合で，発作準備状態にあたる．表情がぼんやりし，反応が鈍く，周囲に無関心になり，行動に落ち着きがなくなり，注意しても飲水をやめない．やがて水様状嘔吐がみられる．その後高い確率で発作が起きる．

・看護のポイント：観察による発作回避のための対処〔飲水制限，電解質補正（ソリタ T3 顆粒の経口投与など），抗てんかん薬の投与〕

②けいれん大発作：水様状嘔吐後約 30〜60 分後に起こる．けいれん発作は約 30〜40 秒間続き，強直性から間代性に移行する．発作は 2 回あり，1 回目から約 30〜60 分後に 2 回目が起こる．同時に多量の尿失禁，便失禁，発汗，水様状嘔吐がみられる．合併症として悪性症候群や横紋筋融解症を起こしやすい．

・看護のポイント：てんかん時の看護に準ずる（「3-15 てんかん」参照）．発作後嘔吐がみられることもあり，窒息に注意．電解質補正は必須だが，急速な補正はうっ血性心不全や CPM[*4]を起こす危険があるので，輸液の half correct[*5]の原則に従う．回復時もうろう状態にあるため安全に配慮する．飲水は Na 値が正常化するまで禁止する．2〜3 日後より 1 日 2,000 mL を目安として飲水を開始する．

③自立不能発作：歩行時バランスがとれずに転倒し，起き上がれ

[*3]上限値：木村[7]によると，水中毒患者は起床時の体重にかかわらず，一定の体重になるまで飲水する傾向がみられるとし，この一定値を上限値と呼んでいる．

[*4]CPM（central pontine myeliolysis）：橋中心髄鞘崩壊症．

[*5]輸液の half correct の原則：治療開始時の血清 Na 値から補正すべき Na 値を計算し，その半分量を初めの 12 時間で投与し，以後検査値と臨床症状を観察しながら Na を追加投与し，24 時間以内に血清 Na 値を正常化させること．

なくなってしまう状態．意識は保たれているが，もうろう状態にある．多量の排尿，尿失禁もみられる．

・**看護のポイント**：もうろう状態にあるため，必要に応じて身体抑制などで安全を確保する．失禁への対処．

■一般的な看護のポイント[7]

①**水分摂取状況の把握**：体重測定などにより正確な水分摂取状況を把握する．体重測定は起床時排尿後の体重をベース体重とし，それ以降の体重の増加率などをみていく．対処を始める目安は，体重50kg以下の患者では「ベース体重＋10％」が指標となるとされる．その患者の上限値を超えると発作が起きやすいので，上限値との関係から，増えた体重に注意を払う．

②**飲水制限**：上限値近くに達していれば飲水制限を行い，綿密に観察する．同時に検査データ（Na，CL，K，ADH，尿比重）を確認する．体重がベース体重＋2kg以内になり，精神状態が落ち着いてきたら，飲水制限を解除し要観察とする．行動制限は精神的なストレスを増し，その結果水分摂取量がかえって増加することもあるので，最小限とする．看護者がマンツーマンでかかわることも飲水制限の1つの方法である．夜間の不眠の改善も重要である．

③**電解質補正**：低Na血症レベルで推移している者，および体重増加時に，電解質（ソリタT3顆粒など）を投与する．

④**患者教育・患者とのかかわり**：水中毒に対する認識を高め，飲水量の自制を促すような患者教育を行う．飲水量は精神的なストレスとの関連も高いとされるので，患者が置かれた精神的状況をよく理解し，ストレスを生む要因を減らしたり，共に問題解決を図ったり，ストレスを過度にためない日課の工夫をしたりする．開放的処遇に努めるなど，ストレスを生み出さないための病棟内環境の改善も重要である．

13 感染予防

■精神科における病院感染

　以下のような精神科に特徴的な要因により病院感染のリスクが増している.

①**患者側の要因**：高齢化, 身体合併症の増加, 長期在院患者の存在, 病態により清潔保持や身体状態への関心の薄い時期の存在.

②**病院側の要因**：閉鎖的治療環境, 患者間の濃厚接触の機会の多さ, アメニティの不足, 感染症や身体疾患の知識の不足.

■感染予防対策

　感染予防対策を実施するにあたり, 感染についての知識をもっておくことが重要である.

①**感染と感染症**

・感染：病原微生物が身体に付着・定着・増殖すること

・感染症：感染によって引き起こされた疾病

②**感染予防対策**

・感染源の除去：感染症の診断結果により, 各感染症に適切な予防, 対策を実施する. 精神科でよくみられる感染症とその知識を表1に示す.

・病原体・感染経路の遮断：病原体・感染経路の遮断を目的とする標準予防策を実施する (表2). この際, すべての患者に対し, 湿性生態物質 (血液, 体液, 分泌物, 排泄物) を感染性があるものとして扱う.

・宿主抵抗性の向上：易感染状態にある患者を把握し, 状態の改善に向けて援助を行うとともに, 適切な環境 (清潔, 個室など) に配慮する.

表1 精神科でよくみられる感染症とその知識

	疥癬	MRSA	結核	食中毒
概要	ヒゼンダニの寄生による皮膚感染症 ・通常疥癬 ・角化型疥癬（より重度）	メチシリン耐性黄色ブドウ球菌の感染により化膿性の疾患を引き起こす	結核菌の感染により発症	病原微生物や有害化学物質、食品摂取の結果生じる健康障害
症状／種類	・激しいかゆみ ・小さな赤い丘疹：外陰部、腋下、臀部 ・疥癬トンネル：手首、指、肘	・MRSA肺炎 ・MRSA腸炎 ・尿路感染 ・敗血症 などにかかる	・咳嗽、痰、微熱等、感冒様症状 ・ツベルクリン反応陽転（感染後2カ月） ・胸部X線所見	・水溶性下痢、腹痛 ・血便、発熱、嘔気、嘔吐、感冒症状 ・溶血性尿毒症候群 ・脳症
感染経路／要因	[感染経路] 直接：接触感染 間接：衣類・寝具などのリネンをかいする感染	[要因] 高齢、基礎疾患の存在 免疫力、抵抗力低下 同精神薬の長期服用 免疫抑制剤の使用	[感染経路] 排菌している結核患者の結核菌の飛沫感染（空気感染） ・医療従事者の媒介	[一次感染経路] 食中毒 [二次感染経路] 糞便中のO-157が手指等をかいした経口感染
治療／対策	[角化型疥癬の場合] ①隔離 ②室内消毒 ③殺ダニ剤全身塗布 ④処置時手袋着止 ⑤リネンの熱処理 通常疥癬の場合は③のみ	抗MRSA薬単剤投与予防 ①適切な抗生物質使用 ②徹底した手洗い ③MRSA患者の適切な隔離	①結核菌除去（隔離・化学療法） ②結核菌密度の低下（換気、紫外線照射） ③職員のマスク着用 ④予防接種 ⑤発病の早期発見	①安静 ②脱水予防：水分摂取、輸液 ③抗菌薬使用 ④徹底した手洗い（特に黄便に注意） ⑤食品の安全保持

表2 標準予防策

	標準予防策
手洗い	体液・体物質に触れたあと，手袋をはずしたあとに行う．通常ふつうの石鹸を使う
手袋	体液・体物質に触るとき，粘膜・無傷でない皮膚に触る前に使用する．ほかの患者の所に行くときははずして手洗いする
マスク	体液・体物質が飛び散って，目，鼻，口を汚染しそうなときに使用する
ガウン	衣服が汚染しそうなとき着用する．汚れたガウンはすぐ脱ぎ，手洗いをする
器具	汚染した器具は，粘膜，衣服，他の患者や環境を汚染しないように注意深く操作する．再使用のものは清潔であることを確かめる
リネン	汚染されたリネンは粘膜，衣服，ほかの患者や環境を汚染しないように操作，移送，処理する
患者配置	環境を汚染させるおそれのある患者は個室に入れる．個室がないときは専門家に相談する
その他	針刺し事故対策，環境対策（毎日）

1 身体的検査

CT，MRI など精神科における画像診断，および脳波検査は，精神症状発現の器質的要因の特定，または除外を目的として行われる．

●コンピュータ断層撮影法
（CT：Computed Tomography）（表1）

①概　要

・CT 像は，X 線透過により，生体の切断面を画像化したものである．

・CT とは，人体に多方向から X 線を照射し，各組織の X 線吸収係数の差から得られたデータを，コンピュータを用いて二次元の断層像として画像化する装置である[1]．

・X 線は，肺のように空気のある部位を通過しやすく，骨は通過しにくい性質を有している．そのため，身体の組織や臓器によって X 線の通過しやすさ（透過性）は異なり，この差を利用して画像をつくり出すことができる．CT により，病変が描出されるのは，X 線の透過性が病変と正常部位とで異なるためである．

・病変部と正常組織との差を明確にするために造影剤を静脈注射して撮影する CT 検査を「造影 CT 検査」，造影剤を使わない CT 検査のことを「単純 CT 検査」という．

②意　義

・脳室拡大の有無，脳溝開大の有無は，アルツハイマー病型認知症や統合失調症との関連性から，また，脳梗塞の有無は，血管性認知症や高齢者のうつ病との関連性から重要である[2]．

③看護のポイント

・造影剤を用いる場合には，副作用などについて，事前に十分な説明をしインフォームド・コンセントを取ることが必要であり，また，造影剤副作用歴やアレルギー歴，腎障害，心疾患の有無な

ど，危険因子を把握するための確実な問診とチェックを行う．

・撮影中の患者の体動を最小限にするための説明を行い，必要時，薬剤を用いて鎮静を図る．

■磁気共鳴イメージング

（MRI：Magnetic Resonance Imaging）（表1）

①概　要

・MRI は，磁性をもつ原子核である水素原子が磁場に影響された際の動き（核磁気共鳴）を情報化する診断法である．

・臨床では，パラメータによる信号強度の変化により，T1 強調像と T2 強調像を得ることが多く，前者では，白質は白く，灰白質は暗く，脳室は黒く描出され，解剖学的解像度がきわめて鮮明である．後者では，逆に脳室は白く描写され，微細な脳梗塞を診断するには T2 強調像が優れている．

②意　義

・CT とは異なり，通常の撮像法で水平，矢状，冠状のいずれの切断面も得ることができ，精神症状形成に関連の深い海馬の様子を冠状切断により容易に検討できる[2]．

③看護のポイント（CT で述べたポイントに追加）

・磁場の急激な変化による導体の電流発生から，心臓ペースメーカーの誤作動の危険性があり，装着者の MRI は禁忌である．

・撮影室への強磁性体の持ち込みにより，周囲の磁場を乱し，画像が不良となるだけでなく，磁場方向に吸引される事故を招く危険性がある．よって，体内金属，磁性体医療器具，磁性体装着物の有無の確認が重要である．

■脳波検査　EEG（Electroencephalogram）

①概　要

・脳波とは，大脳皮質の神経細胞で発生した電気活動を脳波計によって記録したものである．

・通常，大脳皮質の多数の神経細胞の総括的な活動を体表に装着した電極を用いて記録する頭皮上脳波を指す．

表1 CTとMRIの特徴の比較

	画像	長所	短所
CT	人体のX線吸収の違いを画像化	・骨や石灰化の描出に優れる ・早期の出血性病変感度・精度が高い ・空気分解能が高い ・検査時間が短い	・X線被爆 ・骨や空気によるアーチファクト（人工産物，障害陰影）がある
MRI	人体の水素原子からの信号を画像化	・軟部組織のコントラストが高く，詳細な画像 ・任意方向の撮像可能 ・骨や空気からのアーチファクトがない ・X線被爆がない	・特定の物質のみ描出 ・検査時間が長い ・装置・設備が高額 ・閉所・騒音による恐怖感と不快感 ・対象条件の制限

・頭皮上から記録される電位は，大脳皮質神経細胞から発生し，律動のペースは深部構造，特に視床が強く関与している[3]．

②意　義

・画像診断や血液検査ではとらえられない器質性疾患に反応することで，内因性精神疾患の診断を見直すためのポイントとなり得る[4]．また，てんかんないしは急性症候性発作との鑑別に役立つ[4]．

③記録方法

・脳波は，2つの電極の電位差として記録され，電極配置には，一般に国際10/20法（International 10/20 System）が用いられている．これは，鼻根と後頭結節間をそれぞれ計測し，それを10%および20%で均等間隔に分割していくものである．

・通常，安静閉眼覚醒時脳波のほかに，脳波異常を出現，あるいは顕著にするための操作を加えて記録する（賦活法）．

・賦活法には，開閉眼賦活法，過呼吸賦活法，閃光刺激法，睡眠賦活法などがある．

表2　周波数の帯域と名称

周波数	名称	
0.5～4 Hz 未満	δ 波	徐波
4～8 Hz 未満	θ 波	
8～13 Hz 未満	α 波	
13 Hz 以上	β 波	速波

④脳波の正常・異常

・正常成人の脳波は，徐波をほとんど含まず，主に α 波と速波とから成り立っている（表2）.

・脳の活動性が高まると，α 波が減衰し，睡眠時は，睡眠深度に応じて脳波像は変化し，熟睡すると θ 波が出現する.

・脳波像は，年齢や意識状態，開閉眼，精神状態などの要因によりかなりの変動を示す.

・アルコール離脱症候群や鎮静系薬物によるせん妄では，基礎律動に速波が出現する[5].

・限局性脳器質疾患では，限局的に多形性徐波が出現する.

・異常脳波には，突発性異常と非突発性異常があり，てんかん性脳波とは，前者である棘波，多棘波，鋭波，棘徐波複合，鋭徐波複合を指す.

⑤看護のポイント

・検査に伴う不安による筋緊張の亢進や体動により，脳波に筋電図が混入することがあるため，事前に不安の除去に努め，必要時，薬剤による鎮静を行う必要がある.

・脳波に周辺機器の動作雑音（アーチファクト）やノイズが混入しないよう，電気器具，医療機器を患者から遠ざける.

2 心理テスト

　精神科の補助診断として，心理テストが用いられる．以下にその代表的なものについて解説する．

■WAIS（Wechsler Adult Intelligence Scale），WAIS-R

　ウェクスラー法と呼ばれる成人知能検査．WAIS-Rはその改訂版．言語性テストと動作性テストから構成される．言語性テストは，「知識」「理解力」「算術」「語彙」などから成り，動作性テストは，「絵の配列」「絵の完成」「積み木」などから成る．これらにより，知能指数（IQ：intelligence quotient）を算出する．子ども用には，WISC（Wechsler Intelligence Scale for Children）があり，5歳から15歳の子どもに適用される．知能検査には，ほかにビネー法などがある．

■ロールシャッハテスト

　いろいろな形をしたインクのしみのような模様（インク・ブロット）のカード10枚を用いる．被験者は各カードのなかに何が見えるか言うように要請される．いろいろな反応（平凡反応，新規反応，形体反応など）を解析し，被験者の言語化されない内面を解釈していく．知能，成熟度，情緒性，課題解決の方式，自我の機能，欲求などが診断される．精神科の補助診断として最も用いられている検査の1つ．

■TAT（Thematic Apperception Test：絵画統覚テスト）

　人物を描いた数枚のカードを用いた絵画統覚テスト．各カードを見せて，被験者に物語を語らせる．各カードの場面はわざとあいまいにしてあるので，被験者は絵のなかに自分自身の態度と知覚様式を反映させると仮定されている．被験者のつくった物語を分析，解釈することで，人格を記述していく．

■バウム・テスト

　投影描画テストの1つ．バウムBaumとはドイツ語で「木」の

ことであり，被験者は「実のなる木」を1本描くように言われる．描かれた絵から，丁寧さの指標，不安指標，ゆがみ指標，貧困指標などを読み込み，病理を解釈していく．簡便なことから，病院，学校，各種の教育機関などで幅広く用いられている．

●MMPI（Minnesota Multiphasic Personality Inventory：ミネソタ多面人格テスト）

550項目から成る質問紙法による性格テスト．精神医学的障害への傾向を測定するための9つの尺度（心気症，抑うつ，ヒステリー，精神病質，男女性度，偏執性，精神衰弱，統合失調症，躁状態）と，内向対外向，偏見対公平などの尺度が加えられている．尺度の高低によって，被験者の人格的・病理的特徴を類推する．383に短縮された方法もある．

●Y-Gテスト（矢田部-ギルフォード式性格検査）

12の因子を含む120の質問項目から成る，質問紙法による性格検査．各因子の得点から，性格特性を判定する．①平均型，②右寄り型（情緒不安定，犯罪型），③左寄り型（情緒不安定，内向型），④右下がり型（指導者型），⑤左下がり型（神経症型）の5つの型があり，それぞれに典型，準型，混合型がある．

●改訂長谷川式簡易知的機能評価スケール（HDS-R）

認知症の有無を簡便に判定できる方法として普及している．「今日は何月何日ですか」「年齢は」「知っている野菜の名前を言ってください」「100から7を順番に引いてください」など，9つの課題から成る．30点満点で，20点以下を認知症とする．

●記銘力テスト（東大脳研式）

「空―星」のような関係のある単語の対10組と「ウサギ―障子」のような無関係の単語の対10組を用いる．有関係単語10組を復唱させ，次いで単語の一方を検査者が読んで，被験者に他方を答えさせる．正常だと有関係単語は8～9対，無関係単語でも4～5対正答できる．3回繰り返し，評価する．

精神科における薬物療法は，精神障害をある種の脳神経伝達系の疾患として，より確からしい仮説により想定された治療である．向精神薬の有効性は文献によって差があるが，おおよそ40～60％程度である．精神科における薬物療法は治療の重要な位置を占めている．向精神薬は脳の神経伝達に作用しているのであって，生活状況までを改善するものではない．その効果に過剰期待せずに看護として何ができるのかを絶えず模索しなくてはならない．例えば，足の骨折にはギプス固定と鎮痛薬が必要である．あるいは糖尿病では食事療法・運動療法・生活習慣の改善，そのうえで経口血糖降下薬やインスリンなどの薬物療法を行う．薬物療法のみを行っても期待される回復は望めないどころか，かえって悪化の可能性もある．精神科における薬物療法においても，その前提となる処置や治療がある．例えばストレスとの付き合い方，睡眠のとり方，気分や認知の捉え方，生活習慣の改善など，それらへの介入は看護の役割であり機能である．またそれなくして薬物療法は成り立たない．そういった意味では看護が薬物療法を決めると言っても過言ではない．患者-看護者関係の構築こそが本来の薬物の効果を最大限に引き出すことになる．

●抗精神病薬

　統合失調症を中心とする，精神運動興奮・昏迷，幻覚，妄想などを軽減する治療薬．気分症，器質性精神障害，中毒性精神障害など，他の精神障害における同様の症状にも用いられる．

　統合失調症の病因として確立されたものはないが，**ドパミン仮説**によれば，脳内の４つのドパミン経路のうちの１つである中脳辺縁系ドパミン経路の過活動が統合失調症の病因に関与していると考えられている．陽性症状などの統合失調症様の症状を示す薬物（覚せい剤など）の多くはドパミン様作用があること，また抗

精神病薬の臨床容量とドパミン D_2 受容体との親和性に相関関係があることなどから統合失調症の病態形成には，主としてドパミン神経系の異常が関与していると考えられている．

抗精神病薬はドパミン D_2 受容体拮抗作用を有し，ドパミン D_2 受容体に対する親和性を共通特性として有している．

この共通特性により抗精神病薬は患者を眠らせることなく周囲の刺激に無関心とさせる基本的な作用を有し，臨床的には次のような作用を示す．

・**抗幻覚・妄想作用**：精神疾患患者の行動を左右し混乱させている幻覚や妄想を抑える作用

・**鎮静作用**：精神病性の不安・興奮を抑える作用（非特異的）

・**抗自閉・賦活作用**：慢性患者の意欲・自発性の低下を改善する作用（非定型抗精神病薬）

現在大きく2種類の抗精神病薬が使用されている．定型抗精神病薬と非定型抗精神病薬である．「定型」と「非定型」という用語は，古くからある「定型」な副作用を示す抗精神病薬と，定型な副作用を示さない「非定型」な比較的新しい抗精神病薬という意味で使用されている．

①**定型抗精神病薬**：定型抗精神病薬を指す別の用語としては，従来型抗精神病薬，第一世代抗精神病薬などがある．

②**非定型抗精神病薬**：非定型抗精神病薬を指す別の用語としては，新規抗精神病薬，第二世代抗精神病薬などがある．また次のような用語がそれぞれの薬剤で用いられることもある．ドパミン部分作動薬（DPA），セロトニン-ドパミン拮抗薬（SDA），多元受容体標的化抗精神病薬（MARTA），（薬品名は付録「主な向精神薬一覧」（p268 参照））．

ブレクスピプラゾールは，ドパミン D_2 受容体およびセロトニン 5 HT$_{1A}$ 受容体にはパーシャルアゴニストとして，また，セロトニン 5 HT$_{2A}$ 受容体にはアンタゴニストとして働く，SDAM（Serotonin Dopamine Activity Modulator）と呼ばれる独自の

薬理作用を有する新しい構造をもつ化合物で，既存の抗精神病薬でみられるアカシジアや体重増加のリスクが少ないことに加え，不眠やアジテーションなどもきたしにくいという特徴を有する．

抗精神病薬の使用は，単剤，至適用量が基本である．急性期の治療では従来は十分な薬効が得られるまで漸増し，寛解すれば漸減するといわれてきたが，わが国では鎮静効果に比重が置かれ十分には漸減されていなかった現状がある．しかし，現在では抗精神病薬の効果であるドパミン受容体占有率についての研究が進み，また非定型抗精神病薬の導入により，至適用量という考え方が浸透してきている．ドパミン神経回路における抗精神病薬の受容体占有による臨床的有効性は，D_2遮断≧65％，錐体外路症状D_2遮断≧78％，プロラクチン上昇D_2遮断≧72％といわれており，至適用量は，有効性と副作用の中間である，おおよそ70％前後と考えられている．つまり薬剤の拮抗作用により30％程度の活性率を確保することが重要である．

統合失調症はしばしば再燃し，進行性で下降性の経過をみる．長期的予後は，再燃の頻度や度合いに影響を受けると考えられる．服薬の中断は再発率の上昇と相関があることが知られていることからも服薬の援助は重要である．患者-看護師関係の構築のうえに，薬が患者にとって医療者から「飲まされる薬」ではなく自分のために「飲む薬」となること，つまり**アドヒアランス***が重要である．また薬の必要性の教育や説明のなかで次の2点を患

---

*「コンプライアンス」から「アドヒアランス」へ：

コンプライアンス（compliance）：患者は医療提供者の指示（決定）に従って（遵守：compliance）服薬する．視点が医療者側に偏り，問題があるのは患者側であることが強調される傾向にあった．

アドヒアランス（adherence）：患者自身の治療への能動的で積極的な参加（執着心：adherence）．患者が服薬意義を理解し主体的に治療方針を選択し，医療関係者はそれを維持していくための援助をしていくという関係を基盤とした患者自身の治療への参画・積極的な継続．

者に提示すべきである．基本的に「患者は服薬を拒否する権利がある」．一方で，精神科医療者の責任として「精神障害による著しい自傷他害における強制的治療がある」の2点である．

③**副作用**（「付録 抗精神病薬の副作用-1～3」参照）：抗精神病薬はドパミン D_2 受容体拮抗作用のほか，ムスカリン性コリン M_1 受容体，ヒスタミン H_1 受容体，α_1-アドレナリン受容体などの拮抗作用を有している．中枢性，末梢性に作用しさまざまな症状を呈する．それぞれの受容体の親和性の度合いの違いによっても副作用の違いが出る．定型抗精神病薬において低力価の薬剤が一見副作用が少ないようにみえるのは，その作用の1つに抗コリン作用をすでに有しているためである．

非定型抗精神病薬においてドパミン D_2 受容体遮断性の副作用が少ないのは，セロトニン $5HT_{2A}$ 受容体拮抗作用の効果による．アリピプラゾールとブレクスピプラゾールにおいてはそのドパミン・パーシャルアゴニスト作用そのものであるドパミン受容体の部分活性（活性率：10数％～30％程度）が副作用の少なさとなっている．

重篤副作用の1つに**悪性症候群**がある．悪性症候群を独立した症候群とみなさず，神経遮断薬により生じる「錐体外路症状」が重症化したもの，あるいは，「発熱を伴う錐体外路症状群」とのとらえ方がある．悪性症候群の予防には，錐体外路症状から，カタトニア，悪性症候群に至る一連の病態を連続したものととらえることが看護にとって極めて重要である．患者とともに早期発見，早期予防に努める〔「付録 抗精神病薬の副作用-3」参照〕．

●抗うつ薬

モノアミン仮説によれば脳内のノルアドレナリンとセロトニンの減少がうつ状態の発現と関連があると考えられている．また，その受容体および受容体以後の情報伝達系の機能異常の関与なども示唆されている．

抗うつ薬は，セロトニンやノルアドレナリンのトランスポー

ターに結合し，再取り込み機能を阻害することで，シナプス間隙のモノアミンレベルを増加させることが主作用となっている．従来薬では，この主作用に加え，ムスカリン性抗コリン M_1 作用，抗 α_1-アドレナリン作用，抗ヒスタミン H_1 作用などの副作用を強く併せもつ．このような従来薬の有害作用を削り，モノアミン再取り込み阻害作用だけを選択的に残そうとする，あるいは有害作用を減弱させようとするなかで開発されてきたのが，**選択的セロトニン再取り込み阻害薬**（selective serotonin reuptake inhibitor：**SSRI**）と**セロトニン・ノルアドレナリン再取り込み阻害薬**（serotonin noradrenaline reuptake inhibitor：**SNRI**）である．さらに，ノルアドレナリン作動性・特異的セロトニン作動性抗うつ薬（noradrenergic and specific serotonergic antidepressant：NaSSA）が創薬されてきた．

　しかしながら，抗うつ薬の有効性は 60％程度といわれており，その効果発現までには 10 日から数週間かかることが臨床的には経験されている．つまり，薬による間接的な作用が働いている可能性が示唆されるということであり，脳由来神経栄養因子（BDNF；Brain-derived neurotrophic factor）の関与が想定されている．また基本的には抗うつ薬は，従来いうところの内因性のうつ病に効果があると考えられる．

　しかし今日，新規の抗うつ薬の使用範囲はうつ病以外の精神障害にも広げられている．言い換えれば抗うつ薬とは何に効いているのか，といった問いかけともいえる．特に高度ストレス社会における現代のうつ病とは何かを看護として位置づけていく必要があるだろう．つまり，どこまで重篤であれば薬を使う必要があるのか，副作用と作用のバランスを考慮しつつその人の生活上の薬による気分の高揚の必要性などを念頭に置き，医師の処方を看護の立場からとらえる必要性が出てきている．

・**副作用**：ムスカリン性コリン M_1 作用，α_1-アドレナリン作用，ヒスタミン H_1 作用などの副作用による症状は抗精神病薬のそれ

と同じである.

●抗双極症薬

気分高揚・活動性増大・睡眠減少などの躁状態の病態成立には，セロトニンを含めたモノアミン系や視床下部-下垂体-副腎皮質-性腺などのホルモン系の異常，後シナプスドパミン D_2 受容体の感受性の亢進が関与している可能性が高いが，その詳細は不明である.

抗躁作用および双極症の予防効果をもつ，気分安定薬と呼ばれるものは，炭酸リチウム，カルバマゼピン，バルプロ酸ナトリウム，ラモトリギンである．保険適応ではないが，抗てんかん薬であるクロナゼパム，利尿薬であるアセタゾラミドも躁状態の治療に使われることがある．また抗精神病薬であるオランザピンが双極症の躁状態・うつ症状の改善で，アリピプラゾールが躁状態の改善およびうつ病・うつ状態（既存治療で十分な効果が認められない場合に限る）の改善で適応を受けている．また，ブレクスピプラゾールが「うつ病・うつ状態（既存治療で十分な効果が認められない場合に限る）」を効能・効果として追加予定である.

●抗不安薬

情動の形成には大脳辺縁系が密接に関与しており，特に扁桃核，海馬，中核野と，視床下部と呼ばれる脳内の領域が情動の発現に大きくかかわっている．これらの領域では，ノルアドレナリン神経系やセロトニン神経系などが互いに神経経路を形成しており，またホルモン系の関与も加わり，不安などの情動調節障害の発現をきたしていると考えられている.

こうした神経回路網の過活動状態を抑制し，不安・緊張・焦燥感などを取り除き，症状を緩和するのが，γ-アミノ酪酸（γ-aminobutyric acid：GABA）の作用である．この作用を増強する目的で使用される薬物がベンゾジアゼピン系抗不安薬である．中枢神経を抑制し，抗不安作用，催眠作用，抗痙攣作用，筋弛緩作用を示す.

また，うつ病や不安・恐怖などの発現に関与する大脳辺縁系や視床下部にはセロトニンを分泌する神経終末が多数存在し，その神経活動の亢進が不安症状をもたらすと考えられている．そのうちセロトニン自己受容体に作用しセロトニンの遊離を抑制することで抗不安作用を発現するのが，セロトニン5 HT_{1A} 受容体作動薬である．

そのほかの抗不安薬では，抗ヒスタミン作用により視床，視床下部，大脳辺縁系を抑制することで静穏作用を示していると考えられる．

ベンゾジアゼピン系抗不安薬はアルコール使用症の離脱期にも使用されることがあるが，これは GABA 受容体の各サブユニットの1つにアルコールの結合部位もあり，ベンゾジアゼピンがアルコール同様の働きをするために離脱が抑えられると考えられている．

■催眠・鎮静薬
①ベンゾジアゼピン誘導体およびその類似薬

抗不安薬と同様に γ-アミノ酪酸（GABA）の作用を増強することで催眠・鎮静作用を示す．

さらにバルビツール酸誘導体は視床および上行性脳幹網様体レベルに作用し，中枢抑制作用により催眠・鎮静作用を示す．安全域の幅が狭く，耐性や依存性をおこしやすい．

効果の時間は主に血中半減期によって決まるが，薬物の代謝産物が催眠作用を有するものもあり，持続時間が長くなる薬物もある．血中半減期の長さにより，長短時間作用型，短時間作用型，中時間作用型，長時間作用型と分類することがある．

ベンゾジアゼピン系薬に関し，2007年3月 FDA（米国食品医薬品局）は催眠・鎮静薬の全製造業者に対し，ラベリングに潜在リスクをより強い表現で記載するよう要請した．催眠・鎮静薬に伴うリスクとして，重篤なアレルギー反応および睡眠状態での異常行動〔Sleep-driving（睡眠運転）を含む〕があげられる．ま

た，アナフィラキシー（重篤なアレルギー反応）および血管浮腫（重度の顔面腫脹）が催眠・鎮静薬の初回服用時から発現するおそれがある．これを受け，わが国でも催眠・鎮静薬の添付文書改定措置がとられた．添付文書は必要に応じ改定がかけられている．常に最新の情報を入手し，ケアに活かすことが求められる．特に高齢者においては排出半減期が延長をきたしやすく注意が必要である．

②メラトニン受容体作動薬

メラトニンは視交叉上核にあるメラトニン受容体に作用し，生体の体内時計機構を調節している．ラメルテオンは，メラトニンMT_1およびMT_2受容体に対する親和性を有するメラトニン受容体アゴニストである．その受容体作動作用によりメラトニンとほぼ同じ働きをすることで睡眠覚醒リズムを調整し，睡眠を誘発する．

③オレキシン受容体拮抗薬

覚醒/睡眠を調整する神経伝達物質であるオレキシンは，視床下部に局在するニューロンに発現しており，覚醒に関与する神経核に投射し活性化させることで覚醒を維持している．スボレキサントは，2種のオレキシン受容体（OX1RおよびOX2R）の選択的拮抗薬として可逆的に作用し，オレキシンニューロンの神経支配を受けている覚醒に関与する神経核を抑制することにより睡眠を誘発する．

●抗パーキンソン薬

ドパミン受容体拮抗薬の副作用として問題になるのが，薬原性錐体外路症状（extrapyramidal symptoms：EPS）である．**パーキンソン症候群**は，不随意運動を調節している黒質-線条体ドパミン経路が薬剤で遮断されることによって，ドパミン神経とアセチルコリン神経の運動機能調節のバランスが障害され，種々の副作用症状が起こると考えられている．

このため薬原性の錐体外路症状には，主にこのバランスを調節

する目的で抗コリン薬が用いられる．抗コリン薬は口渇，排尿障害，便秘などの副作用がある．認知障害や妄想・不安などの中枢性の副作用もある．特に高齢者への使用には注意が必要である．

■抗てんかん薬

抗てんかん薬は，脳の神経細胞の異常な興奮が脳全体に広がることを抑える．発作のタイプにより薬が選択される．

①**フェニトイン系**：電位依存性 Na^+ チャネルおよび Ca^{2+} チャネルを抑制して不応期（インパルスが発生したあと，次のインパルスの発生ができない期間）を延長させることにより，発作焦点から正常ニューロンへの異常放電の拡散を抑制すると考えられている．

②**バルビツール酸誘導体**：GABA-ベンゾジアゼピン受容体の調節部位に関与し，GABA 作用を増強させて Cl^- イオンの流入を増加し，膜電位の興奮性を抑制する．フェノバルビタール，プリミドンは催眠作用を起こさない用量で抗てんかん作用を示す．

③**バルプロ酸ナトリウム**：機序は不明であるが GABA の代謝酵素である GABA トランスアミナーゼを抑制することや，GABA の合成酵素であるグルタミン酸脱炭酸酵素の活性を上昇させることによって，GABA サイクル代謝系のコハク酸セミアルデヒド脱水酵素阻害に関与し，脳内における GABA 濃度を高めると考えられている．

④**カルバマゼピン**：フェニトイン同様に電位依存性 Na^+ チャネルを抑制して発作焦点から正常ニューロンへの異常放電の拡散を抑制すると考えられている．電位依存性 Na^+ チャネルの使用依存性阻害薬として作用する．

⑤**エトスクシミド**：視床神経細胞の Ca^{2+} チャネルを抑制し発作を抑制する．

⑥**ゾニサミド**：Na^+ チャネルまたは Ca^{2+} チャネルを抑制し，けいれん発作伝播を阻止するとともに，グルタミン酸の放出を抑え，神経細胞障害を抑制すると考えられている．

⑦**ベンゾジアゼピン誘導体**：作用機序は抗不安作用と同様で，GABA による Cl^- イオンの流入を増加させ，神経細胞膜の興奮性を抑制する．ベンゾジアゼピン誘導体のなかでも抗けいれん作用の強いジアゼパム，クロナゼパム，クロバザムが抗てんかん薬として使用されることがある．

〈新世代の抗てんかん薬〉

⑧**トピラマート**

電位依存性 Na^+ チャネル抑制作用，電位依存性 L 型 Ca^{2+} チャネル抑制作用，AMPA（α-Amino-3-hydroxy-5-methylisoxa-zole-4-propionic acid）/カイニン酸型グルタミン酸受容体機能抑制作用，GABA 存在下における $GABA_A$ 受容体機能増強作用および炭酸脱水酵素阻害作用に基づくと推定されている．

⑨**ラモトリギン**

Na^+ チャネルを頻度依存的かつ電位依存的に抑制することによって神経膜を安定化させ，グルタミン酸などの興奮性神経伝達物質の遊離を抑制することにより抗けいれん作用を示すと考えられている．

⑩**レベチラセタム**

レベチラセタムと SV2A の結合が，発作抑制作用に寄与するものと考えられている．ほかに N 型 Ca^{2+} チャネル阻害，細胞内 Ca^{2+} の遊離抑制，GABA およびグリシン作動性電流に対するアロステリック阻害の抑制および神経細胞間の過剰な同期化の抑制が認められ，これらも発作抑制作用にかかわっていると考えられる．

⑪**ビガバトリン**

GABA の異化にかかわる酵素 GABA アミノ基転移酵素（GABA-T）に擬似基質として不可逆的に結合することにより酵素活性を阻害し，脳内の GABA 濃度を増加させることにより抗てんかん作用を発揮すると考えられている．

⑫**ラコサミド**

　従来の Na^+ チャネルブロッカーとは異なる機序により，Na^+ チャネルの緩徐な不活性化を選択的に促進させることで，活性化できる Na^+ チャネルの割合を減少させ，ニューロンの過剰な興奮を抑制すると考えられている.

⑬**ペランパネル水和物**

　シナプス後膜に主として存在する AMPA 型グルタミン酸受容体に選択的な非競合的拮抗薬である．AMPA 受容体はてんかん波の発生ならびにシナプスを介した伝播に重要な役割をもつと想定されており，ペランパネルはそれらを抑制することにより抗てんかん作用を発揮すると推定されている.

■抗酒薬（嫌酒薬）および飲酒欲求抑制薬

　抗酒薬はアルコール使用症などの治療の一環として使われる．アルコールの中間代謝物質であるアセトアルデヒドの分解を遅らせることで，一般でいう悪酔い（二日酔い）の状態を引き起こす作用がある．飲酒欲求そのものを抑制するわけではなく，あくまでも補助的なものである.

　飲酒欲求抑制薬であるアカンプロサートカルシウムは，アセチルホモタウリンのカルシウム塩のことであり，ホモタウリンの誘導体である．ホモタウリンは，脳内の主要な抑制性神経伝達物質である GABA と構造上の類似性を有し，GABA 受容体に対する結合活性を有する．アカンプロサートカルシウムの作用機序は明確ではないが，中枢神経系に作用し，アルコール依存で亢進したグルタミン酸作動性神経活動を抑制することで，アルコール依存症患者の飲酒欲求を抑制すると考えられている.

　飲酒量低減薬であるナルメフェン塩酸塩水和物は，選択的オピオイド受容体調節薬である．μ オピオイド受容体および δ オピオイド受容体に対しては拮抗薬として，κ オピオイド受容体に対しては部分的作動薬として作用する．この作用により飲酒欲求が抑制され，飲酒量の低減作用を発揮すると考えられている.

4 電気けいれん療法

■電気けいれん療法（ECT：electroconvulsive therapy）とは

ECT は，精神科治療における身体療法の１つであり，患者の頭部に通電することにより，脳内に発作性放電を発生させる治療法である[1]．この治療法は，1938 年にイタリアの Cerletti Bini によって開発された．

ECT は，適応となる患者（表1）については有効かつ安全な治療法であり，治療効果の発現は早い．そのため，薬物療法とともに用いられることがある．ECT は，けいれんを生じさせる従来型の ECT と麻酔科医の協力を得て実施する修正型 ECT とに大別される．

表1　ECT の適応患者

うつ病（昏迷状態）患者
統合失調症（昏迷状態・興奮状態）患者
自殺リスクの高い患者
拒食・拒薬の強い患者

■ECT の実際

ECT は，通常週 2～3 回ずつ行い，1 クール 10 回程度実施する．また，安定した病状を保つために，定期的に実施する（「メンテナンス ECT」という）場合がある．

従来はサイン波電流を用いていたが，現在はパルス波電流が用いられるようになってきている．一般的に，パルス波電流は記憶障害（副作用）を軽減できるといわれている[1]．

ECT の流れを，表2に示す．

表2　ECT の流れ

	従来型 ECT	修正型 ECT
機序	通電後にけいれんを生じさせる	麻酔科医の協力を得て，筋弛緩薬を投与することで，全身の筋を弛緩させ，けいれんの発現を最小限に留める
前処置準備	・施行予定の3時間前より絶食（医師の指示を確認のこと）． ・施行直前に患者に排尿を済ませてもらう ・静脈ラインの確保，心電図モニターの装着，バイタルサインの測定を行う	
導入	・静脈麻酔 ・咬舌を防止するため，バイトブロックを噛ませる	・脳波モニターを装着させる ・静脈麻酔後，筋弛緩薬を投与（施行前に一肢の血流を遮断しておくとけいれんを確認できる）
	・おむつを着用する場合は，患者が静脈麻酔で眠ってから実施することが望ましい	
通電	両側の前頭部に 50〜60 Hz，100 V の交流電流を2〜3秒通電する	両側の前頭部に通電する．パルス波を用いる場合は，エネルギー量を設定する
通電直後の反応と対応方法	・強直性のけいれん後，間代性のけいれんが起こる ・けいれん発作中は，咬舌，脱臼や骨折，外傷を防ぎ，気道を確保するため，下顎，肩，四肢の関節などを把持する（強く押さえつけない） ・けいれん消失後自発呼吸が回復し，睡眠へと移行する	・けいれんは，血流を遮断した一肢で確認する．併せて脳波上で確認する ・けいれん後睡眠へと移行するが，筋弛緩薬を使用しているため，バッグバルブマスクで呼吸を補助しながら，筋弛緩拮抗薬を投与し，自発呼吸の回復を待つ
けいれん消失後の対応方法	1〜2時間で覚醒する． ・完全に覚醒するまでは，せん妄，もうろう状態を呈することがある ・覚醒までの間は，15 分ごとにバイタルサインを確認し，ベッドからの転落や転倒により患者が受傷しないように見守る ・覚醒後は，飲水させ，誤嚥しないか飲み込みを確認する	
副作用	咬舌，脱臼，骨折，外傷，健忘	パルス波を用いた場合，健忘の頻度は低い

■インフォームド・コンセントと安心の提供

ECT のイメージは，決してよいものではない．しかしながら，患者によっては ECT を希望する者がいることも事実である．ECT の対象となる患者は，身体的にも心理的にも急な対応を要することが多い．患者の状態に応じた適切な説明により，患者が無用な恐怖を抱かずに臨むことができるよう，効果や方法などをしっかり説明することが大切である．

一般的なインフォームド・コンセントの手続きのタイミングとしては，①急性期 ECT 治療コースの開始前，②急性期 ECT 治療コースの途中で例外的な回数の施行が必要になる場合，③継続あるいは維持 ECT の施行開始前に行う[2]とされている．医師の行う説明を患者や家族がどのように受け止めているのかについて把握しながら，主体的に安心して治療に臨めるように支えていくことが重要である．

■精神療法とは

精神的に困難な問題を抱えた人に対して，訓練された治療者が，対人関係を通して，その人の精神の安定を図り，ひいてはその人が状況に対応し，その人らしく生き生きと生きることができるように手助けする目的で行われる治療法のことである．

■精神療法の方法

精神療法の方法は，一般に次の4つに分類される．

①**支持的方法**：保証，励まし，方向づけ，助言，環境調整などの手段を用いて，患者を支え，患者の状況への対応を助ける．

②**表現・カタルシス的方法**：患者の言葉に治療者が耳を傾け，患者の内面に抑圧された感情を発散させ，心理的負担を軽減する．

③**洞察的方法**：患者が自分自身の内面や行動について考え，精神的困難の原因について洞察を深めることで，患者の適応を助ける．代表的なものに精神分析療法，クライエント中心療法がある．

④**訓練的方法**：実際の行動を通して，現実生活に適応できるように訓練する．代表的なものに森田療法や行動療法がある．

■代表的な精神療法

①**精神分析療法**：Freud によって始められた精神療法．人間の心の動きや行動には，本人自身も意識することのできない無意識の動機が関与しているとの考えから，言葉・行動・空想・夢・症状などから，その人の無意識的な世界を治療者が解釈し，それを伝えることで，その人のなかに抑圧されていたものを洞察に導く．患者から治療者への転移→抵抗→解釈と洞察の順で治療が進み，患者自身のなかにある葛藤やその原因について患者に洞察を促す作業が行われる．洞察の出現に伴って，葛藤や症状は消失し，治療が終結する．

②**クライエント中心療法**：Rogers によって始められた療法であ

る．どのようなことが問題であるのかを知っているのは，クライエントその人だけであるとし，クライエントの考えを最も尊重する立場に立っている．同時に人間は本来，たえず成長しようとする建設的な傾向（自己実現傾向）をもっているとして，クライエントのうちにある成長への動機づけを全面的に信頼し，これを非指示的な治療者の態度をもって解放しようとする．

治療者の面接態度として，以下の3つが重要とされている．

・**無条件の肯定的配慮**：人間としてのクライエントのどのような特徴をも条件付けずにありのままに受容し尊重すること．

・**共感的理解**：今までの自己の経験を越え，相手の枠組みのなかに入り込み，相手の感情体験を理解し共感すること．

・**真実性・透明性**：治療者が治療状況で感じていることと，クライエントに表出する態度や言葉を一致（**自己一致**）させ，治療者自身の真の姿を解放すること．

③**森田療法**：森田正馬が創始した神経症者に対する療法．強迫症，対人恐怖，不安症，神経衰弱に有効とされる．神経症の根底にある感情執着（とらわれ）を自覚し，あるがままに不安を受け入れることによって感情執着の悪循環を断ち切ることを目指す．第1期（絶対臥褥期），第2期（軽作業期），第3期（重作業期），第4期（実生活期）から構成されるが，外来治療などさまざまな変法が工夫されている．

④**行動療法**：条件反射理論に大きな影響を受けた行動主義心理学を背景とした療法で，人間行動における学習と環境の影響を重視する．行動療法では，問題行動もまた学習性の行動としてとらえ，患者の条件付けの過不足を査定し，患者に合った学習プログラムを作成し，適応的な行動を促すようにする．技法として，系統的脱感作療法，嫌悪療法，曝露療法などがある．

⑤**認知行動療法**：問題行動は現実認知の歪みの結果起こるという認知療法の考えと行動療法を融合させたもので，行動変容により歪んだ認知を修正しようとする．生活技能訓練もこれに含まれる．

6 集団精神療法

●集団精神療法とは

複数の患者を集め，そのグループダイナミクス（集団力動）を利用して行われる治療的介入方法である．グループダイナミクスとは，人が集団になった際に生じる，個人の場合とは違った集団特有の心理状態や相互作用による力動である[1]．

通常，治療の目的に沿って対象となる患者が決定され，訓練を受けた治療者によってセッションが行われる．

グループの大きさは，4〜10名程度の小グループから，30〜50名近い大グループまでさまざまであるが，治療目的に沿ったグループ編成が行われる．セッションの時間や，頻度についても，そのメンバーやグループの目的によって慎重に設定される．

●グループダイナミクスの基本的な現象

Bionは，無意識的に混沌に留まろうとする集団によくみられる基本的な現象として，以下の3つをあげている[2]．

・**依存**：集団のなかでリーダーとメンバーという役割分担がなされるとき，メンバーはリーダーに対して絶対的な依存や過度な期待をもつことが多い．そして，メンバーにとってリーダーが期待はずれだと，怒りや不満の感情を抱く．

・**闘争-逃避**：依存の段階でリーダーに満足できないメンバーは，リーダーへの怒りを示すためにグループを欠席（逃避）したり，リーダーを無視して自分がリーダーの役割をとるという闘争的行為に出たりする．

・**つがい形成**：グループが創造的に機能した場合，グループの親密さや同一性が出て，まとまり，治療的な効果が現れてくる．しかし，グループがばらばらのつがいになって，全体の凝集性にまで至らない場合もある．

■代表的な集団精神療法の種類

・**グループアナリシス**：独自の人間理解の方法と観察技術に基づいた，活発なコミュニケーションを重視する方法[3]．

・**対象関係集団精神療法**：無意識の原始的対象関係とそれに伴う葛藤や不安の気づきを重要視する方法[4]．

・**力動的集団精神療法**：グループのなかに起こる，「今，ここで」の人間関係を取り上げ，理解と洞察を深める方法[5]．

・**サイコドラマ**：即興劇の形式を用いた方法．

・**精神分析的集団精神療法**：個人の無意識，転移，抵抗の分析に重点を置いた方法[6]．

■集団精神療法の治療的意味（Yalom[7]による）

希望：他者の成長と回復をみて，自分もという希望をもつ．**普遍性**：自分ひとりが悩んでいるのではないという認識をもつ．**情報の伝達**：役立つ助言や新しい情報を得る．**他愛主義**：ほかのメンバーを助けて，自分が役に立っていることに気づく．**家族関係の修正的繰り返し**：今までの家族関係が再現されるが，これまでと異なる体験をする．**ソーシャルスキル**：人前での行動や話し方のスキルを学ぶ．**模倣行動**：人のまねをしながら自分の行動を考える．**対人学習**：人の多面性を理解し，対人関係から学ぶ．**グループの凝集性**：グループの中で受け入れられ，仲間意識をもつ．**カタルシス**：語ることによって重荷を下ろす．**実存的因子**：究極的には自分ひとりで現実に対決し，責任を取ることに気づく．

■集団精神療法中の観察ポイント[8]

①グループ全体のあり方，雰囲気，②患者間のやりとり，③黙っている患者，④スタッフ，治療者に向けられる感情，⑤スタッフ間の感情のやりとり，⑥治療者の内部に起きてくる感情，⑦参加していないメンバー

これらのことに注意すると同時に，メンバーにとって，グループが安全な場であり，安心して参加できることにも配慮をすることが重要である．

7 認知行動療法

■認知行動療法（CBT：Cognitive Behavioral Therapy）とは

人間の気分や行動は認知のあり方に影響されるという考えに基づいて，認知の偏りを修正し，問題解決を手助けする精神療法である[1]．最終的な目標は，問題を解決するだけでなく，患者自身がセルフコントロールできるようになることである．

対象は，抑うつ症，統合失調症，摂食症群，パニック症，アルコール関連症群などの精神疾患のみならず，がん，慢性疼痛，糖尿病，日常のストレス対処などへも広がっている．

■認知行動療法における問題状況のとらえ方

認知行動療法では，人の生活上の経験を＜認知＞＜気分・感情＞＜身体＞＜行動＞の４つに分け，これらが，個人内で相互作用していると考える．さらに，この４つは＜環境（状況）＞とも相互作用しており，これら５つの領域は常に関連していると考える（図1）[2]．

■認知行動療法における特徴的な概念[3]

①**スキーマ**：個人のなかにある，一貫した知覚・認知のこと．「すべての人に好かれなければならない」とか「仕事で失敗したら，失敗者である」という評価や解釈の基準である．

②**自動思考**：頭のなかに自動的に繰り返し出てくる考え方のこと．「私は不幸だ」とか「私には何の取り柄もない」という考えのことで，たいていは根拠のないままに自分で勝手に信じ込んでいる．

③**認知のゆがみ**：うつ病患者に生じやすい認知のゆがみには，次のようなものがある．

・**全か無か思考**：ものごとを白か黒かのどちらかで考える

・**拡大解釈と過小評価**：自分の失敗を過大に考え，長所を過小評

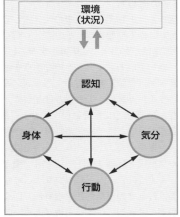

図1　生活体験の5つの領域とその関連
（文献2より）

価する

- **一般化のしすぎ**：たったひとつよくないことがあると世のなか すべてそうだと考える
- **すべき思考**：「〜すべき」とか「〜すべきでない」と考え，そう しないと罰でも受けるかのように感じる

■ **認知行動療法の種類**

　患者と1対1の面接形式で行うものと，数人のグループで行う 集団認知行動療法がある．集団で行う場合は，自分と同じ経験を もつ人と出会うことにより孤独感が軽減したり，自己理解が深 まったりする．また，グループメンバー間の相互作用により，新 しい対処方法を獲得できる．どちらも，期間，回数，場所，時間 などを決めた構造化されたプログラムで行う．

●認知行動療法の進め方

認知面への働きかけとして，①患者の「今困っている問題」を5つの領域に当てはめて整理する．その際，＜認知＞と＜行動＞の関係や，5つの領域がどのように影響し合っているか確認する．②＜認知＞に影響しているスキーマと自動思考を把握し，③自動思考を跳ね返す考え（反証）を検討し，バランスのとれた考え方ができるようにする．行動面への働きかけとして，④「どう行動すればいいのか」「どのように言えばいいのか」に焦点をあて，目標を立てる．問題が多いときや解決策が思い浮かばないときは，問題解決策リストを用いる．⑤ホームワークでは，実際の生活で対策を試してみた結果を評価する．ここでは，患者自身ができたことを実感できるようにフィードバックすることが重要になる．

なお，看護師は対象者の日常生活を理解しているため，認知行動を取り入れやすく効果的に行える特徴がある．医師や臨床心理士，公認心理師などの他職種と連携して実施することが重要である．

●認知行動療法における留意点

認知行動療法では，患者の主体性を尊重し，患者と治療者が共に問題解決や改善に当たっていく協同関係が重視される．考えや意見を出しやすい雰囲気をつくるととともに，患者が自分で答えを見出していけるように援助することが大切である[4]．

8 作業療法

■作業療法（OT：occupational therapy）とは

・作業療法とは，身体または精神に障害のある者，またはそれが予測される者に対してその主体的な活動の獲得を図るため，諸機能の回復・維持および開発を促す作業活動を用いて行う治療・指導・援助のことである[1]．

　　日常活動の諸動作，仕事・遊びなど人間の生活全般にかかわる諸活動を作業療法の「作業活動」と呼び，治療や援助もしくは指導の手段としている[1]．

・作業療法は，生活を維持する日常的な諸動作，仕事，遊びなどの具体的・現実的な作業活動やほかの人たちとのかかわりを治療や援助の手段とするリハビリテーション技法の1つである[2]．

・医療，保健，福祉，教育，職業領域と幅広い分野で，子どもから高齢者まで日常生活や社会参加に制限・制約がある人に対して，生活の自律と適応を援助する．

・わが国における作業療法教育は，1963（昭和38）年に始まった．1965（昭和40）年に「理学療法士及び作業療法士法」が制定され，1974（昭和49）年には，診療報酬の対象となった．

・「作業療法」は名称独占であり，業務独占ではないので，作業療法士以外が「作業療法」と称して診療報酬を得るかかわりはできないが，作業療法の知識や技術を用いたかかわりは，作業療法士にかかわらず，誰でも行うことができる[2]．精神障害者に対する作業療法は，精神科医療施設のほか福祉施設などで，リハビリテーション活動の1つとして行われている．

■精神科作業療法の特徴

・精神科作業療法は，精神疾患により生活に障害をもつ人に対し，個別あるいはほかの人たちとのかかわりや，具体的・現実的な作業活動（遊び，創作的なものから日常生活に関連するものま

で）を利用し，精神機能の向上，対人関係能力の改善，作業能力の改善などを図り，その人にとってのよりよい生活が送れるように指導，援助を行うものである[1]．

・精神科における作業療法の開始は，安静を要する急性期を過ぎたころからとされ，対象者の回復状態に応じて，かかわり方，作業種目，集団プログラムが組み替えられる[3]．

・急性期からの離脱時（入院後1カ月ごろまで）は，作業療法士との1対1の関係あるいは他者とのかかわりを求められないなかで，作業活動に伴うリズムや身体感覚など作業の生理的レベルの作用を利用し，不安と混乱を避け，休息と適度な賦活を行う[3]．

・回復期前期（入院3カ月～6カ月ごろ）には，現実感の回復とともに，作業を通じて遊びや楽しむ体験，対人関係を回復し，急性期後の疲れや低下した身体機能，生活リズムの回復を図る[3]．退院準備として，退院後の生活に向けた生活技能の習得への援助が具体的な作業活動を通じて行われる．

・回復期後期（半年以降）は外来診療へ移行する時期であるが，生活の自律と適応に向けて，生活技能や対人交流技能の改善や習得，自己の能力や限界の確認，自信の回復，障害の受容等を目指して，学習や訓練を行う[3]．

・作業療法の形態には，個別で行う作業療法と，集団で行う作業療法がある．集団で行うものには，数人での小グループで行うものから，病棟のレクリエーションや治療プログラムなど，誰でも参加できる大グループで行うものまでさまざまである．

・入院中の作業療法は，診療報酬上では精神科作業療法，入院生活技能訓練療法，包括治療の一環として行われる．

・看護師は作業療法士や他の関係職種と連携しながら，特に作業療法が患者の生活全体にどのような影響があるかを病棟で観察し，効果的に行われるように支援する．また作業療法士と共に，病棟でのプログラムを運営する者として患者の援助を行う．

9 心理教育

●心理教育とは

心理教育は，精神障害者およびその家族に対して，病気の性質や治療法・対処法など，療養生活に必要な正しい知識や情報を提供することが，効果的な治療やリハビリテーションを進めるうえで必要不可欠であるとの認識のもとに行われる，心理的な配慮を加えた教育的援助アプローチである[1].

専門のスタッフと精神障害者およびその家族が，病気や治療についての情報を共有し，かつ対処技能の向上を図ることによって，再発に影響するような行動を防止するものである.

●心理教育の基本的な考え方

心理教育プログラムは，その対象者，目的，実施する環境などによって異なる．しかし，基本的には，精神障害者の病状悪化は，環境からのストレスの影響と，生物学的な脆弱性，それらに対する対処行動の三要素の総合作用によるものであるという**ストレス―脆弱性―対処モデル**[2]の考えに基づいて作成される.

家族に対する心理教育の背景には，統合失調症の家族の感情表出（EE：expressed emotion）が批判的あるいは情緒的に過度に巻き込まれている状態（高 EE）であると，低 EE に比べて，再発率が高くなるという Brown の研究[3]がある．したがって，家族に対して正しい知識を提供し，家族の感情表出を低下させることが目的となる.

●精神障害者本人へ向けた心理教育の実際

精神障害者本人へ向けた心理教育は，個々の病院や施設でそれぞれ工夫されて実施されている．ここでは，「あせらず・のんびり・ゆっくりと」[4]を紹介する．これは，本人向けのテキストとビデオテープで構成されている（表1）.

このようなプログラムを通して，精神障害者本人が病気や薬に

表1 「あせらず・のんびり・ゆっくりと」の構成内容

Part 1. 病気の特徴と回復までの経過
　1. 精神科の病気（統合失調症など）の特徴　2. 回復までの経過
Part 2. 薬の作用と上手なつきあい方
　1. 薬の作用　2. 薬のチェックシート　3. 薬と上手に付き合う
Part 3. 薬の副作用と相談の仕方
　1. 薬の副作用　2. 医師と上手につきあう
Part 4. 再発の予防
　1. 再発に注意しましょう　2. ストレスと上手に付き合うには
　3. 自分のペースを大切に
Part 5. よりよい生活のために
　1. 自分の生活について考えてみましょう
　2. 社会資源を利用しましょう　3. 目標や希望をもって生活しま
　しょう

（文献4より）

表2　家族講座のプログラム内容とその担当者

	プログラムの内容	担当者
1週目	統合失調症の原因と経過	精神科医
2週目	統合失調症の治療	精神科医
	家族の対応の仕方	心理
3週目	精神科訪問看護	訪問看護師
	福祉制度やサービスの使い方	精神保健福祉士
4週目	作業療法，デイケア	作業療法士，デイケアスタッフ
	まとめの会	担当者一同

ついての知識をもち，自分なりの工夫やコツをつかみ，より自分らしく，充実した生活を送ることができるよう援助することが大切である．

●家族に向けた心理教育の実際

　ここでは，病院で行われている「家族講座」の一例を紹介する（表2）．入院または外来通院している患者の家族を対象とした講座で週1回計4回開催するプログラムとなっている．

10 SST

●SST とは

SST とは，social skills training の頭文字をとったもので，生活技能訓練と呼ばれている．診療報酬上では「入院生活技能訓練法」と呼ばれる．精神障害者に対して，認知行動療法や学習理論に裏づけられた治療計画に基づき，観察学習，ロールプレイなどの手法により，対人関係保持能力，再発兆候への対処能力，服薬習慣，着衣や金銭管理などの基本生活技能，作業能力などの獲得をもたらし，その結果，社会生活機能の回復や病状の改善を目的とする治療法である．

●生活技能の構成要素

生活技能の構成要素は，①送信技能，②受信技能，③処理技能に大別される[1]．

①**送信技能**：言語的，非言語的方法を組み合わせて，他者に伝える技能（会話の内容や速度，声の大きさ，視線，表情など）．

②**受信技能**：周囲の状況を的確にとらえる技能（関連する内容に注意を向け，意味を理解すること，感情の認知など）．

③**処理技能**：状況を判断し，比較し，適切な行動を決定する技能（反応のタイミング，やりとり，社会的慣習への適応など）．

●SST の手法

SST は，強化したい内容に合わせて，基本訓練モデル，自立生活技能プログラムに大別される[2]．

①**基本訓練モデル**：一般的に広く用いられている手法で，主に自分の考えや感情を正しく伝える送信技能の改善に焦点をあてる手法である．取り上げられるテーマとしては，「うれしい気持ちを伝える」「頼みごとをする」「友人を誘う」などがある[3]．

基本訓練モデルのセッションの流れの一例を図1に示す．

②**自立生活技能プログラム**：地域で自立した生活を送ることがで

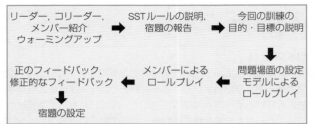

図1 基本訓練モデルのセッションの流れの一例
(福間幸夫：SST. 精神障害者の地域支援ネットワークと看護援助―退院
計画から地域支援まで, 田中美恵子 編著, p 111, 医歯薬出版, 2004)

きるために必要な技能を, 課題ごとにパッケージ化されたビデオ
テープやワークブックを用いて訓練する方法である. リーダー
は, マニュアルに従って, ビデオテープによるデモンストレー
ションを活用し, 内容に即したロールプレイを実施する. さらに
グループメンバーからのフィードバックや, 宿題などの練習から
技能の習得を目指す. 「服薬自己管理」「余暇のすごし方」「症状自
己管理」などのモジュールにより構成されている. これらの要点
が統合された「地域生活への再参加プログラム」も作成されてい
る[5].

●**SST を実施するうえでのポイント**[4]

①**関係を確立する**：いきなり SST へ導入しようとせず, 自己紹
介やゲームなどを行い, 場の緊張をほぐすことが大切である.

②**参加者を理解する**：事前の情報収集やその場の行動などから,
参加者個人, および集団としての傾向を把握する. できるかぎり
自然な形で問題を表出してもらうように配慮する.

③**問題を明確にし, 目標を設定する**：メンバーが問題と感じてい
る場面を明らかにし, そこで社会ルールにかなった対人行動がと
ることができるように目標を設定する.

④**ロールプレイ**：なるべく現実に近い状況を設定し，リーダーやメンバー間で実施する．家族や友人など身近な設定でリアリティを出すと効果的である．

⑤**正のフィードバック**：ほめ言葉や拍手などの正のフィードバックは，その行動を強化することにつながるので惜しまず行う．

11 デイケア

■デイケアとは

・デイケアとは在宅の高齢者や障害者などの日中の活動に対する通所型の医療・福祉サービスのことを指す．デイケアに対して，夜間のケアを行うナイトケア，また日中・夜間のケア行うデイナイトケアがある．

・わが国の精神科デイケアは国立精神衛生研究所（現在の精神保健研究所）において 1963（昭和 38）年から研究が開始され，各地の精神保健福祉センターに普及した[1]．

・デイケアには医療機関で運営されるもの，精神保健福祉センターの事業や市町村の保健行政の一環として行われているものなどがある．

表1　診療報酬に定められる「精神科デイ・ケア」等の概要

定義	精神科通院医療の一形態であり，精神障害者等に対し昼間の一定時間（6 時間程度），医師の指示及び十分な指導・監督のもとに一定の医療チーム（作業療法士，看護師，精神保健福祉士，臨床心理技術者等）によって行われる．その内容は，集団精神療法，作業指導，レクリエーション活動，創作活動，生活指導，療養指導等であり，通常の外来診療に併用して計画的かつ定例的に行うもの．
対象	統合失調症から，精神性障害等まで幅広く適応され，入院医療ほどではないが，今までの通院医療よりも積極的で濃厚な治療を行うことができる．
施設基準	施設基準には，「小規模デイ・ケア（30 人規模）」，「大規模デイ・ケア（50 人規模・70 人規模）」，「ナイト・ケア」，「デイ・ナイトケア（30 人規模・50 人規模・70 人規模）」があり，それぞれ職員配置，施設の広さ，実施時間，利用者数などが定められている．

（精神保健福祉研究会　監修：我が国の精神保健福祉 平成 16 年度版．pp 90-93，太陽美術，2005 を参考に作成）

・保険診療報酬上では，1974（昭和49）年に「精神科デイ・ケア」*料，1986（昭和61）年に「精神科ナイト・ケア」料，1996（平成8）年に「精神科デイ・ナイト・ケア」料が定められた．

■診療報酬に定められる「精神科デイ・ケア」等の概要

表1に示すとおりである．

■デイケアにおけるの支援の特徴

デイケアにおける支援の目標として，表2に示す内容[2]があげられている．多くのデイケアは活動プログラムをもっており，利用者個別の支援と活動プログラム（集団活動）を通じての支援を併用して行っている．活動プログラムは，対象者のニーズ，病状，障害の程度などに合わせて，各施設でさまざまな活動（スポーツ，音楽，調理，話し合い，SST，フリースペースなど）が取り入れられている．

デイケアにおける支援では，個々にリハビリテーション計画を作成し，デイケアがその人のリハビリテーションにどのように活用されるのかについて検討し，計画的にその評価がなされることが重要である．デイケア導入の依頼時には，患者の参加希望理由やデイケアへの期待，主治医の治療計画，病状や治療の状況，集団活動導入への準備状態などの情報をもとに，治療チームでデイケア受け入れの適否について検討を行う．デイケアの開始にあたっては，患者を含めて患者のリハビリテーション計画やデイケアでの目標・具体的な活動方法などについて話し合い，その後も定期的に評価し，計画の見直しを行う．漫然とデイケアに通うことがないよう，利用の終了，利用終了後の計画についても検討しておくことも必要である．

---

*デイケアは診療報酬上では「デイ・ケア」と表記されるため，診療報酬上の「デイ・ケア」を指す場合はそのまま表記した．

表2　デイケアにおける支援の目標

・早期の休養入院を含み，再発・再入院を予防する （再燃・再発予防）
・集団内での安全感の体験など集団内体験 （安心安全の保障と体験）
・他者との交流の幅を広げる　　　　　（集団参加技能の学習）
・活動と休息のバランスを整える　　　　（生活リズムの調整）
・病気への対処方法や生活上の問題解決方法を身につける （自己管理能力）
・自己理解や自己表現を養う　　　　　　　（主体性の回復）
・自己評価を高める　　　　　　（自尊心の回復・獲得）
・対人関係に必要な技能を身につける　　（対人交流技能の学習）
・基本的な作業能力や職業習慣などを身につける （職業前準備）
・就労や就学，地域の支援サービスの利用などの支援 （社会参加の援助）

（堀内久美子，山根　寛：過度期にある精神科デイケア．作業療法，21
(2)：107，2002)

12 チーム医療・チームアプローチ

■チーム医療とは

・チーム医療とは,「患者を中心とした各医療職種が,それぞれの専門性を最大限に生かし,協力しながら提供する医療」のことをいう[1].

・チーム医療が必要とされる背景には,医療の高度化に伴いさまざまな職種が誕生したことや,患者の生活の質(QOL)の向上を目標とすることにより,多職種間の連携が求められるようになってきたことがある.

・チームは患者(家族)の問題やニーズによって構成され,患者を中心とした,協働的なチームが形成されることが重要である[2].また医療従事者には患者(家族)の参加を促す役割がある.

■精神科におけるチームアプローチ

・入院から退院へと至る経過や,地域生活など,患者の問題や治療・ケアの目標の変化に従って,チームの目標や参加するメンバーも変化していく.

・精神科領域において関与する職種として,医師,看護師,薬剤師,臨床心理士(CP:clinical psychologist),公認心理師(CPP:certified public psychologist),臨床検査技師,作業療法士(OT:occupatinal therapist),精神保健福祉士(PSW:psychiatric social worker),保健師,社会保険事務所職員などがある.

・それらの職種に就く人々は保健・医療・福祉のさまざまな場におり,専門職・非専門職を問わず,関係機関の連携を通してチームメンバーが構成される(図1).

・さまざまな職種・関係機関が関与する際には,ケアマネジメントの技法(「7-16 ケアマネジメント」参照)が役立つが,誰がケアマネジャー(あるいはコーディネーター)となるかを明確にし

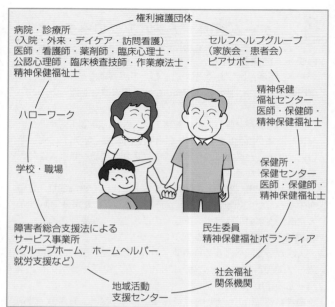

病院・診療所
（入院・外来・デイケア・訪問看護）
医師・看護師・薬剤師・臨床心理士・
公認心理師・臨床検査技師・作業療法士・
精神保健福祉士

権利擁護団体

セルフヘルプグループ
（家族会・患者会）
ピアサポート

精神保健
福祉センター
医師・保健師・
精神保健福祉士

ハローワーク

学校・職場

保健所・
保健センター
医師・保健師・
精神保健福祉士

障害者総合支援法による
サービス事業所
（グループホーム，ホームヘルパー，
就労支援など）

民生委員
精神保健福祉ボランティア

社会福祉
関係機関

地域活動
支援センター

図1　関係機関・他職種によるチームアプローチ

ておくことが重要である．

・チームアプローチに関連する課題として，①職種の役割（拠って立つ理論，技術，実際の役割，限界，研修方法など）の比較・共有，②効果的なチームカンファレンスを運営するための技術と訓練，③チームアプローチの教育・研修，があげられている[3]．

看護師には，チーム医療を円滑に進めるためのコーディネイター（調整者）の役割が期待されている．

13 行動制限

● 行動制限とは

「精神保健及び精神障害者福祉に関する法律」第36条（処遇）では，「精神科病院の管理者は，入院中の者につき，その医療又は保護に欠くことのできない限度において，その行動について必要な制限を行うことができる」と示されている．第36条でいう行動の制限については，関連する厚生労働省告示（128～130号）にその詳細が定められており，隔離，身体的拘束，通信・面会・信書発受の制限，任意入院患者の開放処遇の制限が該当する（巻末付録「処遇の基準」を参照）．これらの行動制限は，精神科病院の管理者であっても行うことのできない行動の制限や，精神保健指定医（以下，指定医）にしか許可されていない行動の制限があるため，注意が必要である．

・精神科病院の管理者であっても行うことのできない行動の制限

①信書の発受：手紙やはがきなどを受け取ったり，送ったりすることの制限

②都道府県その他の行政機関の職員との面会（弁護士や人権擁護関係者も含む）：患者本人が自身の権利擁護のために相談できる人物との面会の制限

・指定医の指示によって開始される行動制限

①隔離（12時間を超えるものに限る）：内側から患者本人の意思によっては出ることができない部屋の中へ一人だけ入室させることにより，その患者を他の患者から遮断することをいう．

②身体的拘束：衣類または綿入れ帯などを使用して，一時的に患者の身体を拘束し，その運動を抑制する行動の制限のことをいう．

● 行動制限の基本的な考え方

入院患者の処遇は，①患者の個人としての尊厳を尊重すること，②適切な精神医療の確保および社会復帰の促進に資するもの

であること，③患者に行われる制限についてはできるかぎり説明
すること，④患者に行われる制限は患者の症状に応じて最も制限
の少ない方法により行われなければならないことが示されてい
る．なお，いかなる制限も，制裁や懲罰あるいは見せしめのため
に行われるようなことは厳にあってはならない．

●行動の制限：目的と留意点

①**隔離**：患者の症状により，本人や周囲の者に危険が及ぶ可能性
が著しく高く，隔離以外の方法ではその危険を回避することが著
しく困難であるという判断に基づき，その危険を最小限に減ら
し，患者本人の医療または保護を図るために行われる．隔離の要
否の判断は医師によって行われなければならない．なお，12時間
を超える隔離については指定医の判断を必要とする．本人の意思
により閉鎖的環境の部屋（保護室など）に入室する場合は隔離に
は当たらない．ただし，本人の意思による入室であることがわか
るように，患者本人から書面を得なければならない．

②**身体的拘束**：当該患者の生命を保護すること，および重大な身
体損傷を防ぐことに重点を置いた行動の制限である．身体的拘束
は，制限の程度が強く，二次的な身体的障害（深部静脈血栓症，
肺炎，末梢神経障害，褥瘡など）を生じせしめる可能性もあるた
め，代替方法が見出されるまでのあいだのやむを得ない処置とし
て行われ，できるかぎり早期にほかの方法に切り替えるよう努め
なければならない．身体的拘束を行う場合は，身体的拘束を行う
目的のために特別に配慮してつくられた衣類または綿入り帯など
を使用しなければならない．

③**信書の発受の制限**：いかなる理由があっても制限してはならな
い．また，信書は一律に検閲してはならない．刃物，薬物などの
異物が同封されていると判断される受信信書については，患者に
よりこれを開封させ，異物を取り出したうえ，患者に当該受信信
書を渡すことがある．

④**電話・面会の制限**：患者が家族など外部の者と電話や面会に

よって連絡することの制限をいう．患者が自由に思ったことが言えない状況を回避することも求めている．原則として自由に行われるものであり，基本的に制限はしない．病状の悪化を招き，あるいは治療効果を妨げるなど，医療または保護のうえで合理的な理由がある場合に限り，制限することがある．入院後は患者の病状に応じできるかぎり早期に患者に面会の機会を与えるべきであり，入院直後一定期間一律に面会を禁止する措置はとらない．

⑤**任意入院者の開放処遇の制限**：任意入院者は，原則として，開放的な環境での処遇（本人の求めに応じ，夜間を除いて病院の出入りが自由に可能な処遇をいう）を受けるものとする．ただし，当該任意入院者の症状からみて，その開放処遇を制限しなければその医療または保護を図ることが著しく困難であると医師が判断する場合にかぎり行われる．任意入院者の開放処遇の制限は，医師の判断によって始められるが，その後おおむね72時間以内に，指定医は，当該任意入院者の診察を行う．任意入院者本人の意思により開放処遇が制限される環境（閉鎖病棟）に入院させることもあり得るが，この場合には開放処遇の制限に当たらない．この場合においては，本人の意思による開放処遇の制限である旨の書面（閉鎖病棟入院同意書）を得なければならない．

■行動制限中の看護の要点

行動制限は，やむを得なく行われるものであり，根本的な問題を改善する方法ではない．行動制限は，患者の自立を妨げるばかりか，身体的・心理的・社会的な側面にさまざまな悪影響を及ぼす．そのため，行動制限によってもたらされる害悪を最小限にとどめられるよう支援することが重要である．行動制限中であっても，患者との対話や身体的観察とケアは十分に保たれるように看護支援を行わなければならない．

14 リスクマネジメント

●リスクマネジメントとは

　リスクマネジメントとは，「人間はエラーを起こす」ということを前提に，そのエラーが事故へつながらないようにする取り組みのことであり，「リスクの把握」→「リスクの分析」→「リスクへの対応」→「対応の評価」という一連のプロセスを踏む．

●ヒヤリハットとハインリッヒの法則

　ヒヤリハットとは，思いがけない出来事で，これに対して適切な処理が行われないと事故になる可能性のある事象のことである[1]．

　ハインリッヒの法則とは，1つの重症事故の背景には，30の軽症事故，300件の傷害のない事故が存在していることを，労災事故調査から導いた法則のことである．

　医療事故の場合にも，1件の重大な死亡事故の背景には，多くのヒヤリハットが起きている．そのためヒヤリハットの段階において分析を行い，重大な事故につなげないようにリスクマネジメントを行う．

●精神科におけるリスクマネジメント

①**転倒・転落**：精神的障害（見当識障害など），向精神薬の副作用（抗うつ薬によるふらつきなど），身体疾患（中枢神経系の疾患，パーキンソン症候群）などにより転倒や転落のリスクがある．患者は打撲や擦過傷にとどまらず，骨折や硬膜下血腫などの重大な障害を伴う可能性もある．転倒・転落のアセスメントツールなどを使用して，転倒・転落のリスクをアセスメントするとともに，患者への指導，環境整備などを行う．

②**誤薬**：与薬を行うときには，正しい（right）患者，正しい（right）薬剤，正しい（right）目的，正しい（right）用量，正しい（right）用法，正しい（right）時間の6つのR（right）を常に意識して

表1　隔離・身体的拘束に伴うリスクと看護

	隔離	身体的拘束
リスク	転倒，自殺，窒息	身体可動性の障害，筋萎縮，関節拘縮，急性肺血栓塞栓症
看護	・頻回（1時間に2回）な観察と記録. ・観察時，声をかけるだけでなく，必要時入室し（医師を含めて複数で）対応する. ・隔離室への患者の日用生活品の持ち込みは，医師と相談をしながら，精神症状に合わせて対応する.	・頻回（1時間に4回）な観察と記録. ・適切な抑制方法を習得する. ・精神症状を査定し，常に最小限度の抑制になるように医師に情報を提供する. ・抑制の自己抜去，循環障害，末梢神経障害の有無について観察する.

行う必要がある．また，精神的に落ち着かないとアセスメントした患者が，実は向精神薬の副作用のアカシジア（静座不能）による落ち着きのなさであったということもある．精神症状の観察とともに，向精神薬の副作用についても正しい知識を身につけ，患者の状態をアセスメントすることが大切である．

③**無断離院**：自殺や他害のリスクがある患者もいるため，離院は重大な二次的事故に結びつく可能性がある．したがって，無断離院を防止することは，事故防止のうえで重要である．

④**隔離・身体的拘束に伴うリスク**：隔離・身体的拘束とは，精神保健福祉法に基づき，精神保健指定医や特定医師の指示のもとに行われる．患者の生命の保護と自傷他害の防止を目的とした行動制限のことである（表1）.

■その他

精神科においては，自殺（「4-10 希死念慮・自殺企図」参照）や暴力（「4-9 攻撃的行動・暴力」参照），院内感染（「6-13 感染予防」参照）などのリスクがあるため，それらの予防を含めたリスクマネジメントを行う．

15 訪問看護

●精神訪問看護とは

精神訪問看護とは，地域で生活する精神障害者に継続的なケアを提供するために，対象者の自宅やグループホームなどを訪問し，疾患をコントロールしながら，「その人らしい生活の維持」と「社会参加の促進」を支援する看護活動である[1].

①精神訪問看護の目標：①病状悪化の早期発見，再発防止，②生活能力の維持と向上，③社会参加の促進，④患者の自信・自尊心の回復.

②訪問看護の対象者[2]：①長期入院により生活能力が低下し，退院後も日常生活に対する援助が必要な人，②病状が不安定または服薬管理が不十分で，定期的な観察と指導が必要な人，③単身生活で，家族からの十分な支援が受けられない人，④退院に対し本人および家族の不安が強く，訪問による支援が必要な人.

③訪問サービスの種類：訪問サービスには，①保険医療機関からの訪問看護，②訪問看護ステーションからの訪問看護，③保健所の行う訪問指導の3つがある.

●看護のポイント[1]

①疾患のコントロール：①精神症状の観察・把握，②身体症状の観察・把握，③受診状況の把握，④生活状況の把握，⑤服薬の確認（飲み忘れはないか，副作用の有無），⑥悪化のサインの共有，⑦対象者を取り巻くネットワークからの情報収集とネットワークづくり，⑧いざというとき入院を勧められる関係づくり，⑨訪問看護師以外にも治療的介入をできる人的資源の確保，⑩休息入院を受け入れる病院との連携.

②日常生活の援助

・**食事**：食事摂取量の把握，食料品の購入，調理方法，外食の方法，栄養バランス，水分出納

- **排泄**：排泄習慣，便秘・下痢への対処
- **清潔**：身だしなみ，更衣，衣類の購入，衣替え，入浴，洗濯，掃除，ゴミ処理
- **余暇の過ごし方**：週間スケジュール，趣味，娯楽
- **睡眠**：睡眠習慣，睡眠状態の把握
- **金銭管理**：家計簿の付け方，銀行の利用の仕方，光熱費の振り込み，生活保護や障害年金の受け取り
- **人付き合い**：家族，近隣の人，友人，異性との付き合いへの助言
- **生活用品の調達**：蛍光灯の取り替え，水道のパッキンの取り替え，エアコン，暖房器具の購入など

③社会生活の維持・社会参加への支援

- **日中の過ごし方**：デイケアや作業所への通所状況の把握など
- **就労・所得**：就労に対する情報提供や助言，ハローワークへの紹介，生活保護・障害年金の申請手続きなど
- **住居の確保**：不動産屋との折衝，保証人の確保，福祉ホーム，グループホームへ紹介など
- **社会資源に関する情報提供**：ケアマネジメントの導入，ホームヘルパーや給食サービスの導入など
- **ケアネットワークづくり**：他機関との連携

● **精神訪問看護における留意点**[1]

- 対象者の生活の場を尊重し，「その人らしい生活」を支援する．
- 訪問の目的・期間などを明確化し，対象者と共有する．
- 精神障害者の自我の脆弱姓を考慮して，非介入的な信頼関係の構築に努める．

16 ケアマネジメント

●ケアマネジメントとは

ケアマネジメントとは，地域においてサービスを提供する際に，利用者の生活全般にわたるニーズと公私にわたるさまざまな社会資源との間に立って，利用者と複数のサービスを適切に結びつけ，調整を図りつつ，包括的かつ継続的なサービス供給を確保する援助方法である[1]．

米国における 1950 年代以降の脱施設化政策と福祉サービスプログラムの急激な拡大によって登場してきた．わが国におけるケアマネジメントは，最初に高齢者領域で取り入れられたことから，介護保険に関連した高齢者への援助方法・援助システムととらえられがちであるが，元来，精神障害者への援助技法である．

●ケアマネジメントの基本的機能

ケアマネジメントの基本的な機能として，次の5つがあげられる[1]．

①**アセスメント**：病気の状態や日常生活上・社会生活上の機能レベル，および家族の状況や利用者の置かれている環境について包括的なアセスメントを行う．

②**ケア目標の設定とケア計画の作成**：アセスメントに基づき，生活のさまざまな領域（日常生活，雇用，教育，レクリエーション，対人関係など）で利用者が何を望んでいるのか明確化し，ケアマネジャーの専門的判断を用いて，現実的なゴールを設定する．それぞれのゴールの達成に向けて，社会資源の活用とケアマネジャー自身が提供するケア計画を作成する．

③**ケア計画の実施**：必要とされるサービスの斡旋や調整，あるいは直接サービスを提供する．

④**モニタリング**：利用者のニーズが満たされているかどうかモニタリングを行う．利用者がケア計画に沿ったサービスを継続的に

受けているか，別なサービスにつなげる必要があるのかなどの判断をする．

⑤**擁護活動（アドボカシー）**：利用者の地域資源へのアクセスと，必要とされるサービスの開発促進のための擁護活動を行う．

●障害者ケアマネジメント

2006年4月に施行された障害者自立支援法によりわが国における障害者（知的・身体・精神）に対するケアマネジメントサービスは，障害種別にかかわらず一元化され，市町村が責任をもって行うこととなった（詳細は「8-7 障害者総合支援法」参照）．

障害者ケアマネジメントとは，障害者の地域における生活を支援するために，ケアマネジメントを希望する者の意向を踏まえて，福祉・保健医療の他，教育・就労など障害者の幅広いニーズと，さまざまな地域の社会資源とのあいだに立って，複数のサービスを適切に結びつけて調整を図るとともに総合的かつ継続的なサービスの供給を確保し，さらには社会資源の改善および開発を推進する援助方法である[1]．

●ケアマネジメントの流れ

ケアの提供は，利用者の申請から始まる．**相談支援事業所の相談支援専門員**は（障害程度区分の判定を経て）利用者との話し合いによって，利用者のニーズをアセスメントし，具体的な目標を設定してケア計画を立案する．ケア計画に従ってケアを実施していくが，定期的に見直しを行い，必要に応じてケアの内容を変更する．

複合的なニーズに対応し，保健・医療・福祉・労働などの包括的なサービスを提供するためには，多職種によるチームアプローチが重要である．そのためには，チーム構成員間の情報の共有が前提条件となる．

17 リカバリー・ストレングスモデル

■リカバリーとは

「リカバリー」という用語は，精神障害から回復した人々の手記を源泉として生まれた主観的な回復の実感を意味する言葉である．

リカバリーは，個人の態度，価値観，感情，目標，能力や役割を変える，とても個人的でユニークな過程である．病気による制約があっても，満足し，希望に満ち，社会に貢献できる人生を送る方法である．人が精神疾患の致命的な影響を超えて成長することで，リカバリーは個人の人生に新たな意味や目的を発展させる[1]．

Anthony は，リカバリーが生じる前提として，①専門家による介入がなくてもリカバリーは起こりうる，②リカバリーの共通点は，リカバリーを必要とする人を信じ，寄り添う人の存在である，③リカバリービジョンは，精神疾患の原因の理論によって変化するものではない，④症状が再発してもリカバリーは可能である，⑤リカバリーは症状の頻度や持続時間を変える，⑥リカバリーは直線的な過程ではない，⑦病気の結果からのリカバリーは時に病気そのものの回復よりも難しい，⑧精神疾患からのリカバリーは，「本当の精神疾患」ではなかったということを意味するのではない，ことをあげている[1]．

■リカバリーに向けた看護援助

リカバリーは主観的な実感を意味するものであり，誰かが「リカバリーさせる」ことはできないが，リカバリーが生じるような環境をつくることが大切である．

看護師は，リカバリーを必要とする人のリカバリーを信じ，ユニークな人として互いを認め合い，希望が伝達されるような関係を構築し，夢や強い願望，目標に向けたリカバリーを手助けするように援助を行うことができる．

188

■ストレングスモデルとは[2]

ストレングスモデルは，Rapp と Goscha によって開発された実践理論であり，リカバリーの考え方を基盤としたケースマネジメントモデルである．すなわち，問題よりも可能性を，強制ではなく選択を，病気よりも健康をみるようにする態度を基本とする．

■ストレングスモデルの目的・望まれる成果・特徴

ストレングスモデルにおけるケースマネジメントの目的は，「人々の回復，改善，生活の質を変えることを支援すること」であり，「環境と個人双方の資源を探り出し支援する」ことである．

患者として扱うのではなく，一人の人間として支援することを基本とし，人間は皆相互依存的であるという考えに基づいている．

望まれる成果は「自分自身で設定した目標を達成すること」である．

ストレングスの 4 つのカテゴリーとして，①個人の生活，②才能・技能，③環境，④関心・願望がある．

■ストレングスモデルにおける 6 つの原則と方法

①精神障害者はリカバリーし生活を改善し高めることができる．

②焦点は欠陥ではなく，個人のストレングスである．

③地域を資源のオアシスとして捉える．

④クライエントこそが支援過程の監督者である．

⑤ケースマネージャーとクライエントとの関係性が根本であり本質である．

⑥仕事の主要な場所は地域である．

クライエント個々人のストレングス（強み）や希望，資源を明らかにし（ストレングス・アセスメント），長期目標や短期目標を設定し，個別計画（パーソナルリカバリープラン）を立て支援していく．

わが国では，萱間[3]がセルフケア理論とドッキングさせ，看護に導入している．

18 アウトリーチ・ACT

■アウトリーチとは

　アウトリーチとは，地域で生活することを前提とした支援体系であり，「入院」という形に頼らずに，当事者や家族の抱えるさまざまな問題を解決することを基本とする「訪問型」支援である．

　2011（平成 23）年より 2 年間，国はモデル事業として「アウトリーチ推進事業」を 24 都道府県 37 カ所で実施し，一定の効果が認められたことから，2014（平成 26）年に「精神科重症患者早期集中管理料」が診療報酬化された．

　「アウトリーチ推進事業の手引き」（厚生労働省）[1)] によれば，アウトリーチの対象者は，①受診中断者，②未受診者，③引きこもり状態の者，④長期入院の後に退院して病状が不安定な者である．

　精神科アウトリーチのタイプは，大別して 3 つのタイプがある[2)]．①保健中心型アウトリーチ：未治療・治療中断・引きこもりの患者に対する地域生活維持や社会的自立支援のための介入，②医療中心型アウトリーチ：精神障害者の自宅に直接医療スタッフが訪問し，訪問看護・訪問診療などの医療的ケアを提供，③福祉中心型アウトリーチ：精神障害者が実際に地域で生活していく中で生じた問題に対して，本人から事情を聴取し，アセスメントを行い，それぞれにあった支援を提供．

　2017（平成 29）年には「精神障害にも対応した地域包括ケアシステム構築推進事業」[3)] のなかでアウトリーチが記載され，多くの自治体で実施されるようになった．

　このアウトリーチの 1 形態が ACT である．

■ACT（Assertive Community Treatment）とは[4.5)]

　ACT とは，重い精神障害をもった人でも，地域社会のなかで自分らしい生活を実現・維持できるよう包括的な訪問型支援を提供するケアマネジメントモデルである．利用者の「強み」（ストレン

グス）に注目し，利用者のリカバリープロセスを尊重する支援である．

1970 年代に米国で生まれてから，カナダ，英国など多くの国に普及し，入院期間の減少，居住安定性の改善，サービスに対する満足度の向上など，効果が実証されている．

ACT は，わが国では「包括型地域生活支援プログラム」と訳されている．「包括型」と訳されている「assertive」は「積極的」という意味で，積極的な訪問サービスを行うことを意味している．

●ACT の特徴

①重い精神障害を抱えた人を対象とする．

②看護師・精神保健福祉士・作業療法士・精神科医などからなる多職種チームアプローチで展開される．

③集中的なサービスが提供できるよう，スタッフ 1 人に対し担当する利用者を 10 人以下とする．

④利用者の生活の場へ赴くアウトリーチ（訪問）が支援活動の中心となる．

⑤365 日 24 時間サービスを提供する．

●スタッフの役割

①各職種の専門性にとらわれず，利用者を包括的に支援する．

②チーム精神科医は，チームミーティングに参加し情報を共有，薬物処方・医学的アセスメントに責任をもち，往診や危機対応に即応する．

③チームリーダーは，チームの臨床面，運営面の双方に責任をもち，50％以上の時間を利用者とのかかわりに費やす．

④プログラムアシスタントは，プログラムが円滑に実施できるよう，管理・運営に関する事務手続きなどの業務を行う．

●わが国への導入

2003 年千葉県において，43 名を対象に ACT の有効性の研究が実施され，在宅期間が長くなる可能性が示唆された[6]．

2017 年時点で，ACT は，日本全国 31 カ所で実施されている．

19 司法精神看護

■司法精神医療とは

司法精神医療とは，精神医学と法（刑法・民法・精神保健福祉法など）を含めて扱う医学分野である．特に，重大な犯罪行為を行った精神障害者（以下，触法精神障害者），「処遇困難」精神障害者の評価・治療・社会復帰に関連する臨床医学領域である．また「精神医学」だけでなく，医療に関連する精神看護領域（司法精神看護：forensic psychiatric mental health nursing）なども含まれる[1]．わが国では2005年7月に，「心神喪失者等医療観察法」（p 220参照）が公布され，医療観察法病棟において適切で有効な治療，多職種によるチーム医療など，触法精神障害者の社会復帰に向けた医療が行われている．

■司法精神看護

①**諸外国における司法精神看護の役割**：司法精神看護は，英国や米国では精神看護を発展させた分野として確立されている．Hammer[2]によれば司法精神看護の分野が看護の専門領域と位置づけられたのは，1980年代後半とされ，すでに20〜30年の歴史を有している．現在は，英国，米国のほかにも，カナダ，オーストラリアなどそのほかの国々でも司法精神看護という専門領域が認識され始めている．

・**米国における司法精神看護師の役割**：児童虐待や犯罪被害者に対する支援を主に，加害者である触法精神障害者の裁判前後での支援，施設内ケアなども含まれている．

・**英国における司法精神看護師の役割**：犯罪加害者への支援，すなわち触法精神障害者へのケアが主流となる[3]．「公共の安全」と「治療における安全性と危険性，そして患者のニーズとのつり合いを保ち続ける」ことが，司法精神看護師の最も重要な役割とされている[4]．また，司法精神看護師が獲得しなければならない技

術として，①犯罪行為のアセスメント，②自傷他害のアセスメント，③自傷他害のマネジメント，④自傷他害がある人格障害者のマネジメント，⑤リスクアセスメント，⑥精神障害を有する犯罪者の管理における倫理的問題の理解があり，さらに高度な介入技術として，行動療法，怒りの管理，喪失と悲嘆のカウンセリングがあげられている[4]．

②わが国における司法精神看護の役割：わが国では「心神喪失者等医療観察法」が施行以前は，殺人・放火などの重大な他害行為をした後不起訴となり，措置入院となった患者への看護は，「精神保健福祉法」の枠組みにおいて一般の精神障害者と同じ病棟で行われてきた．現在は「心神喪失者等医療観察法」の枠組みのなかの指定入院医療機関（医療観察法病棟），指定通院医療機関，保健所，精神障害者社会復帰施設などでも患者の社会復帰に向け看護が関与する．

③司法精神看護のポイント：

・どの患者に対しても精神疾患を理由に差別があってはならず，すべての患者が人間固有の尊厳のもとに処遇されるべきである．そこで司法精神看護師としての役割を担う前提として，触法精神障害者の権利を擁護できるような知識（法制度や倫理的側面）と技術を獲得する必要がある．

・臨床で求められるケアとして，アセスメント，リスクアセスメント，リハビリテーションが重要視される[5]．

・効果的な治療を進めるうえで，他職種専門家（精神保健福祉士・臨床心理士・作業療法士など）から成る複合活動チームの一員としても関与するため，自分自身の役割の遂行とともに，チームとしての役割遂行能力を身につける必要がある．

・触法精神障害者の社会復帰に向けた援助も重要である．援助の基本は一般の精神障害者と変わりはないが，「再発の防止」に重点が置かれるほか，衝動性が顕著な場合における援助も必要となる[6]．

20 コンサルテーション

●コンサルテーションとは

コンサルテーションとは，コンサルタント（相談を受ける人）がコンサルティ（相談をする人）との相互作用を通して，コンサルティが問題の解決を図ったり，変化を起こしたりすることができるよう，手助けしていくプロセスである．コンサルタントとコンサルティの両者が対等な立場で，相互関係を通して共に問題の解決を図ろうとする点に特徴がある．

●コンサルテーションのタイプ

コンサルテーションには次の4つのタイプがある[1,2]．

①患者中心の事例コンサルテーション：患者の問題に焦点をあて，患者をどのように理解し，ケアすればよいのかを中心に行う．

②コンサルティ中心の事例コンサルテーション：コンサルティが，患者ケアを改善するための力量を高め，また患者ケアへの意欲を高めることができるよう，コンサルテーションを行う．

③プログラム中心の管理に関するコンサルテーション：コンサルティが所属する組織が新しいプログラムを開発したり導入したりするときに行う．組織の特定の課題を解決することを目指す．

④コンサルティ中心の管理に関するコンサルテーション：組織において管理者が何らかの計画を立て，変革を起こそうとする際に，管理者自身の課題に焦点をあてて行う．管理者の管理能力や管理技術の向上を図り，管理者が自らの力で効果的に機能できるよう支援する．

●コンサルタントの役割

コンサルタントの役割には，次の8つがある[1]．

①擁護者，②情報のスペシャリスト，③教育者，④協働する問題の解決者，⑤代替案を見極め，資源との橋渡しをする者，⑥事実の調査者，⑦プロセスカウンセラー，⑧客観的観察者．

コンサルタントの役割は，①から順に段階的に，指示的から非指示的へと向かう．

コンサルタントは，コンサルテーションのタイプ，問題の特性，コンサルティや患者の特性，組織の状況などの観点から，どの役割をとるかを柔軟に判断する．なかでもコンサルタント自身の能力やできる範囲の判断は重要である．

●コンサルテーションのプロセス

野末は，リエゾン精神看護のコンサルテーションプロセスを表1のように示している．

表1　リエゾン精神専門看護師によるコンサルテーションプロセス[1]

第1段階：コンサルテーションの導入
第2段階：安心して話せる雰囲気づくり
第3段階：問題に取り組むための基盤づくり（問題状況の見直し，看護師の心理的サポート，コンサルテーションでできることの見極め）
第4段階：問題の明確化（分析と仮説の提示→仮説の追加・修正・補強，看護師の自己理解の促進）
第5段階：目標設定
第6段階：具体的対策の提案と検討
第7段階：コンサルテーションの総合評価
第8段階：フォローアップ

なおコンサルテーションには，問題に対する解決策を見つけ提案する「課題適応型」と，問題自体を明らかにしていくプロセスを支援する「プロセス適応型」の2つの介入方法があるとされる．

こうしたコンサルテーションプロセスを通して，コンサルタントには，問題に対する解決策を見つけだす専門家としての力量とともに，コンサルティ自身が自ら問題を発見し解決できるよう，その力を見守り育てていく技量が問われている．

21 リエゾン精神看護

●リエゾン精神看護とは

・身体的な疾患や障害により治療を受けている人々とその家族を対象に，精神看護の知識と技術を用いて，直接的・間接的ケアを提供し，その心身の安寧を図るとともに，患者ケアにあたる看護師の精神保健の向上と医療チームの連携を促進することで，看護実践の質の向上に寄与することを目指す看護活動である．

・リエゾン（liaison）とは「つなぐ」という意味であり，精神科の知識を身体科の実践に適用し，両者をつなぐという意味合いで主に米国で発展してきた，コンサルテーション・リエゾン精神医学の一分野として発展してきた．

・わが国では，日本看護協会が認定する専門看護師（「7-22 専門看護師・認定看護師」参照）のうち，リエゾン精神看護をサブスペシャリティとする精神看護専門看護師によって実践されている．

●リエゾン精神看護の機能

リエゾン精神看護の機能は直接ケア，間接ケア，教育，研究から成り立つ（表1）．

●患者への直接ケア[1]

〔リエゾン精神専門看護師へ直接ケアが依頼される場合〕 ①患者の精神状態が精神科に依頼するほど重症ではないが，このままでは心配である場合，②患者の精神状態により，医療スタッフが患者に対して陰性感情をもちはじめた場合，③精神科治療が必要であるが，患者が受け入れない場合

〔患者の状態〕 ①不安が強い，②怒りが強く，攻撃的，③抑うつ状態，④せん妄状態，⑤依存症，⑥摂食症群，⑦身体症状症，⑧対人関係に問題がある人（パーソナリティ症など），⑨慢性疾患を抱えている，⑩死に直面している，⑪精神疾患に身体疾患が合併，⑫家族の問題を抱えている

表1 リエゾン精神専門看護の機能

	機能	具体的方法		
直接ケア	患者・家族への直接ケア（実践）	①リラクセーション（呼吸法，筋弛緩法など） ②身体的苦痛の緩和（疼痛ケア，発熱ケア，不眠のケアなど） ③セルフケアへの援助 ④面接を通した心理的支援 ⑤家族支援		
間接ケア	コンサルテーション（相談）	焦点		タイプ
		事例	①患者中心 ②コンサルティ中心	
		管理	③プログラム中心 ④コンサルティ中心	
	コーディネーション（調整）	①医療チームの調整 ②連携の促進（リエゾン活動）		
教育	ケアの向上を目指した教育的役割	①直接ケアを通したロールモデル ②コンサルテーションを通した教育 ③施設内での教育プログラムの展開		
研究	専門知識・技術の向上を目指した実践的な研究活動	①個人研究 ②グループ研究 ③研究指導		

（野末聖香[1]，パメラ・ミナリク[2]を参考に作成）

〔介入のプロセス〕 ①精神状態のアセスメント→②ストレッサーと適応力のアセスメント→③支持的面接やリラクセーションなど→④介入評価→⑤フォローアップ

　介入には，カウンセリングの技法や認知行動療法，集団精神療法など，さまざまな精神療法的な技法が用いられる（「7-5 精神療法」「7-6 集団精神療法」参照）.

●看護師のメンタルヘルス支援

　看護師のメンタルヘルス支援もリエゾン精神看護の重要な役割である. 個人相談や，医療スタッフ間の葛藤の調整，看護師のサポートグループなどを通して支援が行われる[1].

22 専門看護師・認定看護師

　質の高い看護ケアを提供するために，現在，いくつかの職能団体によって，専門看護師および認定看護師の資格認定が行われている．ここでは，日本看護協会が認定する専門看護師と，日本精神科看護協会が認定する精神科認定看護師について説明する．

■専門看護師（日本看護協会）[1]

　専門看護師とは，日本看護協会専門看護師認定審査に合格し，ある特定の専門看護分野において卓越した看護実践能力を有することが認められた者のことをいう．現在，がん看護，慢性疾患看護，母性看護，小児看護，老人看護，精神看護，感染症看護，地域看護，急性・重症患者看護，家族支援看護，在宅看護，遺伝看護，災害看護，放射線看護の14つの分野が，専門看護分野として特定されている．

■専門看護師の役割

　専門看護師は，以下の6つの役割を行うものとされている（表1）.

表1　専門看護師の役割[1]

実践	専門看護分野において，個人，家族および集団に対して卓越した看護を実践する．
相談	専門看護分野において，看護者を含むケア提供者に対しコンサルテーションを行う．
調整	専門看護分野において，必要なケアが円滑に行われるために，保健医療福祉に携わる人々のあいだのコーディネーションを行う．
倫理調整	専門看護分野において個人，家族および集団の権利を守るために，倫理的な問題や葛藤の解決を図る．
教育	専門看護分野において，看護者に対しケアを向上させるための教育的役割を果たす．
研究	専門看護分野において，専門知識および技術の向上ならびに開発を図るために実践の場における研究活動を行う．

●認定看護師（日本精神科看護協会）[2)]

日本精神科看護協会の認定看護師制度は，2015（平成27）年度より，これまであった10の領域を1つに統合し，精神科認定看護師として看護実践，相談，協動，知識の集積の役割を果たす.

●専門看護師，認定看護師の受験資格

専門看護師（日本看護協会），認定看護師（日本精神科看護協会）の受験資格の概要を表2に示した.

詳しくは，各職能団体のホームページなどを参照のこと.

表2　専門看護師，認定看護師の受験資格（要約抜粋）[1,2)]

専門看護師（日本看護協会）	認定看護師（日本精神科看護協会）
①日本国の保健師，助産師および看護師のいずれかの免許を有すること. ②日本看護系大学協議会専門看護師教育課程基準で指定された内容の科目単位を取得していること. またはそれと同等以上の教育. ③実務経験通算5年以上，そのうち通算3年以上は専門看護分野の経験（その経験のうち1年以上は専門看護師に必要な所定の教育修了後の実務経験）.	①日本国の看護師の免許を有する者. ②日本精神科看護協会の会員. ③看護師としての実務経験通算5年以上，そのうち精神科看護の経験が通算3年以上である者. ④日本精神科看護協会の精神科看護認定看護師に必要な所定の単位を取得している者.

1 障害者基本法

●障害者基本法とは

障害者の自立および社会参加の支援のための施策に関する基本的理念を定めるとともに，国や地方公共団体の責務や施策推進のための基本事項を明らかにし，それにより障害者の福祉の増進を図ることを目的とした法律．1993 年の改正により，精神障害者も福祉施策の対象となる障害者として正式に位置づけられた．

2011 年に一部改正された．

●障害者基本法において定める事項

・**障害者の定義**：身体障害，知的障害，精神障害，その他の心身の機能の障害があるため，継続的に日常生活または社会生活に相当な制限を受ける者（第 2 条）．

・**基本的理念と目的**：全ての国民が，障害の有無にかかわらず，等しく基本的人権を享有するかけがえのない個人として尊重されるものであるとの理念にのっとり，全ての国民が，障害の有無によって分け隔てられることなく，相互に人格と個性を尊重し合いながら共生する社会を実現する（第 1 条）．

・**基本原則（第 3 条）**：①全て障害者は，社会を構成する一員として社会，経済，文化その他あらゆる分野の活動に参加する機会が確保されること．②全て障害者は，可能な限り，どこで誰と生活するかについての選択の機会が確保され，地域社会において他の人々と共生することを妨げられないこと．③全て障害者は，可能な限り，言語（手話を含む），その他の意思疎通のための手段についての選択の機会が確保されるとともに，情報の取得又は利用のための手段についての選択の機会の拡大が図られること．

・**差別の禁止**：何人も，障害者に対して，障害を理由として，差別することその他の権利利益を侵害する行為をしてはならない（第 4 条）．

・**国及び地方公共団体の責務**：国及び地方公共団体は，第1条に規定する社会の実現を図るため，第3条に定める基本原則にのっとり，障害者の自立及び社会参加の支援等のための施策を総合的かつ計画的に実施する責務を有する（第6条）．

・**国民の責務**：国民は，基本原則にのっとり，第1条に規定する社会の実現に寄与するよう努めなければならない（第8条）．

・**障害者基本計画**：政府，都道府県，市町村に対し，障害者基本計画の作成とその報告および要旨の公表を義務づけている（第11条第1〜9項）．

■**障害者の福祉に関する基本的施策**

国および地方公共団体に対し，以下を規定している．

・障害者が生活機能を回復・維持するために必要な医療の給付およびリハビリテーションの提供を行うような施策，またそのための研究，開発および普及の促進（第14条第1〜2項）．

・医療，介護，生活支援その他自立のための適切な支援を受けられるようにするための必要な施策，およびそのための専門的技術職員や専門的知識・技能を有する職員の育成（第14条第3〜5項）．

・福祉用具および身体障害者補助犬の給付・貸与，その他の日常生活支援の施策，およびそれらの研究・開発，身体障害者補助犬の育成（第14条第6〜7項）．

・年金・手当等の制度に関する必要な施策（第15条）．

・障害者が，年齢や能力および障害の状態に応じて十分な教育が受けられるようにするための教育内容・方法の改善および充実のための施策，障害者の教育に関する調査・研究，学校施設の整備（第16条第1〜4項）．

このほか，雇用の促進，住宅の確保，公共的施設のバリアフリー化などについても，国や地方公共団体が講ずべき施策を規定している．

2 障害者の権利に関する条約（略称：障害者権利条約）

●障害者権利条約批准までの経緯

障害者権利条約[*1]は，2006年12月13日，第61回国連総会において採択された．2007年3月30日，ニューヨークにある国連本部において署名[*2]に開放され，同日中に81カ国とEUが署名し，ジャマイカが最初に批准[*3]した．日本政府は，同年9月28日に署名した．2008年4月3日エクアドルが批准し，批准国20カ国に達したため，30日後の5月3日に発効された．

わが国では，2013年12月4日に国会承認を受け，条約を批准し，2014年2月19日より発効された．批准に向けた国内法の整備として，障害者基本法の改正（2011年），障害者総合支援法の公布（2012年），障害者虐待防止法の公布（2011年），障害者差別解消法の制定（2013年），障害者雇用促進法の改正（2013年）などが行われた．

●障害者権利条約の特徴

この条約は，障害を有する人に対する態度およびアプローチにおけるパラダイムシフトという特徴をもつ．障害を有する人を，慈善や医療や社会的保護の「対象」としてみる見方から，権利をもち，またそうした権利を要求し，自分の生活について，自由かつ十分な説明のうえでの同意に基づいた決定ができ，かつ積極的な社会の構成員である「主体」としてみる見方へと移行するかつてない運動である[1]．

[*1]条約：「国家間で文書形式により締結され，国際法によって規律される国際的な合意」のことをいい，法的拘束力をもつ．批准した場合，わが国では憲法よりも下で，法律よりも優位となる．

[*2]署名：条約を将来批准する意思があることを表明する行為．

[*3]批准：署名した国が条約に拘束されることについての同意を正式に行うことで，わが国の場合，国会の承認が必要となる．

また，この条約は，自由権[*4]と社会権[*5]を相互に依存しており，不可分のものと考えるという特徴をもつ．これまで，自由権に関しては，政府は即時に実施する義務があるが，社会権に関しては，漸進的に実施するしかないといわれてきたが，社会権に基づいたサービスにおいても，分離や差別があれば，即時の改善措置が求められる．つまり，権利を認めても，それを支える支援や制度がなければ，人権を認めたことにはならないとする考えに基づいている[2)]．

●障害者権利条約の目的（第1条）

この条約は，すべての障害者によるあらゆる人権および基本的自由の完全かつ平等な享有を促進し，保護し，および確保すること並びに障害者の固有の尊厳の尊重を促進することを目的とする．

●障害者権利条約の一般原則（第3条）

①固有の尊厳，個人の自律（自ら選択する自由を含む），および個人の自立の尊重，②無差別，③社会への完全かつ効果的な参加，および包容，④差異の尊重ならびに人間の多様性の一部および人類の一員としての障害者の受け入れ，⑤機会の均等，⑥施設およびサービス等の利用の容易さ，⑦男女の平等，⑧障害のある児童の発達しつつある能力の尊重および障害のある児童がその同一性を保持する権利の尊重

・上記のほか，一般的義務，障害者権利実現のための措置，条約実施のための仕組みなどの内容から，条約は構成されている．

[*4]自由権：他者や国家からの干渉・介入を受けずに，自分のことは自分で自由に決めることができるとする権利（思想および良心の自由，信仰の自由，表現の自由など）．

[*5]社会権：個人の生存や生活を維持し発展させるために必要な条件の確保を，国家に対して要求する権利（生存権，教育を受ける権利，勤労の権利，医療を受ける権利など）．国家は社会権に対して，種々の政策を実施する義務を有する．

3　障害者虐待防止法

●障害者に対する虐待の禁止（第3条）

　何人も，障害者に対し，虐待をしてはならない．

●国及び地方公共団体の責務等

　国及び地方公共団体は，障害者虐待の予防，早期発見，その他の障害者虐待の防止，虐待を受けた障害者の保護および自立支援，養育者に対する適切な支援を行うため，関係省庁・関係機関・民間団体の連携強化，民間団体の支援，必要な体制の整備に努めなければならない．また，これらの職務に携わる専門的知識や技術を有する人材の確保，資質向上のための研修などを行うこと，虐待の通報義務や救済制度などに関する広報・啓発活動を行うことを定めている．

●障害者虐待の早期発見等

　国及び地方公共団体の障害者福祉に関する事務を所掌する部署・関係機関，また障害者福祉施設，学校，医療機関，保健所等障害者福祉に関係のある団体や施設従事者，学校の教職員・医師・歯科医師・保健師・弁護士など障害者福祉に関係のある者，障害者を雇用する事業主等は障害者虐待を発見しやすい立場にいることを自覚し，虐待の早期発見に努めなければならない．

●障害者虐待の通報等

　障害者虐待を受けたと思われる障害者を発見した者は，速やかに，市町村に通報しなければならない．通報を受けた市町村の職員は，通報や届出をした者を特定させるものを漏らしてはならない．通報した障害者福祉施設従事者等や労働者は，通報したことを理由として，解雇や不利益な扱いを受けないと定めている．障害者福祉施設従事者や事業所の使用者から虐待を受けた障害者は，その旨を市町村に届け出ることができる．

■障害者虐待に対する対応

市町村は，通報を受けたときには，速やかに障害者の安全確認と事実確認の措置を講じ，対応について協議する．生命や身体の危険が生じるおそれがある場合には，一時的な保護や入所の措置も検討され，そのための居室を確保する．居所に立ち入り，必要な調査を行うことができ，警察署長に援助を求めることができる．

■市町村障害者虐待防止センター・都道府県障害者権利擁護センター

市町村障害者虐待防止センターは，虐待の届出の受理，虐待を受けた障害者や養護者に対する相談・指導・助言，虐待防止および養護者支援に関する広報・啓発活動を行う．都道府県障害者権利擁護センターは通報・届出の受理，市町村が行う措置の実施に関する市町村相互間の連絡調整・情報提供・助言・援助などを行う．障害者の問題や擁護者支援に関する相談や相談機関の紹介，情報提供，助言，関係機関との連絡調整等を行う．障害者虐待防止および擁護者支援に関する情報収集，分析，提供，広報，啓発活動などを行う．

4 障害者差別解消法

●「障害を理由とする差別の解消の推進に関する法律」(障害者差別解消法)(2013年6月制定,2016年4月施行)

障害者差別解消法は,すべての国民が障害の有無によって分け隔てられることなく,相互に人格と個性を尊重し合いながら共生する社会の実現に向け,障害を理由とする差別を解消することを目的としている.

●差別を解消するための措置

差別を解消するための措置として,不当な差別的取扱いの禁止,合理的配慮の提供が定められている.合理的配慮とは,障害者から社会的障壁を取り除くために何らかの対応を必要としているとの意思が表明されたときに過度な負担にならない範囲で対応することをいう.具体的には,支援員の確保,施設の整備,個別の支援計画の立案などがある.不当な差別的取扱いの禁止は,国・地方公共団体等,および事業者ともに法的義務を負っている.一方,合理的配慮の提供については,国・地方公共団体等が法的義務を負っているのに対し,事業者については努力義務となっている.

その具体的な対応として,政府全体の方針として,差別の解消の推進に関する基本方針を策定(閣議決定)するとともに,国・地方公共団体等は対応要領を,事業者は対応指針(ガイドライン)を策定することが定められている.

差別を解消するための支援措置には,相談・紛争解決,地域における連携,啓発活動,情報収集などがあげられている.

5 精神保健福祉法

■法成立の歴史[1]

　戦後，公衆衛生の向上増進を国の責務とした日本国憲法の成立により，精神障害者に対しても適切な医療・保護の機会を提供するために，1950（昭和25）年に「精神衛生法」が制定された．その後特に精神障害者の人権に配慮した適正な医療及び保護の確保と精神障害者の社会復帰の促進を図る観点から，1987（昭和62）年「精神保健法」に改正された．1993（平成5）年精神障害者を法の対象として明確に位置づけた「障害者基本法」の成立を受け，精神障害者の福祉施策を整備するために1995（平成7）年「精神保健及び精神障害者の福祉に関する法律」として改正された．

■精神保健福祉法の目的

　障害者基本法の基本的な理念にのっとり，精神障害者の権利の擁護を図りつつ，その医療及び保護を行い，障害者の日常生活及び社会生活を総合的に支援するための法律と相まってその社会復帰の促進及びその自立と社会経済活動への参加の促進のために必要な援助を行い，並びにその発生の予防その他国民の精神的健康の保持及び増進に努めることによって，精神障害者の福祉の増進及び国民の精神保健の向上を図ることを目的とする（法第1章総則・第1条）．

■精神保健福祉法に定められる内容

　精神保健福祉法に定められる内容を表1に表す．

表1　精神保健福祉法に定められる内容

● **精神保健福祉センター（第6条～第8条）**
　都道府県は，精神保健の向上及び精神障害者の福祉の増進を図るために精神保健福祉センターを置くこと，国はその設置・運営にかかる費用の一部を負担すること等が定められている．

● **地方精神保健福祉審議会及び精神医療審査会（第9条～第17条）**
　都道府県は，地方精神保健福祉審議会・精神医療審査会を置くものとされている．精神医療審査会は，医療保護入院の届出，措置入院者及び医療保護入院者に係る定期病状報告，患者・家族等からの退院または処遇改善の請求について審査する役割を担っている．

● **精神保健指定医（第18条～第19条の6）**
　医療保護入院や措置入院の診断，行動制限などの職務を行うのに必要な知識及び技能を有すると認められる者を精神保健指定医として指定することを定めている．

● **精神科病院及び精神科救急医療体制（第19条の7～11）**
　都道府県は精神科病院を設置し，精神障害の救急医療体制を整備しなければならないと定めている．

● **医療及び保護に関する項目（第20条～第44条）**
　医療及び保護に関連して，入院制度・移送制度（入院制度・移送制度の項参照），入院者訪問支援事業，精神科病院における処遇等について定めている．

● **保健及び福祉に関する項目（第45条～第51条）**
　精神障害者保健福祉手帳，都道府県及び市町村による精神障害についての正しい知識の普及，精神保健福祉相談員等による相談，市長村による障害福祉サービス事業等の利用の調整について定めている．

● **障害者社会復帰促進センター（第51条の2～11）**
　精神障害者の社会復帰の促進を図るための訓練及び指導等に関する研究開発を行うこと等により精神障害者の社会復帰を促進することを目的として設立された法人について，全国に一箇所に限り，精神障害者社会復帰促進センターとして厚生労働大臣が指定することを定めている．

6 精神保健福祉法に基づく 入院制度・移送制度

●精神保健福祉法に定められる入院制度

　入院制度の概要を表1に示した.

　精神保健福祉法では，本人の同意に基づく任意入院を原則的な入院形態とし，精神障害者を入院させる場合には本人の同意に基づいて入院が行われるように努めなければならないとしている[1]. 病院の管理者などは，患者に対し，入院時に入院措置をと

表1　精神保健福祉法に定められる入院制度の概要

入院形態	概要
任意入院 (第20条)	本人の同意に基づく入院. ただし，精神保健指定医（「8-5 精神保健福祉法」の項参照）が認めた場合には，72時間に限り退院制限を行うことができる. 緊急時，特定医師*が診察し，12時間以内の退院制限.
医療保護入院 (第33条)	自傷他害のおそれはないが，本人の同意が得られない場合に，精神保健指定医の診察の結果，医療及び保護のために入院の必要があり，家族等の同意により行われる入院. 緊急時，特定医師が診察し，家族等の同意で入院（12時間以内）.
応急入院 (第33条の7)	本人及び家族等の同意が得られないが，精神保健指定医の診察の結果，直ちに入院させなければ患者の医療及び保護を図る上で著しい支障がある場合に，72時間に限って入院させることができるもの. 緊急時，特定医師が診察し，入院（12時間以内）.
措置入院 (第29条)	2名以上の精神保健指定医の診察の結果，入院させなければ自傷他害のおそれのある患者に対して，都道府県知事又は指定都市市長の権限で行われる入院.
緊急措置入院 (第29条の2)	自傷他害のおそれがあり，かつ急を要するため措置入院の手続きがとれない場合に，精神保健指定医1名の診察の結果，都道府県知事又は指定都市市長の権限で72時間に限って入院させることができるもの.

*特定医師の要件：① 医籍登録後4年間以上を経過，② 2年間以上の精神科臨床の経験

ること，入院中に行動制限などがとられうること，退院請求など
の事項について，書面で知らせなければならない．入院中には，
信書の発受の制限，都道府県その他の行政機関の職員との面会制
限などを行うことはできない．

●精神保健福祉法に定められる移送制度（医療保護入院，応急入院）（図1）

　都道府県知事などは，精神保健指定医の診察の結果，ただちに
入院させなければ医療および保護を図るうえで著しく支障がある
者で，本人の同意に基づいた入院が行われる状態にない場合に，
家族などの同意で医療保護入院をさせるため，応急入院指定病院
に移送できる．急速を要する場合には，家族などの同意を得るこ
とができない場合でも，応急入院をさせるため，応急入院指定病
院に移送できる（法第34条）．

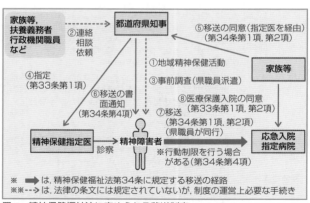

図1　精神保健福祉法に定められる移送制度

7 障害者総合支援法

●障害者総合支援法成立の経緯

「障害者の日常生活及び社会生活を総合的に支援するための法律（障害者総合支援法）」は、障害者自立支援法を一部改正して、2012年6月に公布された（2013年4月施行）．障害者自立支援法は、障害者基本法の基本理念にのっとり、それまで障害種別（身体障害、知的障害、精神障害、障害児）ごとに異なる法律に基づいて提供されてきた福祉サービス、公費負担医療などを、共通の制度のもとに一元化することをねらいとして、2005年に成立した．

2006年に国際連合で障害者権利条約が発効され、批准に向けた国内法整備を目的として、2009年に障がい者制度改革推進本部が設置され、障害者制度改革に取り組むこととなり、2010年6月に、①障害者基本法の改正と改革の推進体制、②障害を理由とする差別の禁止に関する法律の制定等、③「障害者総合福祉法」（仮称）の制定、という3つの基本方向が明示された．

これらの基本方針に沿って、2011年に改正された障害者基本法では、障害の有無にかかわらず基本的人権を享有する個人として尊重される共生社会の実現を目指すこと、障害者の定義を社会モデルの観点から見直すこと、社会的障壁の除去を必要とする障害者に合理的な配慮を行わなければならないことなどを規定するなど、障害者権利条約を踏まえた見直しが行われた．同法の理念を受け、「自立」から、「地域社会における共生の実現に向けて」と、法の目的を改め、障害福祉サービスの充実など障害者の日常生活および社会生活を総合的に支援するための新たな障害保健福祉施策を講ずることを趣旨として、障害者総合支援法が成立した．

●障害者総合支援法の概要

障害者総合支援法の概要を表1に示す．

表1　障害者総合支援法の概要

目的 （第一条）	この法律は，障害者基本法（昭和四十五年法律第八十四号）の基本的な理念にのっとり，身体障害者福祉法（昭和二十四年法律第二百八十三号），知的障害者福祉法（昭和三十五年法律第三十七号），精神保健及び精神障害者福祉に関する法律（昭和二十五年法律第百二十三号），児童福祉法（昭和二十二年法律第百六十四号）その他障害者及び障害児の福祉に関する法律と相まって，障害者及び障害児が基本的人権を享有する個人としての尊厳にふさわしい日常生活又は社会生活を営むことができるよう，必要な障害福祉サービスに係る給付，地域生活支援事業その他の支援を総合的に行い，もって障害者及び障害児の福祉の増進を図るとともに，障害の有無にかかわらず国民が相互に人格と個性を尊重し安心して暮らすことのできる地域社会の実現に寄与することを目的とする．
基本理念 （第一条の二）	障害者及び障害児が日常生活又は社会生活を営むための支援は，全ての国民が，障害の有無にかかわらず，等しく基本的人権を享有するかけがえのない個人として尊重されるものであるとの理念にのっとり，全ての国民が，障害の有無によって分け隔てられることなく，相互に人格と個性を尊重し合いながら共生する社会を実現するため，全ての障害者及び障害児が可能な限りその身近な場所において必要な日常生活又は社会生活を営むための支援を受けられることにより社会参加の機会が確保されること及びどこで誰と生活するかについての選択の機会が確保され，地域社会において他の人々と共生することを妨げられないこと並びに障害者及び障害児にとって日常生活又は社会生活を営む上で社会障壁となるような社会における事物，制度，慣行，観念その他一切のものの除去に資することを旨として，総合的かつ計画的に行わなければならない．
障害の範囲	身体障害，知的障害，精神障害

8 障害者総合支援法に基づくサービス

2012（平成 24）年に障害者総合支援法は，2005（平成 17）年に成立した障害者自立支援法を一部改正する形で公布された．2013（平成 25）年 4 月 1 日から施行された．

●障害者総合支援法に基づくサービス

障害者総合支援法によって定められる自立支援システムは，介護給付，訓練等給付，自立支援医療，補装具からなる自立支援給付と地域生活支援事業から成り立っている（図1）．

障害者自立支援法の成立によって，それまで障害別に定められていた福祉サービスが，新たな事業体系として一元化された．障害者総合支援法によって提供されるサービスは図1のとおりである．

●利用の手続き

障害者総合支援法の福祉サービス利用の手続きは，市町村が窓口となっている．手続きの概要を表1に示す．障害福祉の支給決定プロセスは図2のとおりである．

市町村

自立支援給付

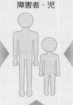

障害者・児

介護給付
- 居宅介護
  （ホームヘルプ）
- 重度訪問介護
- 同行援護
- 行動援護
- 重度障害者等包括支援
- 短期入所
  （ショートステイ）
- 療養介護
- 生活介護
- 施設入所支援

相談支援
- 計画相談支援
- 地域相談支援

訓練等給付
- 自立訓練
- 就労移行支援
- 就労継続支援
- 就労定着支援
- 自立生活援助
- 共同生活援助
  （グループホーム）

自立支援医療　等
- 更生医療
- 育成医療※
- 精神通院公費※
※実施主体は都道府県等

補装具

地域生活支援事業

- 理解促進研修・啓発
- 自発的活動支援
- 相談支援
- 成年後見制度利用支援
- 成年後見制度法人後見支援
- 意思疎通支援
- 日常生活用具の給付又は貸与

- 手話奉仕員養成研修
- 移動支援
- 地域活動支援センター
- 福祉ホーム
- その他の日常生活又は
  社会生活支援

支援

都道府県

- 専門性の高い相談支援
- 広域的な支援

- 専門性の高い意思疎通支援を
  行う者の養成・派遣
- 意思疎通支援を行う者の
  派遣にかかる連絡調整　等

図1　障害者総合支援法による自立支援システム

表1 障害者総合支援法における福祉サービス利用の手続き

利用申請	利用者が市町村に利用申請を行うと，障害支援区分の認定が行われ（介護給付では区分1〜6），個別支援計画が作成され，支給決定される．
利用者負担	1割負担（所得等に応じて月額上限の設定，個別減免あり）

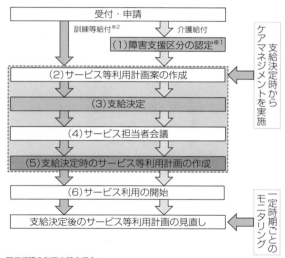

※1　同行援護の利用申請の場合
　　障害支援区分の認定は必要ありませんが，同行援護アセスメント調査票の
　　基準を満たす必要があります．
※2　共同生活援助の利用申請のうち，一定の場合は障害支援区分の認定が必要です．

図2　支給決定プロセス（厚生労働省を一部改変）

9 地域移行・地域定着支援

2004年「精神保健医療福祉の改革ビジョン」（厚生労働省）が策定され，「入院医療中心から地域生活中心へ」という理念が示された．2005年の障害者自立支援法の成立により，精神保健福祉法でも地域援助事業者との連携が規定された．以後，地域における福祉サービスの拡充が図られるなか，入院精神障害者の退院促進，地域移行・地域定着支援が複数の法制度のもと模索されている．

●医療保護入院者への地域移行支援

2013年の精神保健福祉法の改正で精神科病院の管理者には，以下が義務づけられた．

①**退院後生活環境相談員の選任**：医療保護入院者の退院に向けた相談支援や地域援助事業者等の紹介，円滑な地域生活への移行のための退院後の住居の場の確保等の調整の業務を行う退院後生活環境相談員を精神保健福祉士などから選任しなければならない（措置入院者にも同様とする）．

②**地域援助事業者の紹介**：医療保護入院者が退院後に利用する障害福祉サービスおよび介護サービスについて退院前から相談し，医療保護入院者が円滑に地域生活に移行できるよう，特定相談支援事業等の事業や，事業の利用に向けた相談援助事業を行う地域援助事業者を紹介するよう努めなければならない（措置入院者にも同様とする）．

③**医療保護入院退院支援委員会の設置**：主治医，看護職員，退院後生活環境相談員，医療保護入院者および家族などが出席し，医療保護入院者の入院継続の必要性の有無とその理由，入院継続が必要な場合の委員会開催時点からの推定される入院期間および当該期間における退院に向けた取組などを審議する医療保護入院者退院支援委員会を設置しなければならない．

●精神障害にも対応した地域包括ケアシステムの構築

2017 年に「これからの精神保健医療福祉のあり方に関する検討会報告書」がまとめられ，「地域生活中心」という理念を基軸とし，地域移行を進めるための地域づくりとして「精神障害にも対応した地域包括ケアシステムの構築」が理念として示された．

●障害者総合支援法に基づく地域移行支援・地域定着支援

障害者総合支援法に基づく相談支援のうち，地域移行支援，地域定着支援について記す（障害者総合支援法については，「8-7 障害者総合支援法」，「8-8 障害者総合支援法に基づくサービス」を参照）．

地域移行支援では，障害者支援施設，精神科病院，保護施設，矯正施設等を退所する障害者，児童福祉施設を利用する 18 歳以上の者などを対象として，地域移行支援計画の作成，相談による不安解消，外出への同行支援，住居確保，関係機関との調整を行う．

地域定着支援では，居宅にて単身で生活している障害者などを対象に常時の連絡体制を確保し，緊急時には必要な支援を行う．

事業所の指定は，都道府県知事，指定都市市長などが行う．

●地域生活の支援体制の充実へ向けて

2022 年の厚生労働省の「地域で安心して暮らせる精神保健医療福祉体制の実現に向けた検討会」の報告書を受け，精神保健福祉法を含む関連 5 法（障害者総合支援法，障害者雇用促進法，難病法，児童福祉法）の改正案が国会に提出され同年 11 月に採択された．

これにより，障害者の地域生活の支援体制の充実のための施策として，①共同生活援助（グループホーム）の支援内容として，一人暮らしなどを希望する者に対する支援や退去後の相談などが含まれること，②障害者が安心して地域生活を送れるよう，地域の相談支援の中核的役割を担う基幹相談支援センターおよび緊急時の対応や施設などからの地域移行の推進を担う地域生活支援拠点などの整備を市長村の努力義務とすることが掲げられた．

10 障害者手帳制度

■障害者手帳制度とは

・障害者手帳には，身体障害者手帳（身体障害者福祉法），療育手帳（厚生事務次官通達「療育手帳制度について」），精神障害者保健福祉手帳（精神保健福祉法）がある．

・精神障害者保健福祉手帳は，1993（平成5）年の障害者基本法の成立を受けて，1995（平成7）年の精神保健福祉法改正により創設された制度である．

・精神障害者保健福祉手帳は，一定の精神障害の状態にあることを証する手段となることにより，手帳の交付を受けた者に対し，各方面の協力により各種の支援策が講じられることを促進し，精神障害者の社会復帰の促進と自立と社会参加の促進を図ることを目的としている[1]．

・精神障害者保健福祉手帳で受けられるサービスはほかの障害者手帳に比べて少ないが，障害者自立支援法の成立を機に障害者福祉サービスの一元化がなされたことにより，サービス格差の是正が求められている．

■精神障害者保健福祉手帳の対象者

精神疾患を有する者（精神保健福祉法第5条の定義による精神障害者*）のうち，精神障害のために長期にわたり日常生活または社会生活への制約がある者（障害者基本法の障害者）を対象とする（ただし療育手帳の対象者となる知的障害者は除かれる）．

■手帳の等級と障害の状態

精神障害者保健福祉手帳の障害等級は1～3等級あり，手帳の

---

*精神保健福祉法において「精神障害者」とは，「統合失調症，精神作用物質による急性中毒又はその依存症，知的障害その他の精神疾患を有する者をいう（法第5条）」

1級・2級は国民年金の障害基礎年金の1級・2級と同程度．手帳の3級は，厚生年金の3級よりも広い範囲のものとなっている．手帳の等級と障害の程度を表1に示す．

表1　手帳の等級と障害の状態

1級	精神障害であって，日常生活の用を弁ずることを不能ならしめる程度のもの
2級	精神障害であって日常生活が著しい制限を受けるか，または著しい制限を加えることを必要とする程度のもの
3級	精神障害であって日常生活もしくは社会生活が制限を受けるか，制限を加えることを必要とする程度のもの

●精神障害者保健福祉手帳で利用できるサービス

精神障害者保健福祉手帳で利用できるサービスを表2に示す．利用できるサービスの内容は，手帳の等級によって異なる．

表2　精神障害者保健福祉手帳で利用できるサービス（等級による）

所得税・相続税・住民税等の控除・減免，生活保護の障害者加算，公共施設等の利用料の減免，携帯電話の利用料金の割引，交通機関運賃の割引，など

●申請の手続き

申請の手続きは表3に示すとおりである．

表3　申請の手続き

申請窓口	市町村
等級	1〜3級
申請書類	申請書，医師の診断書，または障害年金受給者は年金証明の写しと改定通知書，印鑑，写真
備考	2年ごとに更新

11 心神喪失者等医療観察法

■心神喪失者等医療観察法の目的（2003年7月10日成立，2005年7月15日施行）

心神喪失または心神耗弱の状態で殺人，放火等の重大な他害行為を行った者に対し，その適切な処遇を決定するための手続などを定めることにより，継続的かつ適切な医療を行い，また，医療を確保するために必要な観察および指導を行うことによって，その病状の改善およびこれに伴う同様の行為の再発の防止を図り，その社会復帰を促進すること．

・**重大な他害行為**：殺人，放火，強盗，強姦，強制わいせつ（以上の未遂を含む），および傷害，傷害致死．

■処遇の要否および内容の決定の手続き

①検察官が地方裁判所に申立てる．

②鑑定入院．精神科医による対象者の鑑定．

③審判：裁判官1名と精神保健審判員1名から成る合議体により，対象者について医療観察法による処遇の要否および内容を決定するため，審判を行う．

■医療観察法における医療の特徴

①医療観察法による医療を行う2種類の施設（指定入院医療機関と指定通院医療機関）を新設．

②社会復帰調整官（法務省保護観察所所属）の関与．

■医療観察法の入院と通院処遇の理念・目標

①ノーマライゼーションの観点も踏まえた対象者の社会復帰の早期実現．

②標準化された臨床データの蓄積に基づく多種職のチームによる医療提供．

③関係法令などを遵守しつつ，入院前や入院後の観察・評価に基づき，継続的・計画的に医療を提供する．

④リスクアセスメントを重視して観察・評価を継続的に実施する.

⑤対象者の病状に応じて，適切な危機介入を行う.

⑥プライバシーなどの人権に配慮しつつ透明性の高い医療を提供する.

⑦継続的かつ適切な医療を提供し，さまざまな問題を前向きに解決する意欲や社会で安定して生活する能力（必要な医療を自立的に求めることも含む）を高める.

⑧他害行為について認識し，自ら防止できる力を獲得する.

⑨被害者に対する共感性を養う.

⑩治療内容について対象者および家族に対して十分な説明を行う.

⑪懲罰的な医療と誤解を受けないよう，適切な治療法を選択する.

⑫地方自治体等の要請に対して，必要な情報提供を行う.

■指定入院医療機関での治療

基本的な枠組みは，一般精神科医療のそれと同じである．対象者の精神症状を可能な限り改善させることと，精神障害のために損なわれていた（あるいはそれ以外の理由でもともと十分に備わっていなかった）地域社会内での生活の遂行に必要な日常生活能力や社会的能力を最大限まで回復させることが治療目標である.

〈指定入院医療機関での医療に特異的な点〉

①「他害行為」に関するリスク評価とリスク管理の重視.

②安全確保（セキュリティ）への配慮.

③多職種チーム・アプローチ.

④他害行為を対象とした心理社会的アプローチ.

⑤地域内処遇機関（指定通院医療機関および社会復帰調整官）との連携.

12 障害者雇用促進法と就労支援

●障害者雇用促進法（障害者の雇用の促進等に関する法律）

　障害者の雇用を促進することにより，その職業と生活の安定を図ることを目的とする法律．職業紹介や適応訓練について定めるほか，国・地方公共団体・一般事業主に対し，一定率（法定雇用率）の障害者の雇用を義務づけている．

●障害者雇用促進法の改正

　2002年の改正で障害者雇用率算定方式の見直し，障害者就業・生活支援センターにおける支援事業の創設，職場適応援助者（ジョブコーチ）事業の創設などが行われた．

　2005年の改正で精神障害者（精神保健福祉手帳所持者，「8-10 障害者手帳制度」参照）が実雇用率の算定対象に加えられた．

　その後2022年の改正により法定雇用率は，2023年度からは2.3％となり，2024年4月からは2.5％，2025年7月からは2.7％に段階的に引き上げられることとなった．また週労働時間20時間以上30時間未満の精神障害者について当分のあいだ，雇用率上，雇い入れからの期間に関係なく，1カウントして算定できるようになる．さらに雇用義務の対象外である週所定労働時間10時間以上20時間未満の精神障害者，重度身体障害者，重度知的障害者について，雇用率上0.5カウントとして算定できるようになる（2024年4月以降）．

ジョブコーチ：特に精神障害者・知的障害者を対象とし，職場定着のための支援を行う外部専門家．支援内容としては，職務の円滑な遂行のための挨拶・報告・相談などのコミュニケーション技能の指導，職場における障害者理解促進のための活動などがある．

●障害者職業センター・障害者雇用支援センター

　障害者職業センターは，その役割の相違によって，①障害者職業総合センター，②広域障害者職業センター，③地域障害者職業

センター（都道府県）の3つに分けられ，相互の連携のもとに各種事業が行われている．②，③では，障害者雇用支援センター〔市町村（特別区を含む）に1つ〕，障害者就業・生活支援センターとの連携のもと，精神障害者を含む障害者に対して，職業能力や適正の評価，職業相談・指導などが実施されている．

障害者就業・生活支援センター：障害者の職業の安定を図ることを目的として設立された法人，社会福祉法人，特定非営利活動法人など．職業生活の自立およびそれに伴う生活上の支援として，相談，関係機関との連絡調整，職業準備訓練などを行っている．

●そのほかの精神障害者のための就労支援

①公共職業安定所（ハローワーク）：一般の就労相談のほか，障害者のための就業相談窓口を置いている．都道府県の主要な職業安定所には，精神障害者担当の職業相談員が配置されている．

2022年の改正により，就労アセスメント（就労系サービスの利用意向がある障害者との協同による，就労ニーズの把握や能力・適正の評価および就労開始後の配慮事項などの整理）の手法を活用した「就労選択支援」を創設するとともに，ハローワークはこの支援を受けた者に対して，そのアセスメント結果を参考に職業指導等を実施することとなった（2024年4月施行）．

②職場適応訓練制度：精神障害者を対象とした制度であり，訓練1年（短期の場合2〜4週間）の期間，訓練生には雇用保険の失業給付，事業主には委託費が支給される．

③就労移行支援，就労継続支援，就労定借支援：障害者総合支援法上の「訓練等給付サービス」であり，就労移行支援は，一般企業への就労を希望する人に，一定期間，就労に必要な知識および能力の向上のために必要な訓練を行う．就労継続支援は，一般企業での就労が困難な人に，働く場を提供するとともに，知識および能力の向上のために必要な訓練を行う．雇用契約を結ぶA型と雇用契約を結ばないB型がある．就労定着支援は，一般就労に移行した人に就労に伴う生活面の課題に対応するための支援を行う．

13 自殺対策基本法

●自殺対策基本法成立の背景

　1998 年に，前年に比べて約 30％の自殺者数の急増があり，自殺が深刻な社会問題として認識されるようになった．2000 年に，厚生省（現，厚生労働省）が策定した「健康日本 21」や「健やか親子 21」では，自殺者数の数値目標が掲げられ，2002 年に「自殺防止対策有識者懇談会」が設置され，社会全体で自殺予防に取り組むために「自殺予防に向けての提言」が取りまとめられた．教育現場では，1995 年のいじめ問題への取り組みとしてスクールカウンセラーの配置，小学生と親の相談員の配置などの相談体制を充実させ，児童・生徒の自殺防止に取り組んでいた．

　しかし自殺対策のための基本方針は策定されていない状況が続き，自殺者の遺族や自殺予防活動に取り組む団体から，総合的な自殺対策への要望が高まり，2006 年に自殺対策基本法が制定されることになった．

●自殺対策基本法とは

　自殺対策を総合的に推進して，自殺防止と自殺者の親族などへの支援を充実させ，誰もが健康的で生きがいをもって暮らすことのできる社会を築くことを目的としている．

　自殺対策基本法のなかで，自殺は，個人的な問題としてとらえるのではなく，その背景に社会的な要因があること，自殺対策は精神保健的観点だけではなく自殺の実態に即して実施されること，自殺対策は，自殺の事前予防，自殺発生の危機への対応および自殺が発生した後または自殺が未遂に終わった後の対応の各段階で実施されること，国や地方公共団体のみならず，民間の団体や関係者との連携が重要であるとされている．

　自殺や自殺未遂が起きたときには，家族や周囲の人に与える影響が大きく，またときに自殺は，不名誉な死としてとらえられる

ため，自殺対策基本法のなかには，自殺対策を実施するときに，自殺者や自殺未遂者，それらの親族などの名誉および生活の平穏に十分な配慮が必要であることが明示されている．

● 自殺総合対策大綱とは

自殺対策基本法に基づき，推進すべき自殺対策の指針を示すために，2007年に自殺総合対策大綱が示され，その後5年ごとに見直しが行われている．2022年の見直しでも，これまでに示されていた「誰も自殺に追い込まれることのない社会」という目指すべき社会の姿が提示され，近年課題となっている子ども・若者・女性への対策の推進や強化，地域自殺対策や新型コロナウイルス感染症拡大の影響を踏まえた対策の推進が示された（表1）．

表1 自殺対策の基本的な考え方と対策

社会的要因を踏まえた社会全体の自殺リスクの低下	うつ状態にある人の早期発見・早期治療 失業や長時間労働などへの支援体制の構築
国民1人ひとりが自殺予防の主役に	自殺が誰にでも起こり得る危機の認識の醸成 自殺・精神疾患への偏見の除去
自殺対策の段階ごとの介入	心身の健康保持増進の取り組みの事前対応，自殺発生の危機対応，自殺や自殺未遂が発生した後の事後対応
関係者の連携による包括的な支援	精神保健医療福祉対策，生活困窮者自立支援制度，孤独・孤立対策や子ども対策との連携
地域レベルの実践的な取組の強化	すべての都道府県・市町村での自殺対策の策定・見直しの推進，地域自殺対策推進センターと連携
実態解明や対策状況の把握	継続的な調査研究の推進 子ども・若者・女性の実態やコロナ禍の影響の調査
人材養成や資質向上	自殺予防を担うゲートキーパーの育成，専門職の自殺リスク評価技術の資質向上，教職員の対応力向上

（自殺総合対策大綱．https://www.mhlw.go.jp/content/001000844.pdf
より抜粋　Accessed 2023.6.5）

■発達障害者支援法とは

発達障害は，身近にある障害であったが，正しい知識として知られておらず，また発達障害者への支援は，身体・精神・知的障害者の支援制度の谷間にあり，発達障害の早期発見や対応が遅れがちになっていた．そのため発達障害を定義して，障害の特性と発達段階（ライフステージ）に応じた支援ができるように，2004年発達障害者支援法が公布された（2005年施行）．

発達障害を早期に発見し，発達支援を行うことに関する国および地方公共団体の責務を明らかにするとともに，学校教育における発達障害者への支援，発達障害者の就労の支援，発達障害者支援センターの指定などについて定めることにより，発達障害者の自立および社会参加に資するようその生活全般にわたる支援を図り，もってその福祉の増進に寄与することを目的としている．

■発達障害者支援法の改正

障害者基本法の改正（8-1参照），障害者権利条約（8-2参照）の批准，発達障害者支援法施行後10年が経過したことなどを背景に，2016年に発達障害者支援法の一部が改正された（表1）．

■発達障害とは

自閉症，アスペルガー症候群，その他の広汎性発達障害，学習障害，注意欠如・多動性障害，その他これに類する脳機能の障害であって，その症状が通常低年齢において発現するものとして政令で定めるものをいう．

■発達障害者・児の定義

発達障害者とは，発達障害を有するために日常生活または社会生活に制限を受けている者．発達障害児とは，発達障害者のうち18歳未満の者．

表1　発達障害者支援法の改正（2016）のポイント（抜粋）

新たな目的の規定	切れ目のない支援の重要性と障害者基本法の理念に基づき，共生社会の実現に資することの明記
発達障害者の定義	発達障害がある者であって，発達障害および「社会的障壁」*により日常生活・社会生活に制限を受ける者
教育面の配慮	発達障害児が，発達障害児でない児童と教育を受けられるような配慮
就労面の支援	国や都道府県が働く機会を確保することに加え，職場への定着の支援
その他	差別の解消，いじめの防止などおよび虐待防止のための対策を推進し，また成年後見制度が適切に利用されることでの権利利益の擁護 司法手続きにおいて個々の特性に応じた意思疎通の手段の確保などの適切な配慮 発達障害者支援地域協議会の確保

＊社会的障壁：発達障害がある者にとっての日常生活または社会生活を営むうえで，障壁となるような社会における事物，制度，慣行，観念その他一切のもの.

●支援内容

①発達障害の早期発見，②早期の発達支援，③幼稚園・保育所での発達障害児の生活への配慮，④発達障害児・者への十分な教育的支援および配慮，⑤就労の支援，⑥生活支援，⑦家族への相談・助言への支援

●発達障害者支援センター

各都道府県・指定都市に設置されている発達障害者支援センターでは，発達障害の早期発見，早期の発達支援のために，発達障害者やその家族に，①相談・助言，②発達支援，③就労支援，④情報提供・研修，⑤関係機関との連絡調整を行っている.

15 医療保険制度

●医療保険制度とは

・わが国で最初の健康保険制度は1922（大正11）年に初めて制定され，1927（昭和2）年に施行された．1961（昭和36）年に国民皆保険が成立し，1982（昭和57）年に老人保健法が制定された．

・国民皆保険制度は，職域や地域を単位に強制加入として保険料を徴収する社会保険制度であり，そのことにより適切な医療サービスが提供されるという社会的合意のうえに成り立つ制度である．

・加入者（被保険者）は保険者に保険料を納めることで，保険証が交付され，医療機関にかかるときには医療費を一部自己負担し，その残りを保険者が負担することにより，医療サービスを受けることができる．医療機関は保険に関する審査機関に医療費を請求し，審査機関は審査結果を保険者に報告する仕組みとなっている．

●医療保険制度の種類[1]

わが国の医療保険制度は，職域・地域，年齢（高齢・老齢）に応じて分かれている．医療保険制度の種類を表1に示す．

・**職域保険**には，中小企業を対象とする「政府管掌健康保険」，大企業の健康保険組合が運営する「組合管掌健康保険」，船員を対象とする「船員保険」，公務員や私学学校教職員を対象とする「共済保険」がある．

・**地域保険**には，自営業・農業，退職者など，健康保険・船員保険・共済保険に加入している勤労者以外を対象とする「国民健康保険」がある．

・**老人保健**は75歳以上の高齢者または65歳以上で一定の障害のある人を対象としたものであり，各種医療保険拠出金と公費でまかなわれている．

表1　医療保険制度の種類（2023年7月現在）

	制度		被保険者	保険者
医療保険	健康保険	一般	健康保険の適用事業所で働くサラリーマン・OL（民間会社の勤労者）	全国健康保険協会，健康保険組合
		法第3条第2項の規定による被保険者	健康保険の適用事業所に臨時に使用される人や季節的事業に従事する人等（一定期間を超えて使用される人を除く）	全国健康保険協会
	船員保険（疾病部門）		船員として船舶所有者に使用される人	全国健康保険協会
	共済組合（短期給付）		国家公務員，地方公務員，私学の教職員	各種共済組合
	国民健康保険		健康保険・船員保険・共済組合等に加入している勤労者以外の一般住民	市（区）町村
退職者医療	国民健康保険		厚生年金保険など被用者年金に一定期間加入し，老齢年金給付を受けている65歳未満等の人	市（区）町村
高齢者医療	後期高齢者医療制度		75歳以上の方および65歳〜74歳で一定の障害の状態にあることにつき後期高齢者医療広域連合の認定を受けた人	後期高齢者医療広域連合

・自己負担額は，外来，入院医療費および入院中の給食費．外来・入院の医療費における自己負担は，小学校入学前：2割，小学校入学以降70歳未満：3割，70歳以上75歳未満：2割（現役並み所得者は3割）．後期高齢者医療制度での医療費の自己負担は，1割．
（全国健康保険協会[1]）を参考に作成）

●高額療養費払い戻し制度

医療費の自己負担額の軽減の制度の1つに，高額療養費払い戻し制度があり，医療機関に支払った医療費が1カ月に一定額を超えたときに，超えた差額分が戻ってくる．政府管掌健康保険，組合管掌健康保険，船員保険，共済保健，国民健康保険のいずれかの医療保険に加入し，自己負担がある人が利用できる制度である．

16 介護保険制度

●介護保険制度創設・改正

　介護保険制度が導入された背景には，高齢化に伴う要介護高齢者の増加，介護を担っている家族の高齢化や核家族化があった．従来の老人福祉・老人医療制度では対応に限界があり，高齢者の介護を社会全体で支え合う仕組みとして介護保険制度が2000年に創設された．介護保険制度以前のサービス利用は，行政が利用の決定をする措置制度であったが，介護保険制度では利用者自身が事業者と契約を結びサービス利用することになった．これにより高齢者は保健・医療・福祉サービスを総合的に利用できるようになったが，要介護者の増大や給付費の急増など制度の持続可能性が課題となっている．

　2005年改正では，介護予防が重視され，地域包括支援センターを創設し，要支援者への給付を介護予防給付とするなど，介護予防事業，地域支援事業が実施された．加えて，市町村単位で介護福祉施設事業所の指定や監督を行う体制（地域密着型サービス）が制度化された．

　2011年改正では，24時間対応の定期巡回・随時対応サービスや複合型サービス，地域の実情に合わせて市町村が取り組む介護予防・日常生活支援総合事業（総合事業）が創設され，地域包括ケアの推進を目指し在宅生活の可能性を高める取り組みがなされた．

　2014年改正では，地域包括ケアシステムの構築を目標とした地域支援事業の充実と費用負担の公平化が図られた．地域事業としては，在宅医療・介護連携，認知症施策の推進がなされるとともに，全国一律の予防給付を市町村が取り組む地域支援事業へ移行し，一定以上の所得のある利用者の利用者負担割合を2割負担へ引き上げた．介護給付については，特別養護老人ホームの入所

者を中重度者（要介護3以上）とし，重度者へ焦点化した.

2017年改正では，自立支援・重度化防止に向けた市町村の取り組み状況を評価・見える化する体制づくりを行い，医療・介護の連携として介護医療院を創設した．また，特に所得が高い層の利用者負担割合が2割から3割へ引き上げられた.

2020年には地域共生社会の実現を図るため，地域住民の複雑化・複合化した支援ニーズに対応する包括的な福祉サービス提供体制の構築の支援，および医療・介護のデータ基盤の整備の推進が目指された.

2025年には団塊の世代が75歳以上となり2040年には高齢人口がピークに達する一方，生産年齢人口は減少していくことが見込まれている．人口構成の変化や介護ニーズなどの動向は地域ごとに異なるため，地域包括ケアシステムの深化・推進や介護人材の確保等のための具体的な取り組みを地域の実情に応じて計画していくこと，および医療・介護の連携の必要性が高まっている.

◾介護保険制度の概要

介護保険制度の財源の50％は公費，50％は被保険者の保険料である．保険の実施・運営主体（保険者）は市町村と特別区であり，介護保険事業計画の作成，保険料の徴収，要介護認定などの役割を担っている.

被保険者は1号被保険者（65歳以上の者），第2号被保険者（40歳以上65歳未満の医療保険加入者）に区分される．第1号被保険者は，要支援・要介護状態となった場合に原因を問わずサービスを利用できるが，第2号被保険者は，加齢との関連が認められる特定疾患が原因の場合のみサービスが利用できる.

◾介護保険サービスの利用

①**申請**：主治医の介護保険サービスの利用を希望する者は，要介護認定を市区町村窓口に申請する.

②**認定調査**：介護認定査員が訪ね，74項目の基本調査などを実施.

③**一次判定**：認定調査の結果と主治医意見書のデータからコンピューターによる一次判定．

④**二次判定**：介護認定審査会において，一次判定の結果・認定調査員による特記事項，主治医の意見書を基に審査する．この結果に基づき市区町村が要介護認定を行い，自立，要支援1，2，要介護1〜5の8段階に区分．

⑤**申請者への通知**：申請者に認定結果が通知．

⑥**ケアプラン作成**：介護（介護予防）サービス計画書（ケアプラン）の作成が必要．要支援1，2の介護予防サービス計画書は地域包括支援センターで作成し，要介護1以上の介護サービス計画書は介護支援専門員（ケアマネジャー）のいる市区町村の指定を受けた居宅介護支援事業者にて作成．

⑦**サービス利用**：申請した当日からの利用も可能．要介護認定区分によって決められている支給限度額内であれば，1割（所得により2〜3割）の自己負担でサービスが利用できる．

17 生活保護制度

●生活保護制度とは

　生活保護制度とは，病気やけがで働けなくなったり，失業で収入がなくなったりなど，生活が困窮している人に対して，最低限の生活を保障するとともに，自立して生活ができるように支援する制度である．

生活保護法第一条：生活保護法は，日本国憲法第25条に規定する理念に基づき，国が生活に困窮するすべての国民に対し，その困窮の程度に応じ，必要な保護を行い，その最低限度の生活を保障するとともに，その自立を助長することを目的としている．

●生活保護のしくみ（保護の原則）

①**申請保護の原則**：生活保護を受けるには，原則として本人か同居している親族または扶養義務者の申請が必要である．ただし，要保護者が急迫した状況にあるときは，保護の申請がなくても，必要な保護を行うことができる．なお，保護の決定および実施は，都道府県知事，市長および福祉事務所を管理する町村長が行う．

②**基準および程度の原則**：保護は，厚生労働大臣の定める基準により測定した要保護者の需要を基とし，そのうち，その人の金銭または物品で満たすことのできない不足分を補う程度において行う．

③**必要即応の原則**：保護は，要保護者の年齢，性別，健康状態などを考慮して行う．

④**世帯単位の原則**：保護は，世帯を単位とし，その必要性や程度が決定される．

●生活保護の種類

　生活保護の種類を表1に示す．

●生活保護受給者の義務

①**生活上の義務**：能力に応じて勤労に励み，支出の節約を図り，

233

表1 生活保護の種類

生活扶助	衣食やその他日常生活に必要な費用
教育扶助	義務教育に必要な教科書・学用品・給食費などの費用
住宅扶助	住居にかかわる費用
医療扶助	診察，薬剤または治療材料，医学的処置，手術の費用 居宅における療養上の管理などの費用
介護扶助	居宅介護，福祉用具，住宅改修，施設介護，介護予防・予防福祉用具などの介護にかかわる費用
出産扶助	分娩にかかわる費用
生業扶助	生業に必要な資金，器具，資料，技能の習得にかかわる費用
葬祭扶助	葬祭にかかわる費用

その他生活の維持・向上に努める義務がある．

②**届出の義務**：収入，支出，その他生活状況に変動のあったときは，速やかに届ける義務がある．

③**指示などに従う義務**：生活状況に応じて適切な保護を実施するための指導・指示が行われることがあるので，それに従う義務がある．

■保護施設

救護施設，更正施設，医療保護施設，授産施設，宿泊提供施設の5つの施設がある．

■申請の実際

申請書類提出後，担当員が自宅（入院中であれば病院）を訪問し，生活に困っている状況や保護を受けるための要件が満たされているかなど，保護の決定のために必要な調査をする．決定は，申請日から14日以内に行うことになっているが，調査が間に合わない場合でも，30日以内には決定される．

■生活保護制度に関連する法律

生活保護に至るまでの段階の自立支援の対策を強化するために，生活困窮者自立支援法が2013年12月に公布され（2015年4月施行），自立相談や就労準備の支援が実施されるようになった．

18　障害年金制度

●障害年金制度とは

・わが国では，1991 年より 20 歳以上 60 歳未満の者については
すべていずれかの年金制度に強制加入する国民皆年金制度を
とっている．障害年金制度は，障害者等になったときに，生活
の安定を図るため年金の保証が行われる社会保障制度の 1 つで
ある．1961 年に制度が発足し，精神障害は 1964 年から対象
となった．

・国民年金に加入している期間に，障害等級表に該当する程度の
障害者となった場合，一定の保険料納付要件を満たしていると
きに障害基礎年金が給付される．

・厚生年金の加入期間中に初診日のある傷病により国民年金の障
害基礎年金対象となる障害（1 級，2 級）が生じた場合には，
障害基礎年金に加えて，障害厚生年金が支給される．また障害
基礎年金に該当しない軽い障害でも厚生年金の障害等級 3 級に
該当するときには，厚生年金が支給される．

・障害基礎年金，障害厚生年金の受給要件を表 1[1)]に示す．

●精神障害と障害年金

・本人が障害年金の申請をするようになるには，病状の安定や障
害受容に至るまでの時間の経過が必要となることがある．精神
障害では初診日から長い時間を経てからの申請となることも多
く，障害年金の申請に必要な要件を満たすことができなかった
り，初診日証明や障害認定日の診断書などの必要書類を揃える
ことが難しいことがある．そのために障害年金を利用できな
かったり，利用していない精神障害者が多くいることが指摘さ
れている[2)]．

・2004 年，「特定障害者に対する特別障害給付金の支給に関する
法律」が成立した．1991 年 3 月以前に国民年金の任意加入対

表1 障害年金の受給要件

	国民年金（障害基礎年金）	厚生年金保険（障害厚生年金）
支給要件	1. 各年金に加入している間に初診日があること 2. 一定の障害の状態にあること 3. 保険料納付要件（初診日の前日にいずれかの要件を満たしている） （1）初診日のある月の前々月までの公的年金の加入期間の 2/3 以上の期間について，保険料が納付または免除されている （2）初診日において 65 歳未満であり，初診日のある月の前々月までの 1 年間に保険料の未納がない	
障害認定時	（修正なし）	
（令和5年4月から）	1級： 67 歳以下 993,750 円＋子の加算額 68 歳以上 990,750 円＋子の加算額 2級： 67 歳以下 795,000 円＋子の加算額 68 歳以上 792,600 円＋子の加算額 第1子・第2子　各 228,700 円 第3子以降　各 76,200 円	1級：（報酬比例の年金額）×1.25＋〔配偶者の加給年金額（228,700 円）〕 2級：（報酬比例の年金額）＋〔配偶者の加給年金額（228,700 円）〕※対象者のみ 3級：（報酬比例の年金額）※最低保障額 67 歳以下 596,300 円 68 歳以上 594,500 円

（日本年金機構ホームページ[1]より抜粋）

象者となっていた学生等で任意加入していなかったために現在年金を受給できない障害者を対象としている.

19 成年後見制度

●成年後見制度とは

高齢，知的障害，精神障害などのために判断能力が不十分な人々の財産管理や身上監護（介護，施設への入退所などの生活について配慮すること）が適切に行われるように保護し支援する制度．

家庭裁判所に申し立てをすることで，本人の能力の程度に応じて，「後見人」「保佐人」「補助人」が選任される．それまでの禁治産・準禁治産制度が改正され，1999年に始まった．

●成年後見制度の背景

2025年にはわが国の全人口の31％が65歳以上の高齢者になる見込みである．国はこのような高齢化率を考慮して，福祉施策を税による直接的な介入である「措置」から，国民相互の負担による介護保険制度のもとでの「契約」へと転換した．これにより福祉サービスの提供は，国と国民ではなく，サービス提供者と利用者の両者対等の契約に基づくこととなり，すべての人に契約者としての最低限の判断能力が求められるようになった．こうした背景のもと，高齢や障害などのために判断能力が低下した人々の権利擁護のための対応が必要となり，成年後見制度が成立した．

●成年後見制度の概要 （表1）

成年後見制度には，法定後見制度と任意後見制度がある．

①**法定後見制度**：本人の判断能力が衰えた後でないと利用できない．「後見」「保佐」「補助」の3つの類型があり，本人の判断能力の程度によって分けられる．申立人は，本人，配偶者，四親等

表1　成年後見制度の概要

成年後見制度	
法定後見	任意後見
後見／保佐／補助 ＊判断能力が衰えた後	＊判断能力が衰える前

以内の親族，市町村長など．

・**後見**：ほとんど判断できない人を対象．家庭裁判所は本人のために成年後見人を選任し，成年後見人は，本人の財産にかかわるすべての法律行為を本人に代わって行うことができる．

・**保佐**：判断能力が著しく不十分な人を対象．家庭裁判所は本人のために保佐人を選任し，さらに保佐人に対して当事者が申し立てた特定の法律行為について代理権[*1]を与えることができる．

・**補助**：判断能力が不十分な人を対象．家庭裁判所は本人のために補助人を選任し，補助人に対しては，当事者が申し立てた特定の法律行為について代理権または同意権（取消権）[*2]を与えることができる．

②**任意後見制度**：本人が判断能力を有している間に，将来自分の判断能力が不十分になったときの後見人（任意後見人）を，自ら事前の契約によって決めておく制度．支援を必要とする本人と後見人との間で契約を結び，公証人役場で公正証書を作成する．家庭裁判所は任意後見監督人を選任し，任意後見人の監督を行う．

■**精神障害者の成年後見**

精神障害者の成年後見人には財産管理のみならず，医療・福祉面についての知識や配慮が求められる．そのために多職種がかかわる法人による成年後見活動が期待されるが，その利用率はまだ低い[1]．

[*1]代理権：成年後見人などが本人に代わって契約などの行為をする権限のこと．成年後見人などがした行為は，本人がした行為として扱われる．
[*2]同意権（取消権）：本人の行為に成年後見人などが同意することにより，法律的に効果が認められることになり，同意を得ないでした契約は取り消すことができる．

20 精神障害者家族会

●精神障害者家族会とは

・精神障害者家族会には，病院で組織される病院家族会，地域を単位として組織される地域家族会，各都道府県に家族会連合会がある．家族にとっての重要な資源であるが，依然として家族会の存在を知らない家族や病気への偏見から入会を躊躇する家族も多い．

・1960年ごろから病院家族会ができはじめていたが，1965年に世界で最も早く，全国組織として「全国精神障害者家族連合会（全家連）」が発足した．長年，精神保健医療福祉の向上に取り組んできたが，2007年に破産，解散した．

・2006年，全家連に代わる新たな全国組織として，「全国精神保健福祉会連合会（みんなねっと）」が設立され，国への要望活動，相談事業，月刊誌の発行，調査研究などを行っている．全国の都道府県家族会連合会が正会員として参加しており，その多くは地域家族会である．一方で，全家連にかかわっていた研究者，障害者本人・家族が中心となり，2007年に「地域精神保健機構（コンボ・COMHBO）」を設立，精神障害をもつ当事者向け月刊誌の発行や研究事業を行っている．

・家族会は高齢化が進み，全国的に減少傾向にあり，家族会の活性化や新たな会員を増やすことが課題となっている．そのため，みんなねっとは家族のピア教育プログラムとして開発された「家族による家族学習会」を全国の家族会で実施できるよう普及を目指している．

・家族には，きょうだい，配偶者，子どもなど，さまざまな立場の家族がいる．しかし，家族会の中心は親であることから，立場の違うきょうだいは，1975年に「兄弟姉妹の会」を設立し，独自に活動している．

・最近は，2016年に「精神に障害がある人の配偶者・パートナーの支援を考える会（配偶者会）」，2018年に「精神疾患の親をもつ子どもの会（こどもぴあ）」が設立され，「みんなねっと」と連携しながら活動している．

■家族会の役割

・家族会は，家族が組織的に活動しているセルフヘルプ（自助）グループで，専門家にはできない有効な支援を提供している．

・家族会には次の3つの役割がある．

相互支援：孤独だった家族が，仲間と出会って悩みや体験を共有することで救われ，家族が他の家族の問題に対処していくことで，力を得る．家族会の最も基本的な役割である．

学習：病気のことや福祉サービスのことを学習することである．専門家の話を聞くだけでなく，他の家族の体験を聞くことも学習となる．

対外的活動：地域住民への啓発活動や関係機関（行政機関）への要望活動である．不十分な福祉施策を補うために力を注いできた．

■家族が家族会と出会い成長していく段階

滝沢は家族が家族会と出会い，成長していく段階を表1のような4つの段階に分け，説明している[1]．

表1　家族が家族会と出会い成長する段階[1]

第1段階：大きな不安と驚き，怒りと絶望に襲われ，できれば患者のことは隠したままにしておこうと家族自体が閉鎖的な交際をしがちな時期．
第2段階：家族会で同じ悩みをもっている人々と語り合い，心の底で思い詰めていたことを吐き出して心が軽くなり，悩みが続いていても気持ちが安定してくる時期
第3段階：他の家族のさまざまな工夫や努力を聞き，患者に対するかすかな希望をもって，自分でもいろいろ試みる時期
第4段階：家族会の活動が生きがいになって，自分のためにだけ参加するのではなくなる時期

21 セルフヘルプグループ

■セルフヘルプ（自助）グループとは

共通の問題を抱えている人同士がメンバーとなり，互いに対等な立場に立って，支え合い協力し合いながら，自分たちの問題を解決したり，社会に働きかけたりするグループのことをいう[1]．

■セルフヘルプグループの特徴[2]

・メンバーは共通の問題をもっている当事者であること．
・参加は自発的なものであること．
・メンバーは対等な関係であり，仲間（**ピア：peer**）であること．
・感情を共有していること．
・共通のゴールをもっていること．
・基本的には専門家の関与がないこと．

■セルフヘルプグループの種類[3]

・身体的な病気の人々のグループ（がん，糖尿病の患者会など）．
・精神的な病気の人々のグループ（統合失調症の患者会など）．
・依存症などを改善しようとする人々のグループ（アルコール依存症，摂食障害の患者会など）．
・障害者のグループ（知的障害者のグループなど）．
・人生における危機や変化に対処するためのグループ（離婚した人や死別した人など）．
・暴力行為の被害者などのグループ（虐待・レイプ・犯罪の被害者など）．
・家族など周囲の人々のグループ（精神障害者や高齢者を介護する家族など）．
・同じような状況をもち，社会的なサポートを必要とする人々のグループ〔親のアルコール問題などによって心的外傷をもって大人になった人たち（**アダルトチルドレン：AC**）など〕．
・その他（同性愛者のグループなど）．

●セルフヘルプグループの援助機能[4]

　Katz は，セルフヘルプグループの特徴を次の 7 つにまとめている．これはセルフヘルプグループの援助機能ととらえられる．①認知の再構築をすること，②適応技術を学習すること，③情緒的サポート，④個人的開示，⑤社会化（グループに溶け込むことによって，孤立感を防ぐこと），⑥一緒に活動すること，⑦エンパワメント（セルフヘルプグループの活動や運動を通して，グループメンバーの自己信頼感や自尊心を高め，メンバーを力づけていくこと）．

●セルフヘルプグループの社会的機能

　セルフヘルプグループは，次のような活動を通して，社会に働きかけていく．

①**ネットワークの拡大**：自分たちの活動の輪を広げ，相互援助を拡大したり，当事者の主張をより多くの人に広めていく活動．

②**オルタナティブ**：専門職の援助に代わって，当事者が必要とするサービスを自分たちでつくりあげ運営していく活動．仲間同士が対等な立場で相談し合う**ピアカウンセリング**，気軽に立ち寄れる場所としての**ドロップインセンター**の設立などがある．

③**アドボカシー（権利擁護）**：当事者自身の権利を守るためにさまざまな主張をしたり，活動を展開したりすること．

●わが国における代表的なセルフヘルプグループ

　精神障害関連の代表的なセルフヘルプグループとして，アルコール依存症者のための AA，断酒会，アルコール依存症者の家族のためのアラノン（「8-23 AA・断酒会」参照），薬物依存症者のための NA（Narcotics Anonymous）などがある．また，精神障害者自身の全国的な組織として，「全国精神障害者団体連合会」（略称：全精連）が，1993 年に結成され，活発な活動を展開している．

ピアサポート・ピアカウンセリング

ピアサポートとは

「ピア（peer）」とは「仲間」を意味し，ピアサポートとは仲間同士の対等で相互的な支え合いを指す．共通する困難と回復の経験により，情緒的なつながりと希望が生じる．困難の経験をもつ当事者性は，同じ立場にある人をアドボケイト（擁護）することを可能にする．

ピアサポートには，自然発生的なもの（友人など）から組織的に提供されるもの（セルフヘルプグループ，福祉事業所などでのピアサポートに関連したサービス：グループプログラム，ピアカウンセリング，ピア電話相談など）まで，さまざまな形態がある．

リカバリーにおいてピアサポートは欠くことのできない要素として認識され，対等性・相互性において，専門家による支援にはないリカバリーへの貢献をするものとして注目されている．

精神保健医療福祉システムにおけるピアサポート

米国では研修を受け認定された資格をもつ「認定ピアスペシャリスト」が活動し，その支援は保険の償還対象となっている．

わが国では1990年代より精神障害者地域生活支援センターなどで精神障害の経験をもつ当事者（ピアサポーター・ピアスタッフなどと呼ばれる）の雇用が始まった[1]．2015年認定ピアスペシャリストをモデルに「一般社団法人日本メンタルヘルスピアサポート専門員研修機構」が設立され，「精神障がいピアサポート専門員」が養成されている．2020年度障害福祉サービス等報酬改定で「ピアサポート体制加算」，「ピアサポート実施加算」が創設された．

デイケア，地域活動支援センター，就労継続・移行支援事業所，グループホームなどでのピアスタッフの活動が報告されている．

■ピアサポートを生かした支援の実践例

精神疾患からの回復の経験を語る（リカバリーストーリー）講演会，精神障害者地域移行・地域定着支援事業での自立支援員（リカバリーストーリーの提供，地域生活の情報提供，仲間づくりなど）や，精神障害を経験した当事者であるコープランドによって開発されたウェルネス・リカバリー・アクション・プラン（WRAP）の実施などがある．

■ピアカウンセリングとは

ピアカウンセリングとは，共通の経験と課題を拠り所にして，対等な仲間（peer）として傾聴と情報提供を技術として，自分で自分の問題を解決できるように手助けすることである[2]．

ピアカウンセリングは，1970年代Robertsによって創始された自立生活運動とともに発展してきた．表1は，米国カリフォルニア州の研修をモデルにわが国でピアカウンセリング研修を行ってきたJHC板橋の資料である[3]．

表1 ピアカウンセリング基本原則

①良い，悪い，すべきなど批判的，評価的と思われやすい言葉づかいや態度を避ける．
②相手の言おうとしている内容を理解し，それに対する自分の考え，経験，感情を素直に伝える．
③相手の話の事実や過去の情報にこだわりすぎず，自分の感じていることを大切にする．
④話をするときには，自分自身の考えに責任をもって「私は」という言い方で始める．
⑤秘密を守る．

（出典：サンフランシスコ市インディペンデントリビング・リソースセンター）

■看護援助におけるピアサポートの活用

ピアサポートの特徴を理解し，ピアサポートにアクセスできる地域の社会資源について情報提供するとともに，ピアスタッフと協働してリカバリー志向の支援を行う必要がある．

23 AA・断酒会

■AA・断酒会とは

　セルフヘルプ（自助）グループとは同じ悩みや問題をもつ者同士が集まり語り合い，問題解決を目指す団体で，アルコールに関してはAA（Alcoholics Anonymous）と断酒会がある（表1）．アルコール依存症者における問題とは，飲酒問題だけではなく，その根本にある人間関係や生き方の問題を含んでいる．セルフヘルプグループへの参加は，断酒を継続し，長い期間をかけて回復していくのに有効である．患者が多くのグループの例会に参加し，自分にあった居場所を見つけることが大切である．

■AA

・1935 年に米国で生まれ，非組織，匿名のアルコール依存症者のセルフヘルプグループであり，回復への規範となる「12 のステップ」をもつ．わが国でも 1950 年に結成された．

・最近は女性のアルコール依存症者も増えており，女性のみのグ

表1　AA と断酒会

	AA (Alcoholics Anonymous)	断酒会 (全日本断酒連盟)
発足	1935 年（米国）で生まれ，1975 年に日本でも日本語による AA ミーティングが始まる	1963 年（日本） AA の影響を受け，日本の社会，風土，文化に合わせて設立
組織	非組織，メッセージの伝達	全日本断酒連盟（社団法人）
会員	匿名	非匿名，会員（名簿）制
例会	原則として閉鎖的，時に開放的，全国大会はない	開放的，年次全国大会
会費	非会費制，献金による	会費制
信条	断酒継続を志向	断酒継続を志向
戒律	12 のステップ，12 の伝統，HIGHER POWER	断酒の誓い，非宗教的
関連団体	アラノン	

ループもある.

・日本全国に約 600 のグループが約 1,000 カ所の会場で対面や
オンラインでのミーティングを行っており, 5,700 人のメン
バーが参加していると推定される (2023 年 3 月現在).

・家族や友人のためのセルフヘルプグループとして, アラノン
(Al-Anon) という別の組織があり, 日本全国で活動している.
アラノンには, 子どものときに身近な人のアルコール依存症の
影響を受けたと感じている 15 歳以上の人たちも参加している.

●断酒会

・AA に強い影響を受けて 1953 年に発足した. わが国の文化や
思想に合った運営方法を取り入れ, 組織化, 非匿名, 会員制と
した. 正会員はアルコール依存症者本人である.

・1963 年に全日本断酒連盟となり, 2011 年に公益社団法人全日
本断酒連盟となった. 正会員は 5,432 人である (2022 年 4 月
現在). アルコール依存症者の社会復帰と回復の促進を活動の
中心として, 酒害相談や地域への援助活動など組織的活動を
行っている.

・断酒会のなかには, 女性アルコール依存症者グループ「アメシ
ストの会」, 単身者のアルコール依存症者グループ「サブグルー
プシングル」などがある.

・アルコール依存症は家族ぐるみの病気と捉え, 本人と一緒に例
会に参加して自分を主語にした体験談を語る. 断酒会のなかに
家族会もあり, 家族だけの例会ももつ.

＜ホームページリスト＞
全日本断酒連盟：https://www.dansyu-renmei.or.jp/
AA：https://aajapan.org/
Al-Anon：http://www.al-anon.or.jp/

24 アルコール健康障害対策基本法

わが国には，これまで，多岐にわたるアルコール関連問題への包括的な施策を定めた法律がなかったが，WHO の「アルコールの有害な使用を提言するための世界戦略」(2010 年第 63 回総会で採択) で提唱された対策を実施するために，国として基本路線を定めた本法律が制定された (2013 年成立，2014 年施行).

●アルコール健康障害対策基本法とは

①**基本認識**：酒類が国民の生活に豊かさと潤いを与えるものであるとともに，酒類に関する伝統と文化が国民の生活に深く浸透している一方で，不適切な飲酒はアルコール健康障害の原因となり，アルコール健康障害は，本人の健康問題であるのみならず，その家族への深刻な影響や重大な社会問題を生じさせる危険性が高い (第一条).

②**アルコール健康障害の定義**：アルコール依存症その他の多量の飲酒，未成年の飲酒，妊婦の飲酒などの不適切な飲酒の影響による心身の健康障害 (第二条).

③**基本理念**：アルコール健康障害の発生，進行および再発の各段階に応じた防止策を適切に実施するとともに，日常生活および社会生活を円滑に営むことができるように支援する．また，飲酒運転，暴力，虐待，自殺などの問題に関する施策との有機的な連携が図られるよう，必要な配慮をする (第三条).

④**責務**：国・地方公共団体・国民・医師等・健康増進事業実施者の責務とともに，事業者の責務として，アルコール健康障害の発生，進行，再発の防止に配慮する努力義務を規定 (第四～九条).

⑤**アルコール関連問題啓発週間**：国民のあいだに広くアルコール関連問題に関する関心と理解を深めるために，アルコール関連問題啓発週間 (11 月 10 日から 16 日まで) を規定 (第十条).

⑥**基本的施策**：教育の振興・不適切な飲酒の誘因の防止・健康診

断および保健指導・アルコール健康障害に係る医療の充実等・アルコール健康障害に関連して飲酒運転等をした者に対する指導等・相談支援等・社会復帰の支援・民間団体の活動に対する支援・人材の確保等・調査研究の推進等（第十五〜二十四条）.

⑦**アルコール健康障害対策推進会議・関係者会議**：内閣府，法務省，財務省，文部科学省，厚生労働省，警察庁その他の関係行政機関の職員をもって構成し，連絡調整を行うアルコール健康障害対策推進会議を設置．また，アルコール健康障害対策推進会議の連絡調整に際して，専門家，当事者の意見を聴くアルコール健康障害対策関係者会議を設置（第二十五条）.

●アルコール関連障害対策推進基本計画（2016 年度〜2020 年度）

2016 年，アルコール健康障害対策基本法に基づき策定された．重点課題として，①飲酒に伴うリスクに関する知識の普及を徹底し，将来にわたるアルコール健康障害の発生の予防，②予防および相談から治療，回復支援に至る切れ目のない支援体制の整備が掲げられ，取り組むべき施策が明示されている.

●アルコールによる健康障害

アルコール多飲ががんなどの疾患や自殺などのリスクを高めることが指摘されている．特に発症頻度の高い代表的な臓器疾患として，アルコール性肝疾患があげられる．アルコール性肝疾患は，まずアルコール性肝脂肪として発症し，飲酒の継続によりアルコール性肝炎，アルコール性肝線維症に移行し，アルコール性肝硬変や肝細胞がんへ移行する．またアルコールのもつ依存性により，アルコール依存症（「3-9 物質関連症-2（アルコール使用症）」参照）を発症する可能性がある.

●アルコール関連問題

アルコールは心身への影響のみならず，多くの社会問題との関連が指摘されている．飲酒運転，DV（家庭内暴力），虐待，犯罪，経済的困難，家族が被るストレスなどが代表的なものである.

25 精神障害にも対応した地域包括ケアシステム

8 法制度と社会資源

■精神障害にも対応した地域包括ケアシステムの流れ

2004 年 9 月，厚生労働省が「精神保健医療福祉の改革ビジョン」を策定，「入院医療中心から地域生活中心へ」という理念が示された．2005 年，障害者自立支援法の制定により障害者サービスの一元化が図られた．2006 年には国連で障害者権利条約が採択され，日本政府は批准に向けて準備を開始し，障害者基本法の改正（2011 年），障害者総合支援法の成立（2012 年）を経て 2014 年に批准した．障害者基本法の改正では，障害者の定義の社会モデルの観点からの見直しを行い，社会的障壁の除去を必要とする障害者に合理的配慮を行わなければならないと規定した．

■精神障害にも対応した地域包括ケアシステムの構築[1)]

2017（平成 29）年には「これからの精神保健医療福祉のあり方に関する検討会報告書」（厚生労働省）が発表され，今後は一般施策と同様に，「地域包括ケアシステム」の理念と考え方を基軸とし，精神障害の有無や程度にかかわらず，だれもが地域の一員として安心して自分らしい暮らしをすることができるよう，医療・障害福祉・介護，住まい，社会参加（就労など），地域の助け合い，普及啓発（教育など）が包括的に確保された「精神障害にも対応した地域包括ケアシステム」の構築を目指すとされた．

これを実現するために，障害福祉計画に基づき地域の基盤を整備し，市町村ごとの保健・医療・福祉関係者などによる協議の場を通じて，精神科医療機関，そのほかの医療機関，地域援助事業者，当事者・ピアサポーター，家族，居住支援関係者などとの重層的な連携による支援体制を構築していくこととされた．地域住民の協力・多職種協働による包括的支援マネジメント，未治療者や医療中断者へのアプローチも必要とされている．

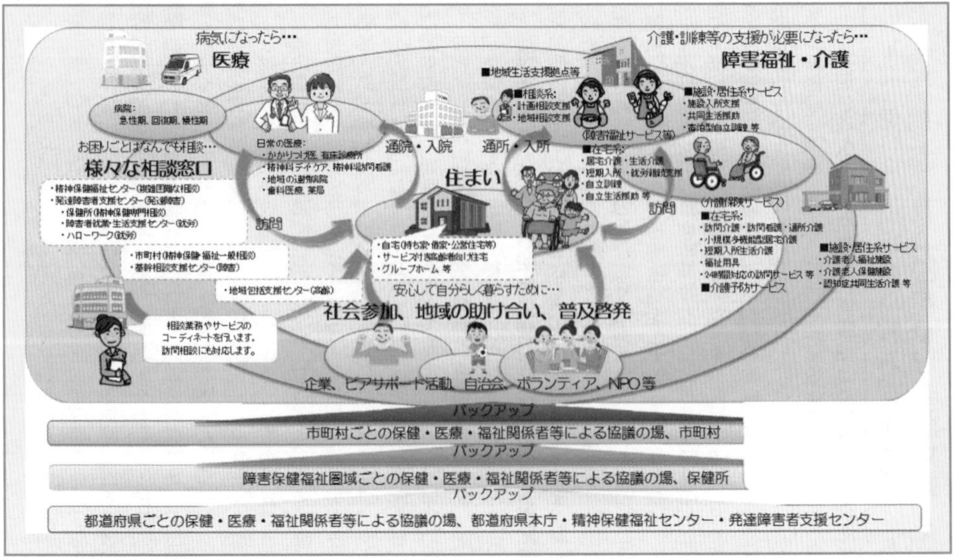

図1 精神障害にも対応した地域包括ケアシステムの構築（イメージ）2）抜粋

●文　献●

1-1 1) 田中美恵子 編著：やさしく学ぶ看護学シリーズ　精神看護学．日総研出版，pp 10～11，2001.
2) 田中美恵子 編著：精神看護学―学生-患者のストーリーで綴る実習展開．第2版，pp 2～3，医歯薬出版，2015.

1-2 1) 高田早苗：看護倫理をめぐる議論．平成15年版 看護白書，日本看護協会 編，p 3，日本看護協会出版会，2003.
2) Benner P, et al.：Expertise in Nursing Practice―Caring, Clinical Judgment and Ethics. pp 252～256, Springer Publishing Co, 1996.
3) Bishop A, Scudder J：Nursing Ethics―Holistic Caring Practice. 2nd ed, Jones and Bartlett Publishers Inc, 2001. 田中美恵子 監訳：全人的ケアのための看護倫理．p 93，丸善，2005.
4) 石井トク：看護の倫理学．p 12，丸善，2002.
5) 日本看護協会，国際看護師協会（ICN）：ICN看護師の倫理綱領（2021年版）．http://www.nurse.or.jp/nursing/international/icn/document/ethics/index.html
6) 公益社団法人日本看護協会：看護の倫理綱領．2021.
7) 日本精神科看護技術協会倫理綱領：https://jpna.jp/ethics
8) サラ・T・フライ，メガン-ジェーン・ジョンストン 著，片田範子，山本あい子 訳：看護実践の倫理―倫理的意思決定のためのガイド．第2版，pp 26～34，47～57，75～78，日本看護協会出版会，2005.

1-3 1) 田中美恵子 編著：精神看護学―学生-患者のストーリーで綴る実習展開．第2版，pp 2～3，医歯薬出版，2015.
2) 田中美恵子：こころの健康のアセスメント．アクティブ・ナーシング実践 オレム-アンダーウッド理論　こころを癒す，南 裕子 編著，pp 48～50，講談社，2005.
3) 太田保之，上野武治 編：学生のための精神医学．第3版，pp 34～36，医歯薬出版，2006.

1-4 1) 精神保健福祉研究会 監修：我が国の精神保健福祉―精神保健福祉ハンドブック．pp 16～107，太陽美術，2003.
2) 田中美恵子 編著：精神障害者の地域支援ネットワークと看護援助．医歯薬出版，2004.
3) 森本智美：外来看護．精神障害者の地域支援ネットワークと看護援助，田中美恵子 編著，pp 175～198，医歯薬出版，2004.
4) 柏木由美子：保健所・市町村保健センター．精神障害者の地域支援ネットワークと看護援助，田中美恵子 編著，pp 236～251，医歯薬出版，2004.
5) 厚生労働省：令和3年「労働安全衛生実態調査　結果の概況」．http://www.mhlw.go.jp/toukei/list/dl/h24-46-50_05.pdf
6) 花田佳重：職場のメンタルヘルス．やさしく学ぶ看護学シリーズ　精神看護学，田中美恵子 編，pp 311～321，日総研出版，2001.
7) 野末聖香 編著：リエゾン精神看護―患者ケアとナース支援のために．医歯薬出版，2004.

2-1 1) 田中美恵子 編著：精神看護学―学生-患者のストーリーで綴る実習展開．第2版，pp 4～7，医歯薬出版，2015.

2-2 1) 田中美恵子 編著：精神看護学―学生-患者のストーリーで綴る実習展

開. 第 2 版, pp 34〜37, 医歯薬出版, 2015.

2-3　1) 古川壽亮, 神庭重信 編：精神科診察診断学—エビデンスからナラティブへ. pp 4〜25, 医学書院, 2003.
　　2) 田中美恵子 編著：やさしく学ぶ看護学シリーズ　精神看護学. pp 94〜104, 日総研出版, 2001.
　　3) 田中美恵子 編著：精神看護学—学生-患者のストーリーで綴る実習展開. 第 2 版, pp 24〜33, 医歯薬出版, 2015.

2-4-1　1) 尾崎紀夫・他 編：標準精神医学. 第 8 版, pp 53〜55, 医学書院, 2021.
　　2) 太田保之, 上野武治編：学生のための精神医学. 第 3 版, pp 9〜11, 医歯薬出版, 2014.
　　3) 中村　満, 一瀬邦弘・他：意識障害, せん妄. 精神科臨床評価・検査法マニュアル.「臨床精神医学」編集委員会, p 146, アークメディア, 2004.

2-4-2　1) World Health Organization (1993) : The ICD-10 Classification of Mental and Behavioural Disorders/融　道男・他 監訳：ICD-10 精神および行動
〜　　　の障害, 臨床記述と診断ガイドライン. 新訂版, 医学書院, 2005.
2-4-9　2) 尾崎紀夫・他 編：標準精神医学. 第 8 版, pp 55〜67, 医学書院, 2021.
　　3) 太田保之, 上野武治 編：学生のための精神医学. 第 3 版, pp 11〜26, 医歯薬出版, 2006.

2-5　1) Orem DE 著, 小寺杜紀 訳：オレム看護論—看護実践における基本概念. 第 4 版, 医学書院, 2005.
　　2) 田中美恵子 編著：精神看護学—学生-患者のストーリーで綴る実習展開. 第 2 版, pp 44〜50, 医歯薬出版, 2015.

3-1　1) Sadock BJ, et al. 著, 井上令一 監修, 四宮滋子, 田宮　聡・監訳：カプラン臨床精神医学テキスト：DSM-5 診断基準の臨床への展開. pp359〜365, メディカル・サイエンス・インターナショナル, 2016.
　　2) 日本精神神経学会・日本語版用語監修, 髙橋三郎, 大野　裕・監訳：DSM-5-TR 精神疾患の診断・統計マニュアル. pp 110〜111, 医学書院, 2023.
　　3) 濱田由紀, 田中美恵子：統合失調症慢性期の患者の看護Ⅱ. 精神看護学, 学生-患者のストーリーで綴る実習展開. 第 2 版, 田中美恵子 編著, pp 118〜131, 医歯薬出版, 2015.
　　4) 菅原とよ子, 田中美恵子：統合失調症慢性期の患者の看護Ⅰ. 精神看護学, 学生-患者のストーリーで綴る実習展開. 第 2 版, 田中美恵子 編著, pp 107〜117, 医歯薬出版, 2015.

3-2　1) 日本精神神経学会・日本語版用語監修, 髙橋三郎, 大野　裕・監訳：DSM-5-TR 精神疾患の診断・統計マニュアル. p 176, 医学書院, 2023.
　　2) 金山千夜子：経過に沿った大適応への支援　うつ状態の場合. 気分障害・神経症性障害・PTSD・せん妄, 坂田三允 総編集, pp 36〜54, 中山書店, 2004.
　　3) 三島和夫：高照度光療法. 日本臨床, 78（増刊号 6）：221〜226, 2020.

3-3　1) 日本精神神経学会・日本語版用語監修, 髙橋三郎, 大野　裕・監訳：DSM-5-TR 精神疾患の診断・統計マニュアル. p 136, 医学書院, 2023.
　　2) 金山千夜子：経過に沿った再適応への支援　そう状態の場合. 気分障害・神経症性障害・PTSD・せん妄, 坂田三允 総編集, pp 24〜35, 中山書店, 2004.
　　3) 日本うつ病学会：日本うつ病学会診療ガイドライン双極性障害（双極症）

2023. https://www.secretariat.ne.jp/jsmd/iinkai/katsudou/data/guideline_sokyoku2023.pdf, 2023［Accessed 2023.6.5］

3-4　1）日本精神神経学会・日本語版用語監修，髙橋三郎，大野　裕・監訳：
　　　DSM-5-TR 精神疾患の分類と診断の手引．pp 227〜228，医学書院，
　　　2023.

　　　2）貝谷久宣・山中　学：パニック障害の理解と看護．Expert Nurse，17
　　　（2）：14〜17，2001.

　　　3）白倉克之，山田和夫　編：パニック障害の基礎と臨床．金剛出版，2000.

　　　4）越野好文，貝谷久宣：パニック障害セミナー 2004．日本評論社，2004.

3-5　1）日本精神神経学会・日本語版用語監修，髙橋三郎，大野　裕・監訳：
　　　DSM-5-TR 精神疾患の診断・統計マニュアル．p 256，医学書院，2023.

　　　2）Sadock BJ, et al. 著，井上令一 監修，四宮滋仁，田宮　聡・監訳：カプ
　　　ラン臨床精神医学テキスト：DSM-5 診断基準の臨床への展開．p 988，
　　　メディカル・サイエンス・インターナショナル，2016.

　　　3）岡本泰昌：精神療法．標準精神医学，尾崎紀夫・他 編，第 8 版，p 182，
　　　医学書院，2021.

　　　4）田中美惠子：強迫性障害患者の看護．やさしく学ぶ看護学シリーズ　精
　　　神看護学，田中美惠子 編，pp 151〜160，日総研出版，2001.

　　　5）粕田孝行，田巻宏之：思春期における強迫性障害を持つ人の看護．実践
　　　看護技術学習支援テキスト　精神看護学，野嶋佐由美 監修，pp 350〜
　　　360，日本看護協会出版会，2002.

　　　6）櫻庭　繁，久保正子：神経症性障害の看護ケア．気分障害・神経症性障
　　　害・PTSD・せん妄，坂田三允 総編集，pp 74〜79，中山書店，2004.

3-6　1）日本精神神経学会・日本版用語監修，髙橋三郎，大野　裕・監訳：
　　　DSM-5-TR 精神疾患の診断・統計マニュアル．pp 291〜292，医学書院，
　　　2023.

　　　2）近澤範子：PTSD の看護ケア．気分障害・神経症性障害・PTSD・せん
　　　妄，坂田三允 総編集，pp 101〜117，中山書店，2004.

3-7　1）日本精神神経学会・日本語版用語監修，髙橋三郎，大野　裕・監訳：
　　　DSM-5-TR 精神疾患の診断・統計マニュアル．pp 341〜349，医学書院，
　　　2023.

　　　2）和田良久，福居顯二：身体症状症および摂食障害 新しい精神疾患の診
　　　断・統計マニュアル（DSM-5）ガイド．医学のあゆみ，248（3）：211〜
　　　214，2014.

　　　3）宮岡　等：心気症状の見方と対応　内科医のための精神症状の見方と対
　　　応．pp 65〜75，医学書院，1995.

　　　4）宮岡　等：身体表現性障害の概要．日本医師会雑誌，121（1）：42〜43，
　　　2005.

　　　5）吉松和哉，上島国利：身体表現性障害・心身症．中山書店，1999.

　　　6）出口禎子：情緒発達と看護の基本．メディカ出版，2004.

3-8　1）赤崎安昭，榎本貞保：精神作用物質使用による精神および行動の障害．
　　　学生のための精神医学，第 3 版，太田保之，上野武治 編，pp 59〜73，
　　　医歯薬出版，2014.

　　　2）日本精神神経学会・日本版用語監修，髙橋三郎，大野　裕・監訳：
　　　DSM-5-TR 精神疾患の診断・統計マニュアル．pp 535〜634，医学書院，
　　　2023.

　　　3）福井　進，小沼杏坪 編著：薬物依存症ハンドブック．金剛出版，1996.

文献

253

4）平成 11 年度～12 年度科学研究費補助金研究成果報告書「薬物依存症患者に対する看護ケアモデルの開発（研究代表者：田中美恵子）」. p 13.

3-9　1）田中美恵子 編著：精神看護学, 学生-患者のストーリーで綴る実習展開. 第 2 版, pp 184～196, 医歯薬出版, 2015.

2）坂田三允 総編集：アルコール・薬物依存症の看護. 中山書店, 2005.

3）加藤元一郎：アルコール依存症の概念と症候論. 治療, 87（8）：2409～2415, 2005.

4）鈴木健二：胎児性アルコール症候群研究の最近の動向. 治療, 87（8）：2399～2403, 2005.

3-10　1）加藤進昌, 神庭重信・他編：TEXT 精神医学. 改訂 4 版, pp 280～281, 南山堂, 2012.

2）日本精神神経学会・日本語版用語監修, 髙橋三郎, 大野　裕・監訳：DSM-5-TR 精神疾患の診断・統計マニュアル. p 370, 医学書院, 2023.

3）前掲書 2）, p 376.

4）G. O. ギャバード 著, 大野　裕 監訳：精神力動的精神医学その臨床実践〔DSM-IV版〕②臨床編, I 軸障害. pp 186～189, 岩崎学術出版, 1997.

3-11　1）MSD マニュアルプロフェッショナル版. https://www.msdmanuals.com/ja-jp/

2）日本精神神経学会・日本語版用語監修, 髙橋三郎, 大野　裕・監訳：DSM-5-TR 精神疾患の診断・統計マニュアル. p 713, 医学書院, 2023

3）前掲書 2）, p 654.

4）Storebø, O. J., et al.（2020）. Psychological therapies for people with borderline personality disorder. Cochrane Database Syst Rev, 5（5）, Cd012955. https://doi.org/10.1002/14651858.CD012955.pub2

5）厚生労働省 eJIM 『「統合医療」に係る 情報発信等推進事業』ホームページ：https://www.ejim.ncgg.go.jp/pro/overseas/c02/07.html

6）西村　馨：グループ設定での MBT（メンタライゼーションに基づく治療）入門　MBT におけるグループ［会議録］. 集団精神療法, 37（2）, 221, 2021. http://search.jamas.or.jp/link/ui/2022056575

3-12　1）日本精神神経学会・日本語版用語監修, 髙橋三郎, 大野　裕・監訳：DSM-5-TR 精神疾患の診断・統計マニュアル. pp 54～55, 医学書院, 2023.

2）太田昌孝：自閉性障害（自閉症）. こどもの精神看護. 坂田三允 総編集, pp 90～98, 2005.

3）佐々木康栄・他：自閉スペクトラム症の診断とよくある誤診. 臨床精神医学, 44（1）：11～17, 2015.

3-13　1）日本精神神経学会・日本語版用語監修, 髙橋三郎, 大野　裕・監訳：DSM-5-TR 精神疾患の診断・統計マニュアル. pp 66～67, 医学書院, 2023.

2）市川宏伸：注意欠陥/他動性障害（AD/HD）. こどもの精神看護. 坂田三允 総編集, pp 119～125, 中山書店, 2005.

3）田中康雄監修：イラスト図解　発達障害のこどもの心と行動がわかる本. 第 2 版, pp 108～122, 西東社, 2015.

3-14　1）日本精神神経学会・日本語版用語監修, 髙橋三郎, 大野　裕・監訳：DSM-5-TR 精神疾患の診断・統計マニュアル. pp 659～687, 医学書院, 2023.

2) 尾崎紀夫・他編：標準精神医学. 第8版. pp 446〜478, 医学書院, 2021.
3) 「認知症疾患診療ガイドライン」作成委員会：認知症疾患診療ガイドライン2017. 医学書院, 2017.
4) 堀内園子：認知症看護入門―誠実さと笑いと確かな技術で包む世界. pp 83-101, ライフサポート, 2008.
5) 長田久雄, 佐藤美和子：認知症の行動・心理症状の考え方. 認知症ケア基本テキスト BPSD の対応と理解, 日本認知症ケア学会編, pp 1〜12, ワールドプランニング, 2011.
6) 繁田雅弘：新しいアルツハイマー病治療療薬とその臨床的意義. Medical Practice, 29（5）：799〜802, 2012.

3-15 1) 一般社団法人日本てんかん学会：てんかん専門医ガイドブック. 改訂第2版, pp 2〜12, 46〜50, 診断と治療社, 2020.
2) Buchanan N：Epilepsy & You. MacLennan and Petty Pty Ltd, Australia, 1987. 栗屋 豊, 西村 敏 訳：てんかんと君. pp 13, 19, 30, 総合医学社, 2005.
3) 清野昌一, 八木和一：てんかんテキスト―理解と対処のための100問100答. 改訂第2版, pp 63, 28〜29, 81〜83, 南江堂, 1999.

4-1 1) 日本精神神経学会・日本語版用語監修, 髙橋三郎, 大野 裕・監訳：DSM-5-TR 精神疾患の診断・統計マニュアル. pp 653〜655. 医学書院, 2023.
2) 野末聖香・他：リエゾン精神看護 患者ケアとナース支援のために. p 126, 医歯薬出版, 2004.
3) 前掲書2）, pp 125〜130.
4) 一瀬邦弘・他：せん妄すぐに見つけて！ すぐに対応！ p 9, 照林社, 2002.

4-2 1) 加藤正明・他 編：新版 精神医学事典. p 690, 弘文堂, 1993.
2) Issaacs A：Mental Health and Psychiatric Nursing. 2nd ed, Lippincott-Raven Publishers, 1996. 平澤久一 監訳：精神看護学スタディガイド. pp 35, 39, 医学書院, 1999.
3) O'Toole AW, Welt SR：Interpersonal Theory in Nursing Practice. Springer Publishing Co, 1989. 池田明子・他 訳：ペプロウ看護論―看護実践における対人関係理論. p 244, 医学書院, 2006.
4) Schultz JM, Videbeck SD：Manual of Psychiatric Nursing Care Plans. 4th ed, Lippincott Co, 1994. 田崎博一, 阿保順子 監訳：看護診断にもとづく精神看護ケアプラン. pp 308〜310, 医学書院, 1997.

4-3 1) 加藤正明・他 編：新版 精神医学事典. p 239, 弘文堂, 1993.
2) 川野雅資：興奮状態の患者の看護. 精神看護学Ⅱ. 第3版, 川野雅資 編著, pp 257〜258, 廣川書店, 2002.

4-4 1) Schultz JM, Videbeck SD：Manual of Psychiatric Nursing Care Plans. 4th ed, Lippincott Co, 1994. 田崎博一, 阿保順子 監訳：看護診断にもとづく精神看護ケアプラン. pp 100〜101, 医学書院, 1997.

4-5 1) 加藤正明・他 編：新版精神医学事典. pp 330, 754, 弘文堂, 1993.
2) 梶本市子：問題行動を持つ人の看護・自閉. 精神看護学. 第2版, 山崎智子 監修, pp 163〜164, 金芳堂, 2002.

4-6 1) 金山千夜子：経過に沿った再適応への支援 うつ状態の場合. 気分障害・神経症性障害・PTSD・せん妄, 坂田三允 総編集, pp 24〜54, 中山書店, 2005.

2）尾崎紀夫：うつ病．標準精神医学．第 8 版．尾崎紀夫・他編，pp 306～317，医学書院，2021.

4-7 1）尾崎紀夫：双極性障害．標準精神医学．第 8 版．尾崎紀夫・他編，pp 329～334，医学書院，2021.

4-9 1）Novaco RW：Anger as a clinical and social problem. In Blanchard RJ, Blanchard DC（Eds）：Advances in the study of aggression. Vol 2, Academic Press, New York, 1984.

2）Center for Workplace Advocacy：Labor Relations. Slide steno 2, American Nurses Association, 1993.

3）Leadbetter, Trewartha：Handling Aggression and Violence at Work. pp 106～118, Russell House Publishing, Dorset, 1996.

4）Nijman H, Palmstierna T：Measuring aggression with the Staff Observation Scale Revised. Acta Psychiatrica Scandinavica, 106（suppl, 412）：101～102, 2002.

5）SLAM：Preventing and Managing Violence Policy. South London and Maudsley NHS Trust, London, 2002.

6）Ryan JA, Poster EC：The assaulted nurse：short teamand longteam responses. Archives of Psychiatric Nursing, 3：323～331, 1989.

7）Mason T, Chandley M：Managing Violence and Aggression：A manual for Nurses and Health Care Workers. Churchill Livingstone, London, 1999.

8）Turnbull J（Ed）：Aggression and Violence：Approaches Effective Management. Macmillan, London, 1999.

9）Nijman H：A model of aggression in psychiatric hospitals. Acta Psychiatrica, 106（suppl, 412）：142～143, 2002.

10）Brammer LM：Survey of threats and assaults directed. American Journal of Psychotherapy, 35：542～549, 1997.

4-10 1）河野由理，萱間真美：症状別の看護　自傷・自殺企図．ナースの精神医学．上島国利，渡辺雅幸 編．p 183，第 2 版，中外医学社，2005.

2）永島佐知子：自殺未遂をして入院してきた統合失調症者に対する看護師の思いと看護援助の実際―自殺行為の再発予防に向けた看護援助の検討．日本精神保健看護学会誌，15（1）：11～20，2006.

3）Gorman LM, et al.：Davis's Manual of Psychosocial Nursing for General Patient Care. 1st ed, FA Davis Co, Philadelphia, 1996. 池田明子 監訳：心理社会的援助の看護マニュアル　看護診断および看護介入の実際．pp 114～128，医学書院，1999.

4）Schultz JM, Videbeck SD：Manual of Psychiatric Nursing Care Plans. 4th ed, JB Lippincott Co, Philadelphia, 1994. 田崎博一，阿保順子 監訳：看護診断にもとづく精神看護ケアプラン．pp 187～197，医学書院，1997.

4-11 1）坂田三允 総編集：アルコール・薬物依存症の看護．中山書店，2005.

2）堀　達：アルコール退薬症候の治療．治療，87(8)：2421～2425，2005.

4-12 1）中嶋照夫：臨床精神医学講座 第 6 巻 身体表現性障害・心身症．松下正明 総編集，pp 4～11，中山書店，1999.

2）堀川直史：体の病いと心のケア―身体疾患患者の精神症状のとらえ方．p 37，文光堂，2003.

4-13 1）Slaby AE, et al：Handbook of Psychiatric Emergencies. Elsevier Science Publishing Co, 1986. 亀田英明・他 訳：精神科救急ハンドブック．pxviii，星和書店，1992.

2) 野村純一：精神科救急治療と薬物以外の身体療法. 精神医学, 三好功峰, 藤縄　昭 編, 第2版, pp 303〜306, 医学書院, 1994.

3) 内野博子：救急場面の看護. やさしく学ぶ看護学シリーズ　精神看護学, 田中美惠子 編, 日総研出版, pp 247〜255, 2001.

4) 坂口正道：身体合併症医療の現状と展望. 精神看護エクスペール　3 身体合併症の看護, 坂田三允 総編集, 萱間真美・他 編, pp 2〜18, 中山書店, 2004.

5-1-1　1) 厚生労働省：日本人の食事摂取基準について, https://www.mhlw.go.jp/content/10904750/000586553.pdf

2) Erikson EH：Childhood and Society. 2nd ed, WW Norton & Co, 1963. 仁科弥生 訳：幼児期と社会 1. p 318, みすず書房, 1977.

5-1-2　1) 吉田みつ子：排泄の援助技術. 基礎看護技術, 川村佐和子・他 編, pp 244〜245, メディカ出版, 2004.

2) Erikson EH：Childhood and Society. 2nd ed, WW Norton & Co, 1963. 仁科弥生 訳：幼児期と社会 1. p 323, みすず書房, 1977.

5-1-3　1) 鎌田ミツ子：清潔の援助技術. 看護学大系 第7巻 看護の方法〔2〕, 井上幸子・他 編, 第2版, p 115, 日本看護協会出版会, 1996.

5-1-5　1) 菱川泰夫 編著：不眠症と睡眠障害（上）. pp 103, 135, 診療新社, 1999.

5-1-6　1) Sullivan HS：The Interpersonal Theory of Psychiatry. WW Norton & Co, 1953. HS・サリヴァン 著, 中井久夫・他 共訳：精神医学は対人関係論である. pp 16〜24, 71, 134, みすず書房, 1990.

5-2　1) 田中美惠子 編：精神看護学. 学生-患者のストーリーで綴る実習展開. 第2版, 医歯薬出版, 2015.

2) 坂田三允 総編集：アルコール・薬物依存症の看護. 中山書店, 2005.

6-1　1) 相馬　厚, 篠原昇子 編：身体合併症をもつ精神科障害者へのアプローチ　都立松沢病院の看護実践から. pp 12〜30, 精神看護出版, 2003.

2) 坂口正道：身体合併症医療の現状と展望　精神疾患患者の身体疾患と死亡統計. 身体合併症の看護. 坂田三允 総編集, pp 2〜3, 中山書店, 2004.

3) 佐藤茂樹：総合病院精神科の医療・看護　総合精神病院精神科の役割. 身体合併症の看護. 坂田三允 総編集, pp 150〜151, 中山書店, 2004.

6-2　1) 相馬　厚, 篠原昇子 編：身体合併症をもつ精神科障害者へのアプローチ　都立松沢病院の看護実践から. 精神看護出版, 2003.

2) 坂田三允・他：身体合併症の看護. 坂田三允 総編集, 中山書店, 2004.

3) 岩淵正之, 江畑敬介：精神障害者に対する身体合併症診察の実際. 新興医学出版社, 1996.

6-3　1) 氏家幸子 監修, 大森武子, 小松浩子 編：成人看護学 G. 成人看護技術 I フィジカルアセスメント. 第2版, p 4, 廣川書店, 2003.

2) 大川貴子, 中山洋子：入院精神障害者の身体合併症の実態とケア上の困難さの分析. 日本精神保健看護学会誌, 13（1）：63〜71, 2004.

3) 城丸瑞恵, 副島和彦 編著：腹部のフィジカルアセスメント. 学習研究社, 2006.

4) 横山美樹, 石川ふみよ 編：精神看護学ヘルスアセスメント. pp 34〜37, 廣川書店. 2005.

6-4　1) 野中廣志：ポケット版 看護に役立つ検査事典. 照林社, 2000.

2) 高久史麿 監修, 黒川　清・春日雅人・北村　聖 編：臨床検査データ

ブック 2015-2016, 医学書院, 2015.

6-5　1）相馬　厚, 篠原昇子 編：身体合併症をもつ精神科障害者へのアプロー
チ　都立松沢病院の看護実践から. 精神看護出版, 2003.
2）坂口正道・他：身体合併症の看護. 坂田三允 総編集, 中山書店, 2004.
3）肺血栓塞栓症/深部静脈血栓症（静脈血栓塞栓症）予防ガイドライン作成
委員会：肺血栓塞栓症/深部静脈血栓症（静脈血栓塞栓症）予防ガイドラ
イン. メディカルフロントインターナショナルリミテッド, 2004.
4）八田耕太郎：救急精神医学―急患対応の手引き. 中外医学社, 2005.

6-6　1）瀧川雅浩, 白濱茂穂：皮膚科エキスパートナーシング. 南江堂, 2002.
2）八田耕太郎：救急精神医学―急患対応の手引き. 中外医学社, 2005.
3）保坂　隆：精神科　専門医にきく最新の臨床. 中外医学社, 2005.
4）相馬　厚, 篠原昇子 編：身体合併症をもつ精神科障害者へのアプロー
チ　都立松沢病院の看護実践から. 精神看護出版, 2003.
5）坂口正道・他：身体合併症の看護. 坂田三允 総編集, 中山書店, 2004.

6-7　1）金山千夜子：経過に沿った再適応への支援　うつ状態の場合. 気分障
害・神経症性障害・PTSD・せん妄, 坂田三允 総編集, pp 36〜54, 中
山書店, 2005.
2）宇佐美しおり：うつ状態にある人の看護. 実践看護技術学習支援テキス
ト　精神看護学, 野嶋佐由美 監修, pp 290〜300, 日本看護協会出版
会, 2002.

6-8　1）日本うつ病学会　気分障害の治療ガイドライン作成委員会：日本うつ病
学会治療ガイドラインⅡ. うつ病（DSM-5)/大うつ病性障害 2016.
https://www.secretariat.ne.jp/jsmd/iinkai/katsudou/data/20190724-
02.pdf
2）西村勝治, 堀川直史：身体疾患が動機となる自殺. 自殺企図その病理と
予防・管理, 樋口輝彦 監修, p 136, 永井書店, 2003.
3）加藤進昌：看護のための最新医学講座 第 12 巻 精神疾患, 身体疾患,
代謝疾患による精神障害. pp 226〜240, 中山書店, 2002.
4）太田保之, 上野武治：学生のための精神医学. 第 3 版, pp 51〜54, 医
歯薬出版, 2014.

6-9　1）阿部和彦：薬と精神症状. 第 3 版, 新興医学出版社, 2004.
2）岩淵正之, 江畑敬介：精神障害者に対する身体合併症診療の実際. p 27,
春恒社, 1996.
3）Jenkins SC, et al.：A pocket reference for psychiatrists. 第 3 版, メディカ
ル・サイエンス・インターナショナル, 2000. 井上令一, 四宮滋子 訳：
困ったときの精神科ポケットリファレンス. メディカル・サイエンス・
インターナショナル, 2002.
4）水島　裕 編：今日の治療薬2006―解説と便覧. 第28版, 南江堂, 2006.

6-10　1）Rundell JR, Wise MG：Concise Guide to Consultation Psychiatry. 第 3 版,
メディカル・サイエンス・インターナショナル. 松浦雅人, 松島英介
訳：コンサルテーションリエゾン精神医学ガイド. pp 136〜137, メ
ディカル・サイエンス・インターナショナル, 2002.
2）川合眞一・他編：今日の治療薬 2023―解説と便覧. 南江堂, 2023.
3）阿部和彦：薬と精神症状. 第 3 版, 新興医学出版社, 2004.
4）村崎光邦, 青葉安里：臨床精神医学講座 第 14 巻 精神科薬物療法. 松
下正明 総編集, 浅井昌弘・他 編, p 495, 中山書店, 1999.
5）Rundell R, Wise MG：Concise Guide to Consultation Psychiatry. 第 3 版,

メディカル・サイエンス・インターナショナル，松浦雅人，松島英介 訳：コンサルテーションリエゾン精神医学ガイド，困ったときの精神科ポケットリファレンス．pp 136〜137，メディカル・サイエンス・インターナショナル，2002.

6-11　1）古都規雄：妊娠中の向精神薬治療．綜合臨床，54（12）：3135，2005.

　　　2）小林孝文：妊娠中の症例に対する向精神薬投与の留意点．これから始める向精神薬療法スペシャルテクニック．保坂 隆 編，pp 183〜188，診断と治療社，2006.

　　　3）神谷直樹：妊娠と薬物治療　EBM 時代に対応した必須知識妊産婦，授乳婦人での薬物の選択と投与法　向精神薬，抗うつ薬，抗てんかん薬．臨床婦人科産科，57（5）：691〜695，2003.

　　　4）佐藤孝道：妊娠・出産・授乳期における薬物療法の基本的留意点．臨床精神薬理，7（12）：1867〜1874，2004.

　　　5）多田愛子：精神障害者の出産への援助．田中美恵子 編著，やさしく学ぶ看護学シリーズ　精神看護学，p 308，日総研出版，2001.

6-12　1）榎田雅夫，山内俊雄：水中毒の診断と治療．精神科治療学，7（2）：93〜102，1992.

　　　2）田巻宏之・他：病的多飲水患者のケアについて．日本精神科看護学会誌，41：26〜45，1998.

　　　3）中山温信・他：病的多飲水患者の疫学と治療困難性―多施設におけるスクリーニング調査および「看護難易度調査票」による検討．精神医学，37：467〜476，1995.

　　　4）更井正和・他：抗精神病薬服用中の精神分裂病患者の抗利尿ホルモン分泌動態―水中毒との関連において．精神医学，31（7）：741〜747，1989.

　　　5）宮本 尚・他：Risperidone により抗利尿ホルモン不適合分泌症候群（SIADH）を呈した精神分裂病の 1 例．精神医学，44（1）：83〜85，2002.

　　　6）天貝 勇：慢性水中毒―水中毒と精神病の統一的把握．神奈川県立精神医療センター紀要，8：1〜10，1995.

　　　7）木村英司：精神科における病的多飲水・水中毒のとらえ方と看護．すぴか書房，2004.

6-13　1）小林寛伊・他：Q＆A ブックス　ムダ・ムリ・ムラをなくす感染対策　病院感染対策 Q＆A．小林寛伊 編，pp 10〜15，照林社，2001.

　　　2）Garner JS：Infection Control and Hospital Epidemiology, 17（1），1996. 向野賢治 訳：病院における隔離予防策のための CDC 最新ガイドライン．メディカ出版，1996.

　　　3）坂田三允・他 総編集：リスクマネジメント．pp 134〜155，中山書店，2004.

　　　4）大滝倫子：疥癬はこわくない．医学書院，2002.

　　　5）日本精神科看護技術協会：精神科看護ナースのための医療事故防止・対策マニュアル．pp 65〜73，精神看護出版，2002.

7-1　1）小笠原哲三：X 線 CT の原理と特殊性．画像診断全科 100 疾患，大井静雄 編，p 14，照林社，2000.

　　　2）野村総一郎，樋口輝彦：標準精神医学．第 2 版，pp 81〜84，91〜94，544，医学書院，2001.

　　　3）柳澤信夫，柴崎 浩：神経生理を学ぶ人のために．第 2 版，p 152，医学書院，1997.

　　　4）川崎康弘：神経画像検査．標準精神医学．第 8 版，尾崎紀夫・他 編，pp

113〜122, 2021.

5) 中村 満, 一瀬邦弘, 竹澤健司・他：意識障害, せん妄. 精神科臨床評価・検査法マニュアル, 「臨床精神医学」編集委員会, pp 152〜154, アークメディア, 2004.

7-2 1) 太田保之, 上野武治：学生のための精神医学. pp 39〜40, 医歯薬出版, 2002.
2) 田中美恵子 編著：精神看護学一学生-患者のストーリーで綴る実習展開. pp 213〜214, 医歯薬出版, 2006.

7-3 1) 仙波純一・他訳：ストール精神薬理学エセンシャルズ 神経科学的基礎と応用. 第4版, メディカル・サイエンス・インターナショナル, 2015.
2) 日本臨床神経精神薬理学会専門医制度委員会編：臨床精神神経薬理学テキスト. 改訂第3版, 星和書店, 2014.
3) 石郷岡純：精神疾患100の仮説. 改訂版, 星和書店, 2004
4) 加藤進昌・他 編：新規抗精神病薬のすべて. 先端医学社, 2004
5) 大島弓子・他 総編集, 中谷晴昭・他 編：シリーズ看護の基礎科学第7巻薬とのかかわり：臨床薬理学. 日本看護協会出版会, 2003.
6) 木下孝司・石郷岡純：臨床試験から見た精神科薬物療法の限界―うつ病, 統合失調症の海外データを中心に. 臨床精神薬理, 9 (9)：1745〜1752, 2006.

7-4 1) 大森哲郎：電気けいれん療法. 標準精神医学. 第7版, pp 144〜146, 医学書院, 2018.
2) 本橋伸高・他：電気けいれん療法（ECT）推奨事項 改訂版. 精神神経学雑誌, 115 (6)：pp 586〜600, 2013.

7-5 1) 土居健郎：精神療法と精神分析. 金子書房, 1961.
2) 小此木啓吾・他 編：精神療法の基礎. 岩崎学術出版社, 1981.
3) 田中美恵子：精神療法を受けている患者の看護. 系統看護学講座別巻17 臨床看護総論, 岩井郁子・他, 第4版, 医学書院, 2006.

7-6 1) 田中美恵子：精神療法を受けている患者の看護. 系統看護学講座別巻17 臨床看護総論, 岩井郁子・他, 第4版, p 318, 医学書院, 2006.
2) 菅間真美：看護スタッフと集団療法. 集団精神療法アプローチ―理療集団と学習集団の続け方, 山口 隆・他 編, pp 562〜563, 集団精神療法叢書, 1994.
3) 鈴木純一：グループ・アナリシス. 集団精神療法ハンドブック, 近藤喬一, 鈴木純一 編, pp 79〜81, 84〜85, 金剛出版, 1999.
4) 高橋哲郎：対象関係集団精神療法. 集団精神療法ハンドブック, 近藤喬一, 鈴木純一 編, pp 86〜88, 金剛出版, 1999.
5) 中久喜雅文：力動的集団精神療法. 集団精神療法ハンドブック, 近藤喬一, 鈴木純一 編, pp 97〜98, 金剛出版, 1999.
6) 小谷英文：精神分析的集団精神療法. 集団精神療法ハンドブック, 近藤喬一, 鈴木純一 編, p 122, 金剛出版, 1999.
7) 鈴木純一：集団精神療法の臨床的意義. 集団精神療法ハンドブック, 近藤喬一, 鈴木純一 編, pp 71〜75, 金剛出版, 1999.
8) 鈴木純一：グループ・アナリシス. 集団精神療法ハンドブック, 近藤喬一, 鈴木純一編, pp 84〜85, 金剛出版, 1999.

7-7 1) 大野 裕：認知療法・認知行動療法治療者用マニュアルガイド. pp 1〜19, 星和書店, 2010.
2) 岡田佳詠：看護のための認知行動療法. pp 12〜21, 医学書院, 2011.

3) 福井 至：うつ病の認知療法の実際．図解による学習理論と認知行動療法，福井至編著，pp 93〜130，培風館，2008.

4) 異儀田はづき・小山達也：外来におけるうつ病患者の看護．精神看護学—学生−患者のストーリーで綴る実習展開，第2版，田中美恵子編著，pp 207〜215，医歯薬出版，2015.

7-8 1) （社）日本作業療法士協会ホームページ：http://www.jaot.or.jp/index.html

2) 山根 寛：作業療法．精神科リハビリテーション看護，坂田三允 総編集，pp 154〜159，中山書店，2004.

3) 山根 寛：作業療法．精神科リハビリテーション学，精神保健福祉士養成講座編集委員会 編，pp 119〜121，中央法規，2002.

7-9 1) 加藤正明・他 編著：新版精神医学事典，弘文堂，1993.

2) 土屋 徹：生活技能訓練（SST）の実際．改訂版精神科看護の専門性をめざして Ⅲ 専門編，日本精神科看護技術協会 監修，p 136，精神看護出版，2003.

3) Brown GW, et al：Schizophrenia and the Family. Guilford Press, New York, 1986. 鈴木浩二・他 監訳：分裂病と家族（上）. pp 47〜50, 金剛出版, 1988.

4) 伊藤順一郎，土屋 徹・他 編：統合失調症を知る心理教育テキスト当事者版 あせらず・のんびり・ゆっくりと．（財）全国精神障害者家族連合会，2003.

7-10 1) 土屋 徹：生活技能訓練の実際．改訂版精神科看護の専門性をめざして Ⅲ 専門編，日本精神科看護技術協会 監修，p 136，精神看護出版，2003.

2) 池淵恵美：認知行動的アプローチ．精神障害リハビリテーション学，安西信雄・他 編，pp 232〜233，金剛出版，2000.

3) A. S. ベラック・他 著：わかりやすい SST ステップアップガイド 上巻．星和書店，p 9，2000.

4) 福間幸夫：SST．精神障害者の地域支援ネットワークと看護援助—退院計画から地域支援まで，田中美恵子 編著，p 111，医歯薬出版，2004.

5) R. P. リバーマン 著，井上新平 監修・翻訳：自立生活技能（SILS）プログラム 5 地域生活への再参加プログラム．pp 1〜5，丸善，1998.

7-11 1) 精神保健福祉研究会 監修：我が国の精神保健福祉 平成16年度版．pp 90〜93，太陽美術，2005.

2) 堀内久美子：デイケア．精神障害者の地域支援ネットワークと看護援助，田中美恵子 編著，pp 199〜202，医歯薬出版，2004.

7-12 1) 看護管理用語検討委員会 編：最新看護管理用語事典．p 154，日総研出版，2001.

2) 鷹野和美 編著：チーム医療論．pp 2〜3，11，医歯薬出版，2002.

3) 野中 猛：精神障害リハビリテーションにおけるチームアプローチ概論．精神障害とリハビリテーション，3（2）：95，1999.

7-13 1) 精神保健福祉研究会 監修：四訂 精神保健福祉法詳解．中央法規，2016.

7-14 1) 五十嵐 寛，佐藤重仁：リスクマネジメントとは．精神看護エクスペール1 リスクマネジメント，坂田三允 総編集，p 6，中山書店，2004.

2) 釜 英介：「リスク感性を」磨く OJT 人を育てるもうひとつのリスクマネジメント，日本看護協会出版会，2004.

3) （公財）日本医療機能評価機構：病院機能評価 機能種別版評価項目 精神科病院〈3rdG：Ver. 2.0〉評価の視点／評価の要素（2017年10月1日版）．https://www.jq-hyouka.jcqhc.or.jp/wp-content/uploads/2018/03/

文
献

261

a3f8f634aee83539cb605dfca5f9f0ed.pdf. 2017. [Accessed 2023.6.5]

7-15　1）田中美恵子：精神障害者の地域支援ネットワークと看護援助. pp 213〜225, 医歯薬出版, 2004.

2）田中美恵子：精神訪問看護の基礎. 訪問看護と介護, 7（1）：6〜11, 2002.

3）安西信夫, 青木民子：精神疾患の治療と看護. pp 213〜214, 南江堂, 2003.

7-16　1）厚生労働省社会・援護局 障害保健福祉部精神保健福祉課 監修/高橋清久, 大島 巌 編：改訂新版ケアガイドラインに基づく精神障害者ケアマネジメントの進め方. pp 7, 15, 32, 精神障害者社会復帰促進センター, 2001.

7-17　1）Anthony WA：Recovery from Mental Illness：The Guiding Vision of the Mental Health Service System in the 1990 s. Psychosocial Rehabilitation Journal, 16（4）：11〜23, 1993.

2）チャールズ・A・ラップ, リチャード・J・ゴスチャ：ストレングスモデルー精神障害のためのケースマネジメント. 第 2 版, 金剛出版, 2008.

3）萱間真美：リカバリー・退院支援・地域連携のためのストレングスモデル実践活用術. 医学書院, 2016.

7-18　1）厚生労働省社会援護局障害保健福祉部精神・障害保健課：精神障害者アウトリーチ推進事業の手引き. 2011.

2）藤井千代：アウトリーチのエビデンスと質評価. 精神科治療学, 36（4）：405〜411, 2021.

3）日本能率協会総合研究所：精神障害にも対応した地域包括ケアシステム構築のための手引き 2020 年版. 2021.

4）高木俊介：ACT-K の挑戦－ACT が開く精神医療・福祉の未来. 批評社, 2008.

5）ACT 全国ネットワーク：ACT 標準モデル. ACT 全国ネットワーク.

6）西尾雅明：日本における ACT の実施状況. 精神医学, 50（12）：1157〜1164, 2008.

7-19　1）山上 皓：わが国における司法精神医療の歴史と現状. 司法精神医学 5 司法精神医療, 松下正明・他 編, pp 1〜2, 中山書店, 2006.

2）Hammer R：Caring in forensic nursing expanding the holistic model. J Psychosoc Nurs and Ment Health Serv, 38：18〜24, 2000.

3）羽山由美子：司法精神看護の役割と課題. Jurist 増刊「精神医療と心神喪失者等医療観察法」, 町野 朔 編, p 241, 有斐閣, 2004.

4）川野雅資監訳：司法精神看護. pp 22〜27, 真興交易医書出版部, 2003.

5）澤口聡子：法医学と看護. p 52, 鹿島出版会, 2004.

6）小松容子：社会復帰援助. 司法精神医学 5 司法精神医療, 松下正明・他 編, pp 368〜373, 中山書店, 2006.

7）Chaloner C, Coffey M：Forensic Mental Health Nursing Current Approaches. Blackwell Science Ltd, UK, 2000.

7-20　1）野末聖香 編著：リエゾン精神看護―患者ケアとナース支援のために. pp 208〜234, 医歯薬出版, 2004.

2）Underwood PR 著, 勝原裕美子 訳：コンサルテーションの概要―コンサルタントの立場から. インターナショナルナーシングレビュー, 18（5）：4〜12, 1995.

7-21　1）野末聖香 編著：リエゾン精神看護―患者ケアとナース支援のために.

　　　　pp 2〜19，医歯薬出版，2004．
　　　2）パメラ・ミナリク：リエゾン精神看護—その学的基盤と実践．日本精神
　　　　保健看護学会誌，11（1）：85〜106，2002．
7-22　1）日本看護協会公式ホームページ：http://www.nurse.or.jp/sintei/cns
　　　2）社団法人 日本精神科看護技術協会教育認定委員会：精神科認定看護師
　　　　制度ガイドブック 平成19年度版．2005．
8-2　　1）http://www.un.org/disabilities/default.asp?navid=12&pid=150
　　　2）自殺総合対策大綱〜誰も自殺に追い込まれることのない社会の実現を
　　　　目指して〜，令和4年10月14日閣議決定，file:///C:/Users/Tatsuya%20
　　　　Koyama/Downloads/001000844.pdf，2022
8-4　　1）厚生労働省：障害を理由とする差別の解消の推進に関する法律（障害者
　　　　差別解消法〈平成25年法律第65号〉）の概要．
　　　　http://www8.cao.go.jp/shougai/suishin/pdf/law_h25-65_gaiyo.pdf
8-5　　1）精神保健福祉研究会 監修：我が国の精神保健福祉—精神保健福祉ハン
　　　　ドブック 平成16年度版．pp 20〜30，太陽美術，2005．
8-6　　1）精神保健福祉研究会 監修：我が国の精神保健福祉—精神保健福祉ハン
　　　　ドブック 平成16年度版．p 77，太陽美術，2005．
8-7　　1）厚生労働省：地域社会における共生の実現に向けて新たな障害保健福祉
　　　　施策を講ずるための関係法律の整備に関する法律について．2012．
　　　　http://www.mhlw.go.jp/seisakunitsuite/bunya/hukushi_kaigo/shou-
　　　　gaishahukushi/sougoushien/dl/sougoushien-06.pdf
8-8　　1）厚生労働省：障害保健福祉施策の推進に係る工程表（案），2012．http://
　　　　www.mhlw.go.jp/seisakunitsuite/bunya/hukushi_kaigo/shougaishahuku-
　　　　shi/sougoushien/dl/sougoushien-08.pdf
　　　2）全国社会福祉協議会：障害福祉サービスの利用について（2021年4月
　　　　版）．https://www.shakyo.or.jp/download/shougai_pamph/date.pdf
8-10　1）精神保健福祉研究会 監修：我が国の精神保健福祉 精神保健福祉ハンド
　　　　ブック 平成16年度版．p 104，太陽美術，2005．
8-12　1）田中美惠子 編著：精神障害者の地域支援ネットワークと看護援助．pp
　　　　38〜39，医歯薬出版，2004．
　　　2）厚生労働省/全国社会福祉協議会：平成18年4月障害者自立支援法が施
　　　　行されます．2004．
8-13　1）内閣府：平成19年版自殺対策白書．pp 46〜51，2007．
　　　2）内閣府：平成27年版自殺対策白書．pp 90〜104，2015．
8-15　1）全国健康保険協会ホームページ：健康保険制度の概要．
　　　　http://www.kyoukaikenpo.or.jp/g3/cat320/sb3190
8-16　1）斉藤弥生：介護保険制度の現状—第八期計画が始動．NHKテキスト社会
　　　　福祉セミナー 10-3月，pp 10〜13，2021．
　　　2）高齢労働省老健局：介護保険制度をめぐる最近の動向について．令和4
　　　　年3月24日．https://www.mhlw.go.jp/content/12300000/000917423.
　　　　pdf
8-17　1）福田幸夫：社会福祉関連法規（1）生活保護法．よくわかる専門基礎講
　　　　座 関連法規，第7版，杉田 斉編，pp 185〜190，金原出版，2017．
　　　2）中央法規出版編集部編：改正生活保護法・生活困窮者自立支援法のポイ
　　　　ント 新セーフティーネットの構築．pp 34〜51，2014．
8-18　1）日本年金機構：障害年金．
　　　　http://www.nenkin.go.jp/service/jukyu/shougainenkin/jukyu-yoken/

20150401-01.html

　　2) 菊池江美子：日本の精神障害者と障害年金制度．http://www.dinf.ne.jp/doc/japanese/daw/wz_kikuchi.html

8-19 1) 精神障害者社会復帰促進センター・財団法人全国精神障害者家族会連合会・精神保健福祉白書編集委員会 編：精神保健福祉白書 2006 年版一転換期を迎える精神保健福祉．p 63，中央法規出版，2006．

8-20 1) 滝沢武久：ストレス下における家族の自助集団―精神障害者家族会（親の会）の現場から．家族生活とストレス，石原邦雄 編，pp 302～332，垣内出版，1986．

8-21 1) 久保紘章：自立のための援助論―セルフヘルプグループに学ぶ．pp 4～13，川島書店，1993．

　　2) 久保紘章：セルフヘルプグループの理解とセルフヘルプグループの現状．日本保健医療行動科学会年報，12：2～4，1997．

　　3) 岩田泰夫：セルフヘルプグループとは―その機能を中心にして．精神科看護，25（7）：10～11，1998．

　　4) Katz AH，久保紘章 監訳：セルフヘルプ・グループ．pp 28～40，岩崎学術出版，1997．

8-22 1) 相川章子：精神障がいピアスタッフ 活動の実際と効果的な養成・育成プログラム．中央法規，2013．

　　2) 寺谷隆子：精神障碍者の相互支援システムの展開．中央法規，2008．

8-24 1) 州脇　寛・他：精神看護エクスペール 14 アルコール・薬物依存症の看護．坂田三允 総集編，中山書店，2005．

　　2) 野崎典昭：AA（アルコホーリクス・アノニマス）．精神科臨床サービス，4（1）：17～22，2004．

　　3) 田所道丕：断酒会の機能．精神科臨床サービス，4（1）：12～16，2004．

8-25 1) 厚生労働省：精神障害にも対応した地域包括ケアシステム構築のための手引き 2020 年版．2021．

　　2) 厚生労働省：精神障害にも対応した地域包括ケアシステムの構築について https://www.mhlw.go.jp/stf/seisakunitsuite/bunya/chiikihoukatsu.html

付録　処遇の基準

「精神保健及び精神障害者福祉に関する法律第 37 条第 1 項の規定に基づき厚生労働大臣が定める基準」（要約抜粋）

項目	内容（要約抜粋）
基本理念	・入院患者の処遇は，患者の個人としての尊厳を尊重しつつ，適切な精神医療の確保および社会復帰の促進に資するものでなければならない． ・患者の自由の制限が必要とされる場合においてもその旨をできる限り患者に説明する． ・その制限は患者の症状に応じて最も制限の少ない方法により行わなければならない．
通信・面会	・原則として自由． ・通信・面会の自由について，文書または口頭により，患者およびその家族等その他の関係者に伝える． ・病状の悪化，あるいは治療効果を妨げるなど，医療または保護の上で合理的な理由がある場合にのみ制限が行われる． ・合理的な方法および範囲における制限に限られる． ・制限を行った場合は，その理由を診療録に記載し，かつ適切な時点において制限した旨およびその理由を患者およびその家族等その他の関係者に知らせる． ・電話機は，患者が自由に利用できるような場所に設置． ・都道府県精神保健主管部局，地方法務局人権擁護主管部局等の電話番号を見やすいところに掲げる．
隔離	・患者の症状からみて，本人または周囲の者に危険が及ぶ可能性が著しく高く，隔離以外の方法ではその危険を回避することが著しく困難であると判断される場合． ・制裁や懲罰あるいは見せしめのために行われるようなことは厳にあってはならない． 〈対象となる患者に関する注意事項〉 ア　他の患者との人間関係を著しく損なうおそれがある等，その言動が患者の病状の経過や予後に悪く影響する場合． イ　自殺企図または自傷行為が切迫している場合． ウ　他の患者に対する暴力行為や著しい迷惑行為，器物破損行為が認められ，他の方法ではこれを防ぎきれない場合．

項目	内容（要約抜粋）
隔離	エ　急性精神運動性興奮のため，不穏，多動，爆発性などが目立ち，一般の精神病室では医療または保護を図ることが著しく困難な場合． オ　身体的合併症を有する患者について，検査および処置等のため，隔離が必要な場合． 〈遵守事項〉 ・隔離を行っている閉鎖的環境の部屋にさらに患者を入室させることがあってはならない． ・当該患者に隔離を行う理由を知らせるよう努める． ・隔離を行った旨，その理由，隔離の開始日時，解除日時を診療録に記載する． ・定期的な会話等による注意深い臨床観察と適切な医療および保護の確保． ・医師は原則として少なくとも毎日1回診察．
身体的拘束	・制限の程度が強く，また2次的な身体的障害を生ぜしめる可能性もあるため，代替的方法が見出されるまでの間にやむを得ない処置として行われる行動制限．できる限り早期に他の方法に切り替える． ・制裁や懲罰あるいは見せしめのために行われるようなことは厳にあってはならない． ・身体的拘束を行う目的のために特別に配慮して作られた衣類または綿入りの帯等を使用する． 〈対象となる患者に関する注意事項〉 ア　自殺企図または自傷行為が切迫している場合． イ　多動または不穏が顕著である場合． ウ　アまたはイのほか精神障害のために，そのまま放置すれば患者の生命にまで危険が及ぶおそれがある場合． 〈遵守事項〉 ・当該患者に身体的拘束を行う理由を知らせるよう努める． ・身体的拘束を行った旨，その理由，身体的拘束の開始日時，解除日時を診療録に記載する． ・原則として常時の臨床観察を行う． ・医師は頻回に診察を行う．

項目	内容（要約抜粋）
開放処遇の制限	・任意入院者は原則として，開放的な処遇を受ける. ・任意入院者は開放処遇を受けることを文書により，当該入院者に伝える. ・任意入院者の開放処遇の制限は，当該任意入院者の症状からみて，その医療または保護を図ることが著しく困難であると医師が判断する場合のみ. ・おおむね72時間以内に，精神保健指定医が診察. 〈開放処遇の制限の対象となる任意入院者〉 ア　他の患者との人間関係を著しく損なうおそれがある等，その言動が患者の病状の経過や予後に悪く影響する場合. イ　自殺企図または自傷行為のおそれがある場合. ウ　アまたはイのほか，病状からみて開放処遇を継続することが困難な場合. 〈遵守事項〉 ・当該任意入院者に対して，開放処遇の制限を行う理由を文書で知らせる. ・開放処遇の制限を行った旨，その理由，開放処遇の制限の開始日時を診療録に記載する. ・制限が漫然と行われることがないように，任意入院者の処遇状況および処遇方針について，病院内における周知に努める.

付録 主な向精神薬一覧 （2023 年 7 月現在）

●抗精神病薬

	一般名	製品名	剤形	Tmax (h)*	$T_{1/2}$ (h)*
非定型抗精神病薬	DSS（Dopamine System Stabilizer：ドパミン・システムスタビライザー）				
	アリピプラゾール	エビリファイ	錠：1・3・6・12 mg OD 錠：3・6・12・24 mg 散：1% 液：0.1% （1・3・6・12 mg 分包）	3.6±2.5	64.59±15.39
	ブレクスピプラゾール	レキサルティ	錠：1・2 mg OD 錠：0.5・1・2 mg	単回投与時の Tmax は 4 h 以内	反復投与後の $T_{1/2}$ は 91 h
	SDA（Serotonin Dopamine Antagonist：セロトニン-ドパミン拮抗薬）				
	リスペリドン	リスパダール リスペリドン	錠：1・2・3 mg OD 錠：0.5・1・2 mg 細粒：1% 液：1 mg/1 mL （0.5・1・2・3 mL 分包）	錠 未変化体 1.13±0.36 主代謝物 3.27±2.54 液 未変化体 0.81±0.22 主代謝物 2.67±2.45	錠 未変化体 3.91±3.25 主代謝物 21.69±4.21 （脳内 80.2） 液 未変化体 3.57±2.16 主代謝物 20.91±3.72
	パリペリドン	インヴェガ	錠：3・6・9 mg	24.0（6.0～24.1）	22.9±6.5
	ペロスピロン塩酸塩水和物	ルーラン	錠：4・8・16 mg	1.4～2.3	α 相 1～3 β 相 5～8
	ブロナンセリン	ロナセン	錠：2・4・8 mg 散：2%（20 mg/g）	1.5（1～3）	16.2±4.9
	MARTA（Multi Acting Receptor Targeted Antipsychotics：多元受容体標的化抗精神病薬）				
	クエチアピンフマル酸塩	セロクエル	錠：25・100・200 mg 細粒：50%	2.6±0.7	3.5±0.2

	一般名	製品名	剤形	Tmax (h)*	T$_{1/2}$ (h)*
非定型抗精神病薬	オランザピン	ジプレキサ	錠：2.5・5・10 mg 細粒：1% ザイディス錠： 2.5・5・10 mg 筋注：10 mg	4.8±1.2	28.5±6.1
	クロザピン	クロザリル	錠：25・100 mg	3.1±2.1	16±7.2
	アセナピン マレイン酸 塩	シクレスト	舌下錠：5・10 mg	1.25 (0.50〜4.03)	17.1±6.1
定型抗精神病薬	フェノチアジン系　Phenothiazines				
	クロルプロマジン塩酸塩（CP）	コントミン ウインタミン	錠：12.5・25・50・ 100 mg 細粒：10% 注：10 mg/2 mL, 25 mg/5 mL, 50 mg/5 mL	2.5±1.6	α相 2.5±1.6 β相 11.7±4.7
	レボメプロマジン（LP）	ヒルナミン レボトミン	錠：5・25・50 mg 散：10%・50% 顆粒：10% 注：25 mg/1 mL	1.9 (1〜5)	14.2(8.9〜27)
	プロペリシアジン	ニューレプチル	錠：5・10・25 mg 細粒：10% 液：10 mg/mL	ー ー	ー ー
	プロクロルペラジンマレイン酸塩	ノバミン	錠：5 mg 注：5 mg/1 mL	ー ー	ー ー
	ペルフェナジン	ピーゼットシー（PZC） トリラホン	錠：2・4・8 mg 散 1% 注：2 mg/1 mL	ー ー	
	フルフェナジンマレイン酸塩	フルメジン	錠：0.25・0.5・1 mg 散：0.2%	2	16±13
	ブチロフェノン系　Butyrophenones				
	ハロペリドール（HP）	セレネース ハロペリドール	錠：0.75・1・1.5・ 3 mg 細粒：1% 液：0.2%(2 mg/ mL) 注：5 mg/1 mL	5.1±1	24.1±8.9

	一般名	製品名	剤形	Tmax (h)*	T$_{1/2}$ (h)*
定型抗精神病薬	スピペロン	スピロピタン	錠：0.25・1 mg	— —	9.4 (8.4〜12.3)
	チミペロン	トロペロン	錠：0.5・1・3 mg 細粒：1% 注：4 mg/2 mL	3.3±0.56	5.9±2.66
	ブロムペリドール	ブロムペリドール	錠：1・3・6 mg 細粒：1%	4〜6	20.2〜31
	ピパンペロン塩酸塩	プロピタン	錠：50 mg	— —	— —
	ベンザミド系　Benzamide				
	スルピリド	ドグマチール	錠：50・100・200 　　mg カプセル：50 mg 細粒：10・50% 注：50・100 mg/2 　　mL	2	3〜8（経口） 6.7（注）
	ネモナプリド	エミレース	錠：3・10 mg	2.33	4.5
	スルトプリド塩酸塩	バルネチール	錠：50・100・200 　　mg 細粒：50%	1±0.4	3
	チアプリド塩酸塩	グラマリール	錠：25・50 mg 細粒：10%	2	3.91
	イミノジベンジル系　Iminodibenzyl				
	クロカプラミン塩酸塩水和物	クロフェクトン	錠：10・25・50 mg 顆粒：10%	2.7±1.2	46±6
	モサプラミン塩酸塩	クレミン	錠：10・25・50 mg 顆粒：10%	6±1.4	15±2
	インドール系　Indole				
	オキシペルチン	ホーリット	錠：20・40 mg 散：10%	0.5〜4	— —
	チエピン系　Thiepin				
	ゾテピン	ロドピン	錠：25・50・100 　　mg 細粒：10・50%	1〜4	8

*効果発現，Tmax，T$_{1/2}$はいずれも「経口」「錠剤」での治験による．主に単回投与を代表値として採用．詳細は添付文書または各製薬会社の公開情報を参照．

●抗精神病薬　持続型筋肉内注射製剤（デポ剤）

	一般名	製品名	剤形	Tmax*	Cmax* (ng/ml)	T₁/₂*
非定型抗精神病薬	2週間持続型					
	リスペリドン	リスパダールコンスタ	筋注：25・37.5・50 mg	32.8±7.1 (day)	39.8±15.7	95.12 ± 75.74 (h)
	4週間持続型					
	アリピプラゾール	エビリファイ	持続性水懸筋注：300・400 mg 持続性水懸筋注シリンジ（キット）：300・400 mg	未変化体 841 (120〜1680) (h) 主代謝物 841 (120〜1680) (h)	未変化体 126 (38.8〜168) 主代謝物 26.1 (12.8〜35.1)	未変化体 781 (388〜984) (h) 主代謝物 605 (432〜760) (h)
	パリペリドンパルミチン酸エステル	ゼプリオン	水懸筋注シリンジ：25・50・75・100・150 mg	18.0 (4.0〜28.0) (day)	17.2±9.95	49.7±22.6 (day)
定型抗精神病薬	フルフェナジンマレイン酸塩	フルデカシン	筋注：25 mg/1 mL	4日（ラット）	10.66 （ラット）	29日（ラット）

*主に単回投与を代表値として採用．詳細は添付文書または各製薬会社の公開情報を参照．

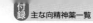

●抗うつ薬

一般名	製品名	剤形	最大投与量 (mg)	Tmax (h)*	T$_{1/2}$ (h)*
NaSSA (Noradrenergic and Specific Serotonergic Antidepressant：ノルアドレナリン作動性・特異的セロトニン作動性抗うつ薬)					
ミルタザピン	リフレックス レメロン	錠：15・30 mg	45	1.4±0.3	32.7±4.4
SSRI (Selective Serotonin Reuptake Inhibitor：選択的セロトニン再取り込み阻害薬)					
エスシタロプラムシュウ酸塩	レクサプロ	錠：10・20 mg	20	4.3±1.4	27.4±7.2
フルボキサミンマレイン酸塩	デプロメールルボックス	錠：25・50・75 mg	150	4〜5	9〜14
パロキセチン塩酸塩水和物	パキシル	錠：5・10・20 mg	40	5.05±1.22	14.35±10.99
	パキシルCR	徐放錠：6.25・12.5・25 mg	50	10.0(6〜12)	13.48±2.39
セルトラリン塩酸塩	ジェイゾロフト	錠：25・50・100 mg OD錠：25・50・100 mg	100	6.3〜8.7	22.5〜24.1
SNRI (Serotonin Noradrenaline Reuptske Inhibitor：セロトニン・ノルアドレナリン再取り込み阻害薬)					
ベンラファキシン塩酸塩	イフェクサーSR	徐放カプセル：37.5・75 mg	225	6.0±0.0	9.3±3.3
デュロキセチン塩酸塩	サインバルタ	カプセル：20・30 mg	60	6.9±2.0	10.56±2.86
ミルナシプラン塩酸塩	トレドミン	錠：12.5・15・25・50 mg	100	2〜3	8

一般名	製品名	剤形	最大投与量 (mg)	Tmax (h)*	T$_{1/2}$ (h)*
ノルアドレナリン系＞セロトニン系					
ノルトリプチリン塩酸塩	ノリトレン	錠：10・25 mg	150	5.6	26.6 (12.8〜46.2)
アモキサピン	アモキサン	カプセル：10・25・50 mg 細粒：10%	300	1〜1.5	8
マプロチリン塩酸塩	ルジオミール	錠：10・25 mg	225	6〜12	46
セロトニン系＞ノルアドレナリン系					
イミプラミン塩酸塩	トフラニール イミドール	錠：10・25 mg	300	－－	－－
アミトリプチリン塩酸塩	トリプタノール	錠：10・25 mg	300	－－	15.1 (10.3〜25.3)
トリミプラミンマレイン酸塩	スルモンチール	錠：10・25 mg 散：10%	300	3.1±0.6	24±2.3
クロミプラミン塩酸塩	アナフラニール	錠：10・25 mg 注：25 mg/2 mL	225	1.5〜4	21
ロフェプラミン塩酸塩	アンプリット	錠：10・25 mg	150	1〜2	2.7 (0.5〜4.3)
ドスレピン塩酸塩	プロチアデン	錠：25 mg	150	3.9	11.1
トラゾドン塩酸塩	デジレル レスリン	錠：25・50 mg	200	3〜4	6〜7
シナプス前 α_2-アドレナリン受容体阻害薬					
ミアンセリン塩酸塩	テトラミド	錠：10・30 mg	60	2	18.2±1.3

一般名	製品名	剤形	最大投与量 (mg)	Tmax (h)*	T$_{1/2}$ (h)*
セチプチリンマレイン酸塩	テシプール	錠：1 mg	6	1～3	α相 2 β相 24
その他					
スルピリド	ドグマチール	錠：50・100・200 mg カプセル：50 mg 細粒：10・50% 筋注：50・100 mg/2 mL	600	2	6.1～8
精神刺激薬					
メチルフェニデート塩酸塩	リタリン	錠：10 mg	20～60	2	ー ー
	コンサータ	錠：18・27・36 mg	54	8.7±2.1	4.3±0.2
モダフィニル	モディオダール	錠：100 mg	200	2.0±1.0	12.7±3.2
ペモリン	ベタナミン	錠：10・25・50 mg	10～30	ー ー	ー ー
選択的ノルアドレナリン再取り込み阻害薬					
アトモキセチン塩酸塩	ストラテラ	カプセル：5・10・25・40 mg 液：0.4%(4 mg/mL)	120	1.00(0.50～4.00)	4.27 (2.86～6.23)

*効果発現，Tmax，T$_{1/2}$はいずれも「経口」「錠剤」での治検による．主に単回投与を代表値として採用．詳細は添付文書または各製薬会社の公開情報を参照．

●抗双極性症薬（気分安定薬）

一般名	製品名	剤形	Tmax（h）*	T1/2（h）*
炭酸リチウム	リーマス	錠：100・200 mg	2.6	18
バルプロ酸ナトリウム	デパケン	錠：100・200 mg 細粒：20%(0.5 g/包)・ 40%(0.5・1 g/包) シロップ：50 mg/mL	空腹時投与 0.92±0.57 食後投与 3.46±0.66	空腹時投与 9.54±2.07 食後投与 7.92±1.78
	セレニカR	錠：200・400 mg 徐放顆粒：40%		
カルバマゼピン	テグレトール	錠：100・200 mg 細粒：50%	4〜24 個人差あり	36
ラモトリギン	ラミクタール	錠：2・5・25・100 mg	注意：併用薬により誘導 あり	

*効果発現，Tmax，T1/2はいずれも「経口」「錠剤」での治検による．主に単回投与を代表値として採用．詳細は添付文書または各製薬会社の公開情報を参照．

●催眠・鎮静薬

一般名	製品名	剤形	効果発現（t）*	Tmax（h）*	T1/2（h）*
ベンゾジアゼピン系睡眠薬					
超短時間作用型（6時間以内）					
トリアゾラム	ハルシオン	錠：0.125・0.25 mg	10〜15	1.2	2.9
短時間作用型（6〜12時間）					
エチゾラム	デパス	錠：0.25・0.5・1 mg 細粒：1%	30	3.3±0.3	6.3±0.8
ブロチゾラム	レンドルミン	錠：0.25 mg D錠：0.25 mg （口腔内崩壊錠）	15〜30	1.5 1〜1.5	7
リルマザホン塩酸塩水和物	リスミー	錠：1・2 mg	15〜30	3	10.5±2.6
ロルメタゼパム	エバミール ロラメット	錠：1 mg	15〜30	1〜2	10
中時間作用型					
フルニトラゼパム	サイレース	錠：1・2 mg 注：2 mg/1 mL	15〜30	1.3±0.3	6.8±0.6

一般名	製品名	剤形	効果発現 (t)*	Tmax (h)*	$T_{1/2}$ (h)*
エスタゾラム	ユーロジン	錠：1・2 mg 散：1%	15〜30	5	24
ニトラゼパム	ベンザリン ネルボン	錠：2・5・10 mg 細粒・散：1%	15〜30	2	25.1 (21.2〜28.1)
フルラゼパム塩酸塩	ダルメート	カプセル：15 mg	約47	1〜8	23.6 (14.5〜42)
長時間作用型					
ハロキサゾラム	ソメリン	錠：5・10 mg 細粒：1%	− −	1	
クアゼパム	ドラール	錠：15・20 mg	− −	3.42±1.63	36.6±7.26
非ベンゾジアゼピン系・その他 （ベンゾジアゼピンレセプターに結合し GABA レセプターに影響を及ぼすことで GABA 系の抑制機構を増強）					
超短時間作用型					
エスゾピクロン	ルネスタ	錠：1・2・3 mg	− −	0.75(0.50, 2.00)	8.48±0.98
ゾピクロン	アモバン	錠：7.5・10 mg	15〜30	0.75	3.94
ゾルピデム酒石酸塩	マイスリー	錠：5・10 mg	15〜60	0.7〜0.9	1.78〜2.30
抱水クロラール	エスクレ	坐：250・500 mg	10〜40	− −	− −
短時間作用型					
ブロモバレリル尿素	ブロバリン ブロムワレリル尿素	末	20〜30	− −	− −
トリクロホスナトリウム	トリクロリール	シロップ： 100 mg/mL	30〜60	1	8.2
バルビツール酸誘導体					
超短時間作用型					
チオペンタールナトリウム	ラボナール	注：0.3・0.5 g	10〜20秒	− −	− −
チアミラールナトリウム	イソゾール	注：0.5 g	− −	− −	3.90±2.28 分 1.19±0.42 h

一般名	製品名	剤形	効果発現 (t)*	Tmax (h)*	T$_{1/2}$ (h)*
短時間作用型					
ペントバルビタールカルシウム	ラボナ	錠：50 mg	— —	1	15〜48
セコバルビタールナトリウム	アイオナール・ナトリウム	注：200 mg	30〜40	— —	— —
中時間作用型					
アモバルビタール	イソミタール	原末	— —	— —	— —
長時間作用型					
フェノバルビタール（PB）	フェノバルビタール フェノバルビタール	錠：30 mg 散：10% エリキシル：4 mg/mL 注：100mg/1mL	— —	1.0〜2.4	94.5〜131.1
メラトニン受容体作動薬					
ラメルテオン	ロゼレム	錠：8 mg	— —	0.75(0.50, 1.00)	0.94±0.18
オレキシン受容体拮抗薬					
スボレキサント	ベルソムラ	錠：10・15・20 mg	— —	1.5 (1.0, 3.0)（空腹時）	10.0±1.0

*効果発現，Tmax，T$_{1/2}$はいずれも「経口」「錠剤」での治検による，主に単回投与を代表値として採用．詳細は添付文書または各製薬会社の公開情報を参照．

●抗不安薬

一般名	製品名	剤形	Tmax (h)*	T$_{1/2}$ (h)*
ベンゾジアゼピン系・チエノジアゼピン系				
短時間作用型　6時間以内				
フルタゾラム	コレミナール	錠：4 mg 細粒：1%	1	3.5
クロチアゼパム	リーゼ	錠：5・10 mg 顆粒：10%	1	6.3

一般名	製品名	剤形	Tmax (h)*	T$_{1/2}$ (h)*
エチゾラム	デパス	錠：0.25・0.5・1 mg 細粒：1%	3.3±0.3	6.3±0.8
中時間作用型　12〜24 時間以内				
ロラゼパム	ワイパックス	錠：0.5・1 mg	2	12
アルプラゾラム	コンスタン ソラナックス	錠：0.4・0.8 mg	2	14
ブロマゼパム	ブロマゼパム「サンド」 レキソタン	錠：1・2・3・5 mg 細粒：1% 坐：3 mg	1	8〜19
長時間作用型　24 時間以上				
フルジアゼパム	エリスパン	錠：0.25 mg	1	23
メキサゾラム	メレックス	錠：0.5・1 mg 細粒：0.1%	1〜2	60〜150
ジアゼパム	セルシン ホリゾン	錠：2・5・10 mg 散：1% シロップ：0.1%（1 mg/mL） 注射：10 mg/2 mL	0.9±0.1	47.6±10.0
クロキサゾラム	セパゾン	錠：1・2 mg 散：1%	ー　ー	（11〜21）
クロルジアゼポキシド	コントール バランス	錠：5・10 mg 散：1・10%	1	6.6〜28
クロラゼプ酸ニカリウム	メンドン	カプセル：7.5 mg	0.5〜1	24 以上持続
メダゼパム	レスミット	錠：2・5 mg	0.5〜1.5	51〜120
オキサゾラム	セレナール	錠：5・10 mg 散：10%	10.7±4.4	50.8±28.2
長時間作用型　90 時間以上				
ロフラゼプ酸エチル	メイラックス	錠：1・2 mg 細粒：1%	0.8±0.3	122±58.0

一般名	製品名	剤形	Tmax (h)*	T$_{1/2}$ (h)*
フルトプ ラゼパム	レスタス	錠：2 mg	4〜8	190
非ベンゾジアゼピン系（セロトニン5HT$_{1A}$受容体作用薬）				
クエン酸 タンドス ピロン	セディール	錠：5・10・20 mg	0.8〜1.4	1.2〜1.4
非ベンゾジアゼピン系（その他）				
ヒドロキ シジン	アタラック ス アタラック スP	錠：10・25 mg カプセル：25・50 mg 散：10% ドライシロップ：2.5% シロップ：5 mg/1 mL 注：25・50 mg/1 mL	2.1±0.4	20.0±4.1

*効果発現，Tmax，T$_{1/2}$はいずれも「経口」「錠剤」での治検による．主に単回投与を代表値として採用．詳細は添付文書または各製薬会社の公開情報を参照．

●注意欠如・多動症（ADHD）治療薬

一般名	製品名	剤形	最大投与量 (mg)	Tmax (h)*	T$_{1/2}$ (h)*
メチルフェニ デート塩酸塩	リタリン	錠：10 mg	20〜60	2	— —
	コンサータ	錠：18・27・36 mg	54	8.7±2.1	4.3±0.2
アトモキセチ ン塩酸塩	ストラテラ	カプセル：5・10・25・ 40 mg 液：0.4%	120	1.00 (0.50〜 4.00)	4.27 (2.86〜 6.23)

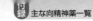

●抗てんかん薬

一般名	製品名	剤形	Tmax (h)*	T$_{1/2}$ (h)*
フェニトイン系				
フェニトイン (PHT)	アレビアチン ヒダントール	錠：25・100 mg 散：10% 注：25 mg/5 mL	4.2±0.3	13.9±1.7
エトトイン (EHT)	アクセノン	末	1.4	7.8
バルビツール酸系				
フェノバルビタール (PB)	フェノバール フェノバルビタール	錠：30 mg 散：10% エリキシル：4 mg/mL 注：100 mg/1 mL	1.0～2.4	94.5～131.1
フェノバルビタールナトリウム	ルピアール ワコビタール	(ル) 坐：25・50・100 　　　 mg (ワ) 坐：15・30・50・ 　　　 100 mg	― ―	― ―
プリミドン (PRM)	プリミドン	錠：250 mg 細粒：99.5%	12	19.4±2.2
フェニトイン系とバルビツール酸系の合剤				
	ヒダントール D ヒダントール E ヒダントール F	D錠：フェニトイン（200） 　　　フェノバルビタール（100） E錠：フェニトイン(250)フェ 　　　ノバルビタール（100） F錠：フェニトイン（300）フェ 　　　ノバルビタール（100）	(F) 3.2±0.5	(F) 17.0±2.0
	複合アレビアチン	錠：フェニトイン（67）フェ 　　ノバルビタール（33）		
バルプロ酸ナトリウム				
バルプロ酸ナトリウム (VPA)	デパケン	錠：100・200 mg シロップ：50 mg/mL 細粒：20・40%	0.5～1	8～15
	セレニカ R	徐放顆粒：40% 錠：200・400 mg	(徐) 8～11	(徐) 16～26

一般名	製品名	剤形	Tmax (h)*	$T_{1/2}$ (h)*
イミノスチルベン系				
カルバマゼピン (CBZ)	テグレトール	錠 100・200 mg 細粒：50%	4〜24	(単回) 36 (反復)16〜24
オキサゾリジン系				
トリメタジオン	ミノアレ	散：66.7%	0.5	16
サクシミド系				
エトスクシミド (ESM)	エピレオプチマル ザロンチン	シロップ：50 mg/mL 散：50%	1〜4	20〜60
アセチル尿素系				
アセチルフェネトライド (APT)	クランポール	錠：200 mg 末	ー ー	ー ー
スルフォンアミド系				
スルチアム (ST)	オスポロット	錠：50・200 mg	2〜4	6〜8
ベンゾジアゼピン系				
ジアゼパム (DZP)	ダイアップ	坐：4・6・10 mg	1.2	34.9
	セルシン ホリゾン	錠：2・5・10 mg 散：1% シロップ：1 mg/1 mL	0.9±0.1	47.6±10.0
クロナゼパム (CZP)	ランドセン リボトリール	錠：0.5・1・2 mg 細粒：0.1・0.5%	2	27 (19〜46)
クロバザム (CLB)	マイスタン	錠：5・10 mg 細粒：1%	1.7±0.6	α 相 1.1±0.6 β 相 30.1±7.9
ベンズイソキサゾール系				
ゾニサミド (ZNS)	エクセグラン	錠：100 mg 散：20%	5.3±1.3	62.9±1.4
アセタゾラミド (AZA)	ダイアモックス	錠：250 mg 末 注：500 mg	2〜4	10〜12

一般名	製品名	剤形	Tmax (h)*	$T_{1/2}$ (h)*
新世代				
トピラマート (TPM)	トピナ	錠：25・50・100 mg 細粒：10%	2.0±1.4	30.9±6.2
ラモトリギン (LTG)	ラミクタール	錠：2・5・25・100 mg	2.5±1.2	35.0±4.7
				注意：併用薬により誘導あり.
レベチラセタム (LEV)	イーケプラ	錠：250・500 mg ドライシロップ：50%	1.0±0.6	7.9±1.0
ビガバトリン	サブリル	散分包：500 mg	0.75	7.6
ラコサミド	ビムパット	錠：50・100 mg	1.00 (0.50〜4.00)	14.0
ペランパネル水和物	フィコンパ	錠：2・4 mg 細粒：1%	0.75 (0.50, 1.00)	78.9±28.3

*効果発現，Tmax，$T_{1/2}$はいずれも「経口」「錠剤」での治検による．主に単回投与を代表値として採用．詳細は添付文書または各製薬会社の公開情報を参照．

●抗パーキンソン薬

一般名	製品名	剤形	Tmax (h)*	$T_{1/2}$ (h)*
抗コリン性				
ビペリデン塩酸塩	ビペリデン塩酸塩 アキネトン	錠：1 mg 細粒：1% 注：5 mg/mL	1.5	18.4
トリヘキシフェニジル塩酸塩	アーテン	錠：2 mg 散：1%	1.2	17.6
マザチコール塩酸塩水和物	ペントナ	錠：4 mg 散：1%	― ―	― ―
プロメタジン塩酸塩	ヒベルナ	錠：5・25 mg 散：10% 注：25 mg/1 mL	3.4±1.8	
	ピレチア	錠：5・25 mg 細粒：10%	2.5〜2.7	12.7〜13.7
ドパミン作動性				
アマンタジン塩酸塩	シンメトレル	錠：50・100 mg 細粒：10%	3〜3.3	10.3〜12.3

*効果発現，Tmax，$T_{1/2}$はいずれも「経口」「錠剤」での治検による．主に単回投与を代表値として採用．詳細は添付文書または各製薬会社の公開情報を参照．

●抗酒薬

一般名	製品名	剤形	Tmax（h）*	$T_{1/2}$（h）*
ジスルフィラム	ノックビン	原末	9.2±0.31	7.3±1.5
シアナミド	シアナマイド	液：1%	10.5〜15.5	39.9〜76.5

飲酒欲求抑制薬

アカンプロサート カルシウム	レグテクト	錠：333 mg	4.4〜6.8	14.9〜20.4

*効果発現，Tmax，$T_{1/2}$はいずれも「経口」での治験による．主に単回投与を代表値として採用．詳細は添付文書または各製薬会社の公開情報を参照．

付録　抗精神病薬の等価換算表

アセナピン	2.5	パリペリドン	1.5
アリピプラゾール	4	ハロペリドール	2
オキシペルチン	80	ピパンペロン	200
オランザピン	2.5	フルフェナジン	2
クエチアピン	66	ブレクスピプラゾール	0.5
クロカプラミン	40	プロクロルペラジン	15
クロザピン	50	プロペリシアジン	20
クロルプロマジン	100	ブロナンセリン	4
スピペロン	1	ブロナンセリン経皮吸収型	20
スルトプリド	200	ブロムペリドール	2
スルピリド	200	ペルフェナジン	10
ゾテピン	66	ペロスピロン	8
チアプリド	100	モサプラミン	33
チミペロン	1.3	リスペリドン	1
ネモナプリド	4.5	ルラシドン	10
		レボメプロマジン	100

（稲垣　中，稲田俊也：新規抗精神病薬の等価換算（その8）Brexpiprazole．臨床精神薬理，25：91-98，2022．）
*本邦販売中止薬は項目から削除した

クロルプロマジンを100とする．例えばクロルプロマジン100 mgがリスペリドン1 mgと等価であることを示している．

○クロルプロマジン（CP）換算例：

処方薬剤（一般名）	処方		総量	CP 換算
ハロペリドール 3 mg	9T	3×	3×9=27	27×(100÷2)=1350
ゾテピン 50 mg	4T	4×	50×4=200	200×(100÷66)≒303
リスペリドン 2 mg	1T	1×	2×1=2	2×(100÷1)=200
ビペリデン*	3T	3×	1×3=3	0
ブロチゾラム*	1T	1×	0.25×1=0.25	0
				トータル　1853

*ビペリデンは抗パーキンソン薬，ブロチゾラムは催眠剤である．抗精神病薬ではないので換算しない．

○持続性抗精神病薬（インヴェガ®，ゼプリオン®，リスパダールコンスタ®）のクロルプロマジン（CP）換算現状，ゼプリオン®の等価換算は確立していない．
インヴェガ，リスパダールコンスタ®との換算は確立していることを基に想定するとおおよそ次のようになる．

インヴェガ®	ゼプリオン®	リスパダールコンスタ®
12 mg	150 mg	75 mg
9 mg	100 mg	50 mg
6 mg	75 mg	37.5 mg
3 mg	50 mg	25 mg

○経口抗精神病薬のクロルプロマジン（CP）換算によるおおよその比較

商品名	用量 (mg)												最大用量
ゼプリオン®（INV 換算）	25	50	—	75	—	100	—	150					150
インヴェガ®	—	3	—	6	—	9	—	12					12
リスパダール®	1	2	3	4	5	6	7	8	9	10	11	12	12
ジブレキサ®	2.5	5	7.5	10	12.5	15	17.5	20					20
セロクエル®	66	132	198	264	330	396	462	528	594	660	726		750
エビリファイ®	4	8	12	16	20	24	28						30
ロナセン®	4	8	12	16	20	24							24
ルーラン®	8	16	24	32	40	48							48
セレネース®	2	4	6	8	10	12	14	16	18	20	22	24	—
CP	100	200	300	400	500	600	700	800	900	1000	1100	1200	—

○抗精神病薬持効性（持続性）筋肉内注射製剤（リスパダールコンスタを基準として換算）

商品名	用量（mg）						
ゼプリオン®/4 W	25	50	75		100		150
リスパダール コンスタ®/2 W	—	25	37.5		50		
ハロマンス®/4 W	37.5	75	100		150		—
フルデカシン® /4 W	12.5	37.5	50		75		
CP	100	200	300	400	500	600	700
エビリファイ®	4	8	12	16	20	24	28

※あくまで維持量の目安である．治療に際して用量は変動する．
参考：抗精神病薬の等価換算表を改変（稲田俊也・稲垣中，2022年版）

付録　抗精神病薬の副作用-1（障害部位別）

障害の部位	投与初期に出現	長期投与後に出現
中枢神経系	錐体外路症状 （パーキンソニズム・ アカシジア・アキネジ ア・急性ジストニア） 眠気 精神活動の遅鈍化	遅発性ジスキネジア 行動毒性 多飲症・水中毒
自律神経系	起立性低血圧　口渇	麻痺性イレウス
皮膚	発疹　光線過敏症	異常色素沈着
眼		角膜・水晶体の混濁
肝臓	胆汁うっ滞を伴う肝炎	肝機能障害
心臓・循環器系	頻脈　血圧低下	心電図異常（QTC延長）
内分泌系		性機能障害 体重増加　糖尿病
血液系	白血球減少反応	顆粒球減少症
その他		悪性症候群

*薬剤によって発生頻度が違う．詳細は各薬剤の添付文書等を参照．

付録　抗精神病薬の副作用-2（遮断受容体別）

主な遮断受容体		症　状 （中枢性および末梢性に作用し症状を呈する）
ドパミン D_2 受容体遮断		
中脳辺縁系ドパミン経路		抗精神病薬作用，陽性症状の軽減
中脳皮質ドパミン経路	神経遮断薬誘発性欠陥症候群	感情鈍麻，認知障害
漏斗下垂体ドパミン経路	高プロラクチン血症	乳汁漏出症，無月経，不感症，勃起不全，骨粗鬆症
黒質線条体ドパミン経路および大脳基底核	錐体外路症状（EPS：Extrapyramidal Symptoms）	
	・パーキンソン様症候群	・振戦（四肢，頭部，口，または舌をおかす1秒に3ないし6サイクルの周期の粗大な，律動性の，静止時の振戦） ・筋強剛（歯車様筋強剛または持続性の"鉛管"様筋強剛） ・アキネジア（自発的な表情，身ぶり，会話，身体の動きの減少）
	・アカシジア（正座不能）	・足のそわそわとしたまたは揺らす動き ・立っているときに片足ずつ交互にして身体を揺らす ・落ち着きのなさを和らげるために歩き回る ・少なくとも数分間，じっと座っていることまたは立っていることができない
	・急性ジストニア	・全身に対して頭部および頸部の異常な姿勢（頸部後屈，斜頸） ・顎筋の攣縮（牙関緊急，開口，しかめ顔） ・嚥下の障害（嚥下困難），会話の障害，または呼吸の障害（喉頭と咽頭の攣縮，失声） ・舌の筋緊張亢進または肥大による濁った不明瞭な会話（構音障害，巨舌） ・舌突出または舌の機能障害 ・上方，下方，または側方への目の偏位（眼球回転発作） ・遠位四肢または体幹の異常な姿勢
	・遅発性ジスキネジア	・舞踏病様運動（急速な，ぴくぴく動く，非反復性の） ・アテトーゼ様運動（ゆっくりとした，波のような，持続的な） ・律動的な運動（常同運動）
ムスカリン性コリン M_1 受容体遮断		便秘，かすみ目，口渇，尿の貯留，ねむけ，認知障害
ヒスタミン H_1 受容体遮断		体重増加，ねむけ
α_1-アドレナリン受容体遮断		血圧低下，ふらつき，ねむけ，心電図異常

*薬剤によって発生頻度が違う．詳細は各薬剤の添付文書等を参照．

付録　抗精神病薬の副作用-3（悪性症候群へと進展する各段階と起こりうる状態）

段階	自律神経系症状/筋強剛	症状 （P：/分，RR：/分，BP：mmHg）	高熱38℃超	治療
第1段階 錐体外路反応	軽度〜中等度			抗コリン剤
第2段階 神経遮断剤カタトニア	軽度〜中等度＋歯車様筋強剛	P：70〜90 RR：18〜28 BP：120/70〜140/80		抗コリン剤＋ベンゾジアゼピン
第3段階 軽症悪性症候群	軽度〜中等度＋歯車様筋強剛	P：90〜110 RR：25〜30 BP：140/100〜210/110	38〜39℃	抗コリン剤＋ベンゾジアゼピン
第4段階 悪性症候群	軽度〜中等度＋鉛管様筋強剛	P：110〜130 RR：25〜30 BP：130/80〜150/90	39〜40℃	上記＋ブロモクリプチンダントロレンアマンタジン
第5段階 悪性症候群（重症）	軽度〜中等度＋鉛管様筋強剛	P：130〜150 RR：30〜36 BP：140/100〜210/110	39〜42℃	上記＋ブロモクリプチンステロイド剤

（オーストラリア治療ガイドライン委員会 原著，医薬品治療研究会・NPO法人医薬ビジランスセンター・名古屋市立大学医学部精神医学教室 編訳：向精神薬治療ガイドライン．pp260〜265，特定非営利活動法人医療ビジランスセンター，2001）

●文献（主な向精神薬一覧，TRS-RG 抗精神病薬の等価換算表，抗精神病薬の副作用-1〜3）

1）日本医薬情報センター編：JAPIC医療用医薬品集．日本医薬情報センター，2023．
2）一般財団法人日本医薬情報センター：iyakuSearch 医薬品情報データベース．https://database.japic.or.jp/is/top/index.jsp
3）各製薬会社インターネットサイト医薬文献情報．
4）オーストラリア治療ガイドライン委員会 原著，医薬品治療研究会・NPO法人医薬ビジランスセンター・名古屋市立大学医学部精神医学教室 編訳：向精神薬治療ガイドライン．pp.260〜265，医療ビジランスセンター，2001．
5）稲垣　中，稲田俊也：新規抗精神病薬の等価換算（その8）Brexpiprazole．臨床精神薬理，25：91-98，2022．
6）日本精神神経学会・日本語版用語監修，髙橋三郎，大野　裕・監訳：DSM-5 精神疾患の診断・統計マニュアル．pp703-708，医学書院，2014．

付録 基準検査値一覧

検査項目	基準値	考えられる異常の原因（参考）
寄生虫卵 （塗抹法，集卵法）	陰性	陽性：寄生虫感染
便潜血（免疫法）	陰性	陽性：消化器潰瘍，腫瘍，炎症，ポリープ，痔など
トリブレー反応 （トリブレー法）	陰性	陽性：腸結核，腸チフス，赤痢，消化性潰瘍
尿量	1,000～1,500 ml/日	500 ml/日以下：濃縮尿，乏尿，3,000 ml/日以上：希尿，多尿
尿比重 （試験紙法）	1.010～1.025	1.030 以上：高比重，1.010 以下：低比重
尿 PH （試験紙法）	5.0～7.0	7.4 以上：アルカリ尿，4.5 以下：酸性尿
尿潜血 （O トルイジン法）	陰性	陽性：腎臓や尿路の出血 偽陽性：ビタミンCの大量服用
尿蛋白 （試験紙法）	150 mg/日以下	腎臓での濾過や再吸収障害，蛋白の過剰生成・分泌
尿糖（試験紙法）	陰性	血漿グルコースの増加，糸球体濾過値の増加など
ウロビリノーゲン （試験紙法）	弱陽性	増加：肝機能障害，ビリルビン生成亢進，低下：総胆管閉塞
ビリルビン （試験紙法）	陰性	陽性：胆道閉塞
ケトン体 （試験紙法）	陰性	陽性：末梢の利用障害，重症消化不良に伴う脱水など
RBC：赤血球 （自動血球計数器）	男性：440～560 万 個/mm³ 女性：380～520 万 個/mm³	高値：脱水，ショック，多血症 低値：貧血（骨髄抑制，ホルモン不足，溶血），出血
Ht：ヘマトクリット （毛細管高速遠心法）	男性：39～52% 女性：34～46%	
Hb：血色素（シアンメトヘモグロビン法）	男性：13～17 g/dl 女性：12～15 g/dl	
Fe：鉄 （バソフェナンスロリン法）	男性：80～200 μg/dl 女性：70～180 μg/dl	高値：骨髄低形成，無効造血，溶血性貧血，肝炎，肝硬変 低値：鉄欠乏性貧血，赤血球増多症・二次性貧血

左側欄：一般検査（寄生虫卵～ケトン体）、血液検査（RBC～Fe）

付録　つづき

検査項目	基準値	考えられる異常の原因（参考）
BSR：赤沈 （ウェスターグレン法）	一時間値 男性：1〜7 mm, 女性：3〜11 mm	亢進：組織の破壊炎症，膠原病，貧血，血漿蛋白の異常 遅延：赤血球増多症，フィブリノーゲンの減少や水分増加
WBC：白血球 （自動血球計数器）	4,500〜9,000 /μl	高値：出血，炎症，急性白血病，心筋梗塞，精神的ストレスなど 低値：造血幹細胞の障害，悪性貧血，SLE，腸チフスなど
Plt：血小板 （自動計数法）	16.3〜42.8 万/μl	2 万/μl 以下：出血傾向，2〜6 万/μl 時折出血，6〜10 万/μl 軽症
出血時間 （Duke 法）	1〜5 分	延長：血小板異常，血管異常，血漿蛋白異常など
PT：プロトロンビン時間 （クイック一段法）	70〜120％	肝硬変，劇症肝炎，ビタミン K 欠乏症，腸疾患など
APTT：活性化部分トロンボプラスチン時間（マクロ法）	25〜40 秒	延長：血友病，肝臓機能障害，抗凝固薬投与など
FDP：フィブリノーゲン分解産物（ラテックス凝集反応）	10 μg/ml 以下	高値：DIC，血栓症，線溶亢進状態，悪性腫瘍，火傷など
フィブリノーゲン （トロンビン法）	170〜410 mg/dl	高値：脳血管障害，心筋梗塞，悪性腫瘍，感染症，炎症 低値：重症肝障害，DIC，大量出血，悪性貧血，白血病など
Na：ナトリウム （イオン選択電極法）	135〜147 mEq/l	高値：水分の喪失，食塩過剰摂取 低値：ナトリウムの喪失
Cl：クロール （イオン選択電極法）	98〜108 mEq/l	高値：脱水症，腎不全 低値：脱水症，慢性閉塞性肺疾患など
K：カリウム （イオン選択電極法）	3.3〜1.6 mEq/l	高値：排泄障害，アシドーシス 低値：カリウムの喪失・アルカローシス
Ca：カルシウム （OCPC 法）	8.3〜10.2 mg/dl	高値：骨破壊，副甲状腺機能亢進症 低値：副甲状腺機能低下症
Mg：マグネシウム （キシリジルブルー法）	1.3〜1.9 mEq/l	高値：腎不全，尿崩症，アジソン病 低値：慢性腎盂腎炎など
P：リン （UV 法）	0.5〜2.0 g/日	高値：ビタミン D 過剰摂取，腎不全 低値：ビタミン D 欠乏症など

左端縦書き：血液検査 ／ 生化学・血清検査

付録　つづき

	検査項目	基準値	考えられる異常の原因（参考）
生化学・血清検査	TP：総蛋白（ビューレット法）	6.5〜8.0/dl	高値：グロブリン，アルブミン増加 低値：アルブミン減少など
	ALB：アルブミン（BCG法）	3.7〜5.2/dl	低値：栄養不足，体外への喪失，肝臓での蛋白合成低下
	A/G：アルブミン・グロブリン比（塩折法）	1.0〜1.5	高値：無グロブリン血症 低値：アルブミン減少
	TTT：チモール混濁反応（マクラガン法）	0〜0.4 U	高値：肝臓障害，慢性炎症，高脂血症，膠原病など
	ZTT：硫酸亜鉛混濁反応（クンケル法）	4〜10 U	高値：肝臓病，慢性炎症 低値：悪性高血圧症，転移性癌など
	BUN：血清尿素窒素（ウレアーゼ法）	6〜20 mg/dl	高値：原料の増加，排泄の減少 低値：原料の減少，合成障害
	NH₃：アンモニア（藤井・奥田法）	100〜150 μg/dl（全血）	高値：劇症肝炎，ショック 低値：低蛋白血症，貧血
	UA：尿酸（酵素法）	男性：3.0〜7.5 mg/dl 女性：2.6〜6.0 mg/dl	高値：尿酸過剰生産，尿酸排泄低下 低値：尿酸再吸収障害
	Cre：血清クレアチニン（ヤッフェ法）	0.6〜1.3 mg/dl	高値：排泄障害・体内水分量の不足，腎血流量の低下
	CCr：クレアチニン・クリアランス（ヤッフェ法）	70〜130 ml/分	低値：大量輸液，人工透析，尿崩症
	PSP：フェノールスルホンフタレイン（チャプマン・ハルステッド法）	15分後：28〜51% 2時間後：63%	高値：低蛋白，発熱，肝硬変，前立腺肥大，妊娠，膀胱炎 低値：腎臓疾患，循環不全，浮腫，腹水，脱水
	ACP：酸性フォスファターゼ（カインド・アームストロング法）	0〜0.3 U/l	高値：前立腺癌，悪性腫瘍の肝転移，前立腺肥大，白血病など 低値：副腎皮質ホルモン剤や女性ホルモン剤の投与など
	ALP：アルカリ性フォスファターゼ（JFCC法）	30〜120 U/l	高値：肝臓・胆道疾患，肝臓癌，骨疾患，甲状腺機能亢進症，慢性腎不全
	AMY：アミラーゼ（酵素法）	0〜130 IU/l	高値：膵臓疾患，唾液疾患，胆嚢疾患 低値：膵臓疾患末期

付録　つづき

	検査項目	基準値	考えられる異常の原因（参考）
生化学・血清検査	Ch-E：コリンエステラーゼ（ゴチルチオコリン法）	600〜1,400 U/l	高値：ネフローゼ症候群，脂肪肝，糖尿病 低値：肝臓病，全身消耗疾患，有毒リン中毒
	CPK：クレアチニンフォスフォキナーゼ（JSCC 常用基準）	男性：5〜348 U/l 女性：29〜145 U/l	高値：筋肉疾患，心筋梗塞，脳神経疾患など
	GOT：アスパラギン酸アミノトランスフェラーゼ（JSCC 常用基準）	0〜381 IU/l	GOT と GPT ともに高値：肝臓疾患，GPT＞GOT（500 IU 以上）：急性肝炎，GPT＞GOT（50〜300IU）：慢性肝炎，GPT＞GOT（50〜100 IU）：肝硬変，肝癌，GPT の軽度上昇と Ch-E の上昇：脂肪肝，GOT の軽度上昇と γ-GTP の上昇（アルコール性肝障害）
	GPT：アラニンアミノトランスフェラーゼ（IFCC 法）	0〜35 IU/l	
	γ-GTP：γ-グルタミルトランスペプチターゼ（JFCC 法）	男性：5〜80 IU/l 女性：5〜70 IU/l	高値：アルコール性肝障害，胆汁うっ滞性肝障害，薬剤性肝障害，膵頭部疾患，心筋梗塞
	LDH：血清乳酸脱水素酵素（JSCC 常用基準）	106〜211 U/l	高値：肝臓病，悪性腫瘍，心臓疾患，肺疾患，血液疾患，皮膚，筋疾患，腎臓疾患，採血手技（採血に手間取るなど）
	LAP：ロイシン・アミノペプチターゼ（l-ロイシン-PNA 器質法）	20〜80 IU/l	高値：胆道疾患，肝臓疾患，膵臓疾患，妊娠後期
	乳酸（酵素法）	4〜16 mg/dl	高値：肝臓疾患，循環不全，貧血，糖尿病，肺疾患など
	ピルビン酸（酵素法）	0.3〜0.7 mg/dl	高値：重症肝疾患，肝性昏睡，尿毒症，循環不全など
	FBS：空腹時血糖	60〜110 mg/dl	高値：糖尿病，慢性肝疾患 低値：高インスリン血症など
	総ビリルビン（エベリン・マーロイ法）	0.2〜1.0 mg/dl	高値：肝臓疾患，胆道への胆汁の流出障害・溶血
	直接ビリルビン（エベリン・マーロイ法）	0〜0.3 mg/dl	高値：肝臓疾患，胆道系疾患，体質性黄疸
	グリコヘモグロビン A₁C（HPLC 法）	4.0〜6,0%	血糖コントロールの状態を知る

付録　つづき

検査項目		基準値	考えられる異常の原因（参考）
生化学・血清検査	フルクトサミン（比色法）	2.2〜3.0 mmol/l	高値：糖尿病血糖管理不十分 低値：出血，溶血性貧血
	TL：総脂質（スルホホスホバニリン法）	370〜720 mg/dl	低値：重症肝障害，劇症肝炎，肝硬変
	リパーゼ（酵素法）	10〜100 U/l	高値：急性膵炎，慢性膵炎，膵外傷，膵臓癌，乳頭癌，腎不全
	総コレステロール（コレステロールオキシダーゼ法）	130〜220 mg/dl	高値：原発性（動脈硬化），遺伝性（高コレステロール血症） 低値：蛋白合成の低下・蛋白の摂取不良
	HDL：高比重リポ蛋白（酵素法）	男性：30〜70 mg/dl 女性：30〜90 mg/dl	低下：肝臓細胞障害，インスリン依存性糖尿病，冠動脈硬化症，閉塞性動脈硬化症，肥満，甲状腺機能亢進症
	LDL：低比重リポ蛋白（超遠心法）	140〜460 mg/dl	高値：甲状腺機能低下症 低値：甲状腺機能亢進症
	TG：中性（酵素法）	30〜160 mg/dl	高値：肥満，飲酒，糖尿病 低値：吸収不良，悪液質
	TR：ツベルクリン反応	感染陽性者：陽性	陰性：抗体がない，強陽性：飛沫感染による結核菌感染
	CRP：C 反応性蛋白（免疫比濁法）	0.5 mg/dl 以下	高値：炎症，組織崩壊，膠原病
	ASLO：抗ストレプトリジン（TIA 法）	200IU/ml 以下	高値：溶血性連鎖球菌感染症
	RA テスト	陰性	陽性：慢性関節リウマチ・膠原病
	ジキタリス製剤（FPIA 法）	ジゴキシン：0.8〜2.0 ng/ml ジギトキシトン：10〜25 ng/ml	高値：薬剤の蓄積（中毒）
	ワーファリン	PT（15〜30%） TT（10%前後）	高値：薬剤の蓄積（肝，腎障害により変化）
	L-ドーパ（HPLC 法）	不定	高値：薬剤蓄積，低値：怠薬
	テオフィリン（FPIA 法）	10〜20 μg/ml	高値：多剤併用，うっ血性心不全， 低値：多剤併用・服薬忘れ
	炭酸リチウム（炎光光度法）	0.4〜1 mEq/l	高値：薬剤蓄積，過剰投与 低値：拒薬，怠薬など

付録 つづき

検査項目	基準値	考えられる異常の原因（参考）
TSH：甲状腺刺激ホルモン（RIA法）	0.34～3.5 μU/mℓ	高値：甲状腺機能低下症 低値：甲状腺機能亢進症
T₃：トリヨードサイロニン（RIA固相法）	80～180 ng/dℓ	高値：甲状腺機能亢進症 低値：甲状腺機能低下症
T₄：サイロキシン：（RIA固相法）	5.0～13.7 μg/dℓ	高値：甲状腺機能亢進症 低値：甲状腺機能低下症
ACTH：副腎皮質刺激ホルモン（RIA固相法）	9～52 pg/mℓ	高値：アジソン病，クッシング症候群，ACTH産生腫瘍，分娩 低値：汎下垂体機能低下症，ACTH単独欠損症
PRL：血清プロラクチン（RIA固相法）	男性：1.5～9.7 ng/mℓ 女性：1.4～14.6 ng/mℓ	高値：キアリフロンメル症候群，プロラクチン産生腫瘍 低値：下垂体機能低下症，甲状腺機能亢進症，シーハン症候群
ADH：抗利尿ホルモン（RIA固相法）	0.3～3.5 pg/mℓ	高値：ADH分泌過剰症候群，アジソン病 低値：尿崩症
IRG：免疫活性グルカゴン（RIA二抗体法）	40～180 pg/mℓ	高値：糖尿病，急性膵炎，長期絶食，腎不全，肝硬変，感染 低値：膵臓摘出，下垂体機能低下症
IRI：免疫活性インスリン（RIA二抗体法）	空腹時：17 μU/mℓ以下	高値：分泌の亢進，代謝の低下 低値：β-細胞の破壊，インスリン分泌阻害
CPR：C-ペプチド免疫活性（RIA固相法）	空腹時：0.6～2.8 ng/mℓ	高値：インスリノーマ，インスリン自己免疫症候群，先端肥大症 低値：糖尿病，副腎機能不全，下垂体機能不全
細菌培養検査	陰性	陽性：さまざまな病原細菌の存在
結核菌培養検査	陰性	陽性：結核菌感染
O-157（べろ毒素産生性大腸菌）	陰性	陽性：O-157感染症
MRSA：メチシリン耐性黄色ブドウ球菌	陰性	陽性：MRSA感染

（左端縦見出し：生化学・血清検査／細菌検査）

●文献（基準検査値一覧）
1）野中廣志：看護に役立つ検査事典，照林社，2015.
2）高久史麿 監修，黒川 清・春日雅人・他 編：臨床検査データブック 2023～2024，医学書院，2023.

ナーシング・ポケットマニュアル

精神看護学　第3版　　　　　ISBN978-4-263-23975-9

2007年 3 月20日	第1版第1刷発行
2015年 1 月10日	第1版第6刷発行
2017年 3 月25日	第2版第1刷発行
2019年 1 月10日	第2版第4刷発行
2023年 8 月10日	第3版第1刷発行

編　者　田　中　美惠子

濱　田　由　紀

発行者　白　石　泰　夫

発行所　医歯薬出版株式会社

〒113-8612 東京都文京区本駒込1-7-10
TEL. (03)5395-7618(編集)・7616(販売)
FAX. (03)5395-7609(編集)・8563(販売)
https://www.ishiyaku.co.jp/
郵便振替番号　00190-5-13816

乱丁，落丁の際はお取り替えいたします　　印刷・三報社印刷／製本・榎本製本